DE L'ÉLECTRICITÉ

CONSIDÉRÉE COMME CAUSE PRINCIPALE

DE L'ACTION

DES EAUX MINÉRALES

SUR L'ORGANISME

OUVRAGES DU MÊME AUTEUR.

DE L'EAU sous le rapport hygiénique et médical, ou de l'Hydrothérapie. 1 vol. in-8. Paris, 1843.

Une traduction de cet ouvrage, en hollandais, a été faite dans l'Inde, à Batavia, par le docteur F. A. C. WAITZ. 1848.

L'OZONE, ou Recherches chimiques, météorologiques, physiologiques et médicales sur l'oxygène électrisé. Metz, 1856. 1 vol. in-12, avec 6 tableaux et une planche coloriée. Librairie Alcan.

LA MÉTHODE OVALAIRE, ou Nouvelle Méthode pour amputer dans les articulations, avec 11 planches lithographiées. In-4. Paris, 1827. J. B. Baillière.

Ouvrage traduit en plusieurs langues étrangères. La deuxième traduction allemande est enrichie d'une préface du célèbre professeur C. F. GRÆFE, de Berlin. Postdam, 1831.

RELATION HISTORIQUE et médicale de l'épidémie de choléra qui a régné à Berlin en 1831. 3e édition.

Ouvrage auquel l'Institut de France a décerné, en 1833, un prix d'encouragement de 1,000 francs.

MÉMOIRE sur la cure radicale des Pieds-bots. In-8. Paris, 1838; avec 6 pl.

Ouvrage traduit en plusieurs langues étrangères : en Italie, par le docteur OMODEI, de Milan; en Allemagne, par le professeur W. WALTHER, de Leipsick, 1839; en Amérique, par le docteur J. Campbell STEWART, de Philadelphie.

RAPPORT SUR L'HYDROTHÉRAPIE, adressé à M. le maréchal Ministre de la guerre, après une mission chez Priesnitz, à Græfenberg (Silésie autrichienne). In-8. 1842.

LEÇONS DE PHRÉNOLOGIE. 1 vol. in-8. 1834 ; avec planches.

MÉMOIRE sur l'Anatomie pathologique du Péritoine. Paris, 1824.

Ce Mémoire, traduit en anglais, a été reproduit en allemand, d'après la traduction anglaise, par le professeur Élie von SIEBOLD.

HISTOIRE DU CHLOROFORME et de l'ANESTHÉSIE en général. Metz, 1853. In-8.

RÉSUMÉ des observations médico-chirurgicales, faites à l'armée d'Orient. In-8. Metz, 1855.

LE HAMAC, ou Nouvel Appareil à suspension pour les fractures et les blessures graves du membre inférieur (Mémoire lu à l'Académie impériale de médecine de Paris, séance du 19 août 1856 ; avec planche). Bulletin de l'Acad. impér. de médecine, t. XXI, page 1029. — Paris, 1855-1856.

CORBEIL, typ. et stér. de CRÊTE.

DE L'ÉLECTRICITÉ

CONSIDÉRÉE COMME CAUSE PRINCIPALE

DE L'ACTION

DES EAUX MINÉRALES

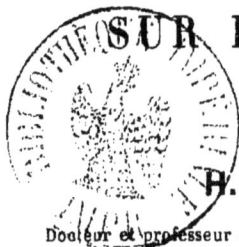

SUR L'ORGANISME

PAR

H. SCOUTETTEN

Docteur et professeur en médecine, officier de la Légion d'honneur,
Commandeur des ordres impériaux de St-Stanislas de Russie et du Medjidié de
Turquie, ex-médecin-chef et premier professeur des hôpitaux militaires d'instruction
de Strasbourg et de Metz, médecin-chef des hôpitaux français pendant la guerre d'Orient;
membre du Conseil central d'hygiène et de salubrité publique de la Moselle,
membre correspondant de l'Académie impériale de médecine de Paris,
ancien président de l'Académie impériale des sciences,
lettres et arts de Metz, etc., etc.

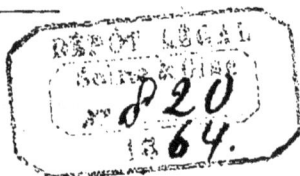

PARIS

J. B. BAILLIÈRE et FILS,

LIBRAIRES DE L'ACADÉMIE IMPÉRIALE DE MÉDECINE

Rue Hautefeuille, 19.

Londres	Madrid	New-York
Hipp. Baillière.	C. Bailly-Baillière.	Baillière Brothers.

LEIPZIG, E. JUNG-TREUTTEL, 10, QUERSTRASSE

1864.

DE L'ÉLECTRICITÉ

DE L'ACTION

DES EAUX MINÉRALES

SUR L'ORGANISME

H. SCOUTETTEN

membre correspondant de l'Académie impériale de médecine de Paris,
ancien président de l'Académie impériale des sciences,
lettres et arts de Metz, etc., etc.

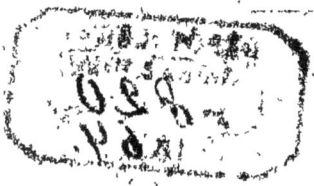

PARIS

J. B. BAILLIÈRE ET FILS,

LIBRAIRES DE L'ACADÉMIE IMPÉRIALE DE MÉDECINE

> « Pour découvrir le mécanisme du système vivant, il faut
> rechercher parmi ses effets quels sont ceux qui se rap-
> portent aux lois bien établies de la chimie et de la physique,
> et les distinguer soigneusement des effets qui n'ont point
> avec ces lois de liaison immédiate ou au moins connue, et
> dont la cause nous est cachée. »
>
> (Œuvres de Vicq-d'Azyr, tom. IV, p. 14. Paris, 1805.)

Les eaux minérales ont acquis, depuis plusieurs années,
une importance considérable ; elles prennent rang aujour-
d'hui parmi les questions d'intérêt public.

Il y a quarante ans, les établissements thermaux étaient
peu nombreux, les malades qui s'y rendaient ne dépassaient
pas trente mille : douze ans plus tard, Mérat en portait le
chiffre à cent mille (1) ; dans ces derniers temps la progession
ascendante a été si rapide qu'elle a pris des proportions incal-
culables ; les eaux de la France ne suffisent plus, la foule dé-
borde sur l'Allemagne, l'Italie, la Suisse et autres pays étrangers (2) : les sommes dépensées annuellement s'élèvent à plus
de cent millions.

(1) Mérat, *Mémoires de l'Académie de médecine de Paris*, t. VII, p. 50.
Paris, 1838.

(2) Pour apprécier le mouvement, voici, depuis 26 ans, le chiffre progressif
des baigneurs à Vichy :

	Étrangers		Étrangers		Étrangers
1838	1,940	1847	4,872	1856	9,626
1839	2,230	1848	néant	1857	10,343
1840	2,543	1849	5,840	1858	12.011
1841	2,573	1850	6.331	1859	13.332
1842	3,062	1851	6.954	1860	13,850
1843	3,211	1852	6 144	1861	16,044
1844	4,012	1853	6,873	1862	17.401
1845	4,126	1854	6,8 2	1863	19,625
1846	4,666	1855	8,882	—	—

Carlsbad, Wiesbaden, Ems, Ischel, Hombourg, etc., sont encombrés de
Français ; Baden-Baden a reçu en 1862, 47,325 étrangers.

Un mouvement analogue entraînait les Romains il y a dix-huit siècles ; Pline rapporte, qu'à cette époque, les eaux minérales jouissaient d'une grande célébrité, elles enrichissaient les villes, en faisaient surgir d'autres, elles augmentaient même le nombre des Dieux, car chaque source étant placée sous l'invocation de l'un d'eux, toute découverte nécessitait une divinité nouvelle. « *Augent numerum deorum variis nominibus, urbesque condunt* (1). »

Qui ne croirait, en voyant cet entraînement général, que la science a fixé avec discernement le choix des lieux, les méthodes d'application, et surtout qu'elle a déterminé la véritable cause des propriétés curatives des eaux minérales ? La déception est grande lorsqu'on consulte les médecins instruits et consciencieux ; ils avouent qu'ils ne savent qu'une chose, c'est que les eaux minérales guérissent souvent, mais qu'ils ignorent comment et pourquoi.

Patissier raconte que Landré-Beauvais, médecin distingué, se disposant à partir, en 1827, pour les eaux minérales de Plombières, demanda à l'ancien président d'honneur de l'Académie, Portal, ses ordres pour le pays qu'il allait visiter : « *Je vous engage,* dit le savant et vieux praticien, *à bien étudier ces eaux que je prescris depuis cinquante ans et que je ne connais pas encore.* » — « Que de médecins, ajoute le narrateur, pourraient tenir le même langage ! Et cependant la plupart d'entre eux, après avoir en vain prodigué dans les affections de longue durée les remèdes les plus nombreux et les plus divers, tournent leurs espérances vers les sources minérales. Heureux les malades, quand par hasard le choix de la source est adapté à la maladie (2) ! »

---

(1) C. Plinii *Hist. nat.* lib. XXXI, édit. Panckoucke, t. XVIII, p. 152.
(2) *Bulletin de l'Académie de médecine de Paris*, 1841, t. VI, p. 954.

Ce n'est point que les médecins et les chimistes n'aient fait de longs et persévérants efforts pour éclairer l'obscure et difficile question des eaux minérales.

Déjà, en 1785, Carrère publiait un *catalogue raisonné* (1), signalant onze cent cinquante ouvrages relatifs aux eaux minérales de la France ; ce nombre s'est considérablement accru, il est aujourd'hui de plus de quatre mille. « Cette foule de productions, dit Patissier, atteste leur insuffisance, car on écrit peu sur une matière qui est généralement connue et sur laquelle tout est dit (2). »

Cette situation n'est pas digne de la science actuelle, j'en ai longtemps souffert. Appelé par ma position à prescrire les eaux, chaque année, à un grand nombre de malades, surtout aux hommes appartenant à l'armée, le devoir semblait m'imposer l'obligation de faire des efforts pour dissiper mes incertitudes et cesser d'agir au hasard. J'ai entrepris de nombreux voyages, j'ai parcouru la France, l'Allemagne, la Suisse, l'Italie, la Corse, etc. ; j'ai interrogé les médecins en Afrique et en Orient, et soit que je fusse aux eaux froides de Pyrmont, sur les confins de la Westphalie, ou au pied du Vésuve, près des sources chaudes de Castellamare ou d'Ischia, j'ai entendu partout l'éloge des eaux minérales.

Ce jugement unanime, proclamé dans des contrées lointaines et par des peuples divers, atteste trop hautement l'existence du fait pour qu'on puisse le mettre en doute ; il n'est pas possible, à l'exemple de quelques médecins qui contestent et nient l'efficacité des eaux minérales, de protester contre l'évidence, de s'élever contre le témoignage de

---

(1) J. B. F. Carrère, *Catalogue raisonné des ouvrages qui ont été publiés sur les eaux minérales en général et sur celles de la France en particulier,* 1 vol. in-4°. Paris, 1785, 584 pages.

(2) *Bulletin de l'Académie de médecine*, etc., 1838-1839, t. III, p. 475.

tous les lieux, de tous les temps, de l'antiquité elle-même.

Mais là n'était pas la question tout entière : l'incertitude dissipée, il restait à chercher la cause de l'action salutaire des eaux minérales. C'est ici que l'inconnu commence et que la divergence des opinions éclate. La *minéralisation*, dit la majorité des auteurs, donne une explication satisfaisante : aussitôt on prouve que beaucoup d'eaux minérales contiennent moins de principes minéralisateurs que l'eau des rivières ; quelques médecins admettent que le *calorique naturel* agit seul : on leur oppose à l'instant les effets bienfaisants des sources froides.

Dans l'impuissance où l'on se trouvait de donner une explication fondée, on s'est rejeté sur le surnaturel, sur le merveilleux ; on a imaginé une *vie des eaux*, un *principe divin* incompréhensible, un *quid divinum* renfermant tout le mystère.

Les savants déclarent qu'ils ne savent rien, qu'ils ignorent complétement la nature de la cause qui donne aux eaux minérales les propriétés exceptionnelles qu'elles possèdent.

Quelle voie suivre pour parvenir à la découverte de la vérité ? Évidemment ce n'était plus celle parcourue jusqu'à ce jour ; les analyses chimiques ont donné tout ce qu'elles peuvent offrir à la science ; la médecine, en réunissant de nombreuses observations de maladies, n'a rassemblé que des faits individuels, bien étudiés sans doute, mais sans liens entre eux ; ce ne sont pas là des éléments suffisants pour établir une loi générale et définitive.

Me rappelant alors le sens profond des paroles de Vicq-d'Azyr, je me suis demandé si, dans la question qui me préoccupe, il ne fallait pas, « *pour découvrir le mécanisme du système vivant, rechercher parmi ses effets quels sont*

ceux qui se rapportent aux lois bien établies de la chimie
et de la physique. »

Conduit par cette pensée, j'ai cru que l'électricité, dont
l'importance grandit chaque jour, pouvait aussi jouer un rôle
dans l'action des eaux minérales sur l'économie vivante.

Cette idée n'est pas complétement nouvelle, mais elle était
restée à l'état de conception de l'esprit et de pure théorie ;
jamais aucune expérience spéciale n'en a constaté la valeur
scientifique.

Pour traiter ce sujet avec les soins et les développements
qu'il exige, il fallait aller aux sources minérales elles-mêmes
et faire sur place les recherches indispensables ; je n'hésitai
point, je partis emportant des instruments de physique d'une
grande précision. Je ne tardai pas à recueillir des documents
satisfaisants qui me firent entrevoir que la direction que j'a-
vais prise me conduirait probablement à la solution des difficultés restées insurmontables jusqu'alors.

Les eaux minérales chaudes, froides ou tièdes, furent successivement étudiées ; toutes présentaient des caractères qui
les séparent nettement des eaux de pluie ou de rivière. Ce
n'était point assez ; il fallait parvenir à connaître l'action de
chacune de ces eaux dans leurs rapports entre elles et les effets
qu'elles produisent dans leur contact avec le corps de l'homme.
Plusieurs années ont été consacrées à ces recherches, je les ai
faites dans toutes les saisons et à tous les moments du jour et
de la nuit. C'est en les diversifiant ainsi sous les formes les
plus variées que je suis parvenu au but que je désirais atteindre.

Il est hors de doute actuellement que l'électricité joue un
rôle important dans le traitement hydriatique, et que les éléments chimiques qui entrent dans la composition des eaux
minérales n'ont qu'une valeur secondaire. Ce fait, désormais

incontestable, éclaire les phénomènes hydrologiques d'un jour nouveau, il fait comprendre les effets heureux des eaux minérales prises à la source, leur impuissance lorsqu'elles sont transportées, leur identité d'action dans des maladies diverses, il explique physiologiquement l'excitation générale produite sur le corps de l'homme, il révèle les procédés de la nature pour ranimer des organes affaiblis, il offre enfin à la thérapeutique médicale une ressource inconnue.

Ces résultats acquis ont amené des conséquences inattendues; il ne suffisait pas de dire que l'électricité est la cause principale de l'activité des eaux minérales, il fallait démontrer comment elle agit, quelle est la nature des modifications qu'elle imprime au liquide, apprécier aussi le rôle qu'elle joue dans l'organisme vivant. En effet, constater que le contact de deux corps développe de l'électricité, n'est rien ; ce phénomène est général, il est constant ; mais prouver que l'électricité est l'agent qui fait mouvoir la matière vivante, que c'est lui qui préside à toutes les fonctions, qui les active ou les ralentit, que sans lui la vie s'éteint, c'était là un fait capital : il a été acquis à la science par la découverte de l'*électricité du sang :* presque aussitôt est venue comme conséquence immédiate et nécessaire la *découverte de la circulation nerveuse* qui rend compte des phénomènes de la vie organique et de la vie de relation ; ensemble merveilleux dans lequel tout se combine, tout s'enchaîne pour produire des effets multiples, innombrables, sous l'impulsion d'une cause unique.

Ces faits mis en évidence expliquent l'action des eaux minérales sur les organes souffrants ; ils indiquent clairement la cause de l'excitation générale, du réveil des fonctions, du retour à la santé.

Lorsque l'importance de ces découvertes sera bien comprise, la médecine, qui n'est et ne peut être qu'une série d'applications des sciences physiques à l'organisme vivant, prendra une marche plus ferme, plus droite, plus sûre : les théories auront moins d'éclat et de succès, mais les faits prendront plus d'autorité. Ce progrès ne s'opérera que lentement ; il y a plus de deux siècles que la circulation du sang est découverte, et l'Académie discute encore, en ce moment, sur la théorie des mouvements du cœur.

Attendons-nous donc à des lenteurs, à des obstacles, mais aujourd'hui rien n'arrête le progrès ; un jour viendra où les découvertes que je signale seront admises, alors on comprendra, que ce n'est pas une réforme qu'elles apportent, mais une révolution qu'elles commencent.

Juin 1864.

SCOUTETTEN.

DE L'ÉLECTRICITÉ

CONSIDÉRÉE COMME CAUSE PRINCIPALE

DE L'ACTION DES EAUX MINÉRALES SUR L'ORGANISME

PREMIÈRE PARTIE

CHAPITRE Ier

ÉTAT DE LA SCIENCE

§ 1.

L'étude de l'hydrologie présente le tableau le plus curieux que puissent offrir la diversité et l'instabilité des croyances médicales : ici, la confiance la plus absolue, des affirmations sincères, mais exagérées, des théories séduisantes enfantées par l'imagination ; là, le doute, la négation, des expériences incomplètes, des publications innombrables, mais stériles, des discussions animées dans lesquelles les adversaires prétendent démontrer réciproquement que les opinions qu'ils combattent ne peuvent servir de base à une doctrine solidement établie.

Un fait important domine cependant le conflit général, c'est l'unanimité avec laquelle les malades et les médecins proclament que les eaux minérales guérissent, qu'elles rendent de grands services, qu'elles sont dignes de la confiance et de la réputation dont elles jouissent.

Mais la divergence commence lorsque les auteurs veulent donner la raison des effets produits par les eaux minérales sur l'organisme animal. Les uns invoquent la composition chimique des eaux, le calorique naturel ; les autres soutiennent que tout doit être rapporté à une action mécanique, à l'absorption et surtout à une force occulte qui donne la puissance et la vie.

Les savants, les véritables savants, ceux qui ne se contentent pas, pour adopter une croyance, des conceptions pures de l'esprit, ont voulu faire des expériences exactes et, à leur grand étonnement, ils ont constaté que l'analyse chimique des eaux est toujours hypothétique, qu'elle ne donne pas l'explication de leur action médicale, que l'absorption par la peau de l'eau et des principes médicamenteux qu'elle contient est douteuse, souvent nulle, et, dans tous les cas, toujours insuffisante pour rendre raison des effets produits ; qu'en un mot, tout est contesté et contestable, et qu'en ce qui concerne la cause de l'action des eaux minérales, on ne sait rien, absolument rien.

Ce jugement sévère soulèverait à juste titre de vives réclamations, si, poussé par une orgueilleuse témérité, je venais, sans antécédents et sans titres spéciaux, proclamer, de par ma propre autorité, qu'il faut tenir pour nuls et non avenus les travaux antérieurs.

Cette pensée n'est pas la mienne ; je veux au contraire m'abstenir de porter aucun jugement personnel ; je bornerai mon rôle, dans cette première partie de mon travail, à tracer l'état actuel de la science en interrogeant les auteurs les plus estimés, les savants les plus consciencieux et les mieux autorisés ; la critique ne sera que l'exposé de leurs appréciations et de leurs décisions ; et, s'il en ressort que la science hydrologique n'existe pas encore, il faudra bien s'incliner devant un fait évident et chercher à découvrir une voie nouvelle pour parvenir à la vérité.

Interrogeons d'abord les médecins.

Pouvons-nous préciser, dans l'état actuel de la science, les motifs du choix d'une eau minérale préférablement à toute autre, lorsque la maladie ne laisse aucun doute sur son véritable caractère? Voici ce que répond M. Depaul, secrétaire de l'Académie impériale de médecine de Paris :

« Personne ne conteste aujourd'hui l'utilité des eaux minérales dans le traitement d'un grand nombre de maladies ; mais, si l'on demandait à beaucoup de médecins sur quelles données positives ils se fondent pour préférer certains établissements à certains autres, pour choisir dans chacun d'eux une source, à l'exclusion de sa voisine, qui a souvent la plus grande analogie de température et de composition chimique, ils seraient certainement embarrassés pour répondre d'une manière satisfaisante, et, au lieu de résultats précis déduits de faits rigoureusement observés, on les verrait forcés de s'en tenir à des opinions vagues trop souvent fondées sur les croyances populaires (1). »

A cette citation, ajoutons les paroles de M. Durand-Fardel, l'un des médecins hydrologistes les plus distingués, paroles prononcées récemment à la Société d'hydrologie médicale de Paris :

« Il est impossible d'arriver à déterminer avec précision l'action physiologique inhérente aux eaux minérales, d'une manière utile à la pratique, à cause des conditions multipliées que comporte leur mode d'emploi.

« L'observation de l'ensemble des phénomènes physiologiques constatés sur les individus soumis aux divers traitements thermaux, ne fournit que des notions incomplètes, et dont la généralisation entraînerait infailliblement à des appréciations erronées de leur mode d'action thérapeutique.

---

(1) Rapport général sur les prix décernés en 1855, par M. Depaul, secrétaire annuel. — *Mémoires de l'Académie impériale de médecine de Paris*, 1856, t. XX, p. 81.

« Les notions relatives aux applications thérapeutiques d'une eau minérale donnée, ressortent uniquement de la clinique et de l'induction (1). »

Ce qui veut dire que nous ne connaissons l'effet d'une eau minérale qu'après l'avoir expérimentée, et que la composition chimique de cette eau n'est qu'une présomption, qu'une induction, pour nous servir du terme employé, mais non une certitude de son action thérapeutique : en un mot, l'empirisme seul prononce, puisque la science ne nous éclaire pas.

Interrogeons encore M. Pidoux, inspecteur des Eaux-Bonnes, médecin savant et auteur de plusieurs ouvrages très-estimés ; demandons-lui quelle est la cause de l'activité, et souvent de l'efficacité des eaux minérales. Voici sa réponse formulée dans une discussion qui s'est élevée au sein de la Société d'hydrologie médicale de Paris, le 11 novembre 1861.

« Les eaux minérales sont des médicaments, ai-je dit en commençant, sans doute, elles sont des médicaments, puisqu'elles ne sont pas des aliments, et qu'on les administre dans un but thérapeutique. Toutefois il faut avouer que ce sont des médicaments à part, des médicaments singuliers et qui ne ressemblent guère à ceux de la pharmacie.

« Ce sont des médicaments composés, et qui pourtant sont naturels. Ils naissent tout composés. S'ils ne sont pas manipulés par l'art ; s'ils ont une végétation cryptogamique particulière en rapport avec une température propre ; s'ils sont constamment engendrés de telle manière, que, quand ils cessent de l'être ou qu'ils ne sont plus à l'état naissant, ils perdent la meilleure partie de leurs propriétés en perdant leur unité ; si tout cela, dis-je, est certain, il faut déclarer que les eaux minérales naturelles ont tous les caractères de liqui-

_____

(1) Durand-Fardel, *Annales de la Société d'hydrologie médicale de Paris*, t. VIII, p. 93, 1862.

des organisés et vivants, et que ce sont des médicaments animés (1). »

Voilà, incontestablement, une appréciation exacte et profonde de l'état des eaux minérales prises à la source ; mais est-ce là une explication véritable des propriétés dont elles jouissent? indique-t-on la cause de leur vitalité? Évidemment non ; on expose avec talent un fait d'observation, on ne va pas au delà.

Voici maintenant l'opinion d'un sceptique, homme consciencieux, instruit, qui a écrit un livre renfermant un grand nombre de faits intéressants; il débute ainsi :

« J'ai toujours été fort incrédule sur l'article des vertus merveilleuses attribuées aux eaux minérales (2). »

« Comment croire, en effet, que quelques centigrammes de chlorure de sodium, de sulfates ou de carbonates de soude, de chaux, etc., puissent produire les guérisons extraordinaires que l'on nous annonce si pompeusement tous les jours ?

« Il y a, dans 1 kilogramme de blé ou de pain, plus de chlorure de sodium, de phosphates et de silicates de soude, de chaux, même d'arsenic, etc., que n'en contiennent plusieurs litres des eaux minérales les plus renommées !...

« Comment donc admettre que ces principes minéralisateurs, pour la plupart inertes ou en quantités presque impondérables, puissent guérir comme par enchantement les maladies les plus invétérées et les plus différentes? Celles de la tête, des nerfs, comme celles de l'estomac, des viscères et de membres ? Que les eaux chargées des principes minéralisateurs les plus différents guérissent, néanmoins, les mêmes maladies avec un égal succès?

(1) Discussion à l'occasion du Mémoire de M. Dumoulin, ayant pour titre : *Quelques considérations sur l'expérimentation des eaux minérales chez l'homme sain* (*Annales de la Société d'hydrologie médicale de Paris*, t. VIII, p. 231, 232, 233).

(2) J. Ch. Herpin (de Metz), *Études médicales et statistiques sur les principales sources d'eaux minérales*, etc., in-12. Paris, 1856. Préface, p. I, II, III.

« Aussi, combien de fois ne m'est-il pas arrivé de laisser tomber de mes mains avec un sourire de pitié, plus souvent encore de repousser avec un mouvement d'indignation ces monographies balnéologiques où sont entassées une foule d'histoires de guérisons miraculeuses, plus ou moins incroyables, où les différentes sources minérales, chacune à son tour, sont vantées comme une panacée universelle, comme un remède souverain contre presque toutes les maladies !

« J'avais fini par reléguer tout ce fatras de *réclames* dans un des coins les plus reculés de ma bibliothèque, sous la rubrique : *Orationes pro domo suâ*...

« Défiez-vous de ce qui est écrit sur les eaux minérales !... disent MM. Andral, Ratier, Chenu, etc.

« Cependant, est-il permis de supposer que les médecins qui ont écrit *de visu* sur les eaux minérales, qui se sont succédé depuis des siècles dans l'administration de ces eaux, se soient tous abusés et trompés les uns après les autres, ou qu'ils se soient entendus ensemble pour propager le mensonge ; enfin, qu'il ne se soit pas trouvé parmi eux un homme assez habile pour reconnaître l'erreur, assez honnête pour dévoiler l'imposture et proclamer la vérité ?

« De telles suppositions ne pouvaient, à coup sûr, trouver place dans mon esprit, à moi, surtout, qui vois tous les jours avec quelle attention scrupuleuse, quelle sagacité, les médecins éclairés procèdent à l'étude et à l'observation des faits scientifiques, à moi, qui sais avec quelle ardeur ils poursuivent la recherche de la vérité, avec quel bonheur ils s'empressent de la faire connaître, même au détriment de leurs propres intérêts.

« Peut-on admettre que les milliers de malades de tous les pays qui se rendent, chaque année, aux eaux, qui y retournent spontanément et par *reconnaissance*, se trompent et s'abusent eux-mêmes sur leur état ?

« Enfin, peut-on révoquer en doute le témoignage des malades, lorsqu'ils déclarent avoir retiré du soulagement par l'usage des eaux?

« S'il y a dans l'esprit des médecins une grande divergence d'opinions sur la valeur et le degré d'utilité des eaux minérales, il faut convenir aussi qu'il y a dans cette importante question beaucoup de vague, d'incertain et d'inconnu; on n'est pas même d'accord sur les faits matériels et statistiques. Néanmoins, entre l'opinion des médecins qui doutent des vertus des eaux, qui les contestent, qui les nient, et celle des médecins qui les affirment d'après leur propre expérience, la vérité doit se trouver quelque part.

« La solution d'une question aussi importante ne peut plus aujourd'hui, dans l'état actuel des sciences, rester indécise ou en suspens. »

Poursuivi par l'incertitude, tourmenté par les controverses et les récits de faits équivoques, que fait M. Herpin? Il prend la résolution d'aller voir les choses par ses yeux, d'étudier lui-même et de vérifier les faits sur les lieux, afin de savoir au juste à quoi s'en tenir sur les effets des eaux minérales; jusqu'à quel point on doit, en un mot, accorder ou refuser sa confiance à ce genre de médication, si diversement jugé par les médecins.

« Dès le début de mes investigations et de mon enquête, dit l'auteur (page 10), lorsque j'étais encore sous l'influence d'un scepticisme un peu exagéré, il m'est arrivé souvent d'avoir à consigner, sur mes notes, des faits irréfragables de guérison en contradiction formelle et complète avec les opinions que je m'étais formées par avance sur les effets des eaux. »

Plus loin, il ajoute (page 11) : « Je dois me hâter de dire que le résultat des études et des recherches auxquelles je me suis livré sur l'action thérapeutique des eaux minérales a été, en tous points, favorable à ce mode de médication, lorsqu'elle est employée d'une manière convenable. J'ai donc l'intime conviction :

« Que les eaux minérales sont l'un des agents les plus précieux, les plus efficaces, et en même temps les plus agréables
que la nature nous ait accordés pour soulager, guérir et pré-
venir un grand nombre de maladies, en corrigeant et amé-
liorant la nature des sécrétions viciées, en apportant à la constitution intime des individus de profondes et salutaires modifications.

« Je dirai donc avec une pleine et entière confiance avec
M. Patissier : « Les eaux guérissent quelquefois, soulagent
« souvent, consolent toujours. »

Peut-on espérer, après ces aveux remarquables par leur
franchise et leur netteté, que M. Herpin va nous donner une
explication nouvelle du mode d'action des eaux minérales?

Il faut reconnaître que, sous ce rapport, la science hydrologique ne fait aucun progrès.

« Les effets salutaires des eaux minérales, dit l'auteur, sont
un résultat complexe de plusieurs influences, soit directes,
soit indirectes, qu'il est facile de reconnaître et d'apprécier.

« Les eaux minérales opèrent tout à la fois :

« A. Comme agent physique, mécanique ou dynamique ;

« B. Comme agent chimique et pharmaceutique ;

« C. Comme agent hygiénique. »

Précédemment (page 11), M. Herpin avait dit : « Ce fait,
joint à beaucoup d'autres faits analogues, m'a démontré que
les eaux thermales les plus dépourvues de principes minéralisateurs, n'en possèdent pas moins des propriétés thérapeutiques très-réelles; et que souvent l'action *mécanique seule*
des eaux thermales, c'est-à-dire l'action diluante, topique,
sédative, est susceptible d'opérer des effets curatifs très-remarquables. »

Tel est le résultat auquel aboutissent les efforts d'un homme
consciencieux et persévérant; il a vu le côté faible de la
question, le vide des explications, et lui-même en donne qui
sont dépourvues d'exactitude.

Livrant carrière à son imagination, M. Herpin invente une théorie que les connaissances actuelles de la physiologie repoussent complétement. Voici comment il explique l'action de l'eau minérale remplissant le triple rôle d'agent *physique*, *mécanique* ou *dynamique* :

« En contact avec la peau et les organes intérieurs, l'eau humecte, imbibe et pénètre *mécaniquement* nos tissus ; elle passe dans le sang, se mêle et circule avec lui ; elle arrive ainsi jusque dans les plus petites ramifications des tissus organiques ; elle les lave et les déterge ; elle dissout les produits anormaux hétérogènes, morbides ou viciés, qu'elle rencontre, les emporte et les entraîne au dehors ; elle les rejette, soit par le moyen d'une transpiration ou de sueurs abondantes, soit par des urines copieuses et chargées, soit enfin par les déjections alvines ; il s'établit ainsi, de l'intérieur à l'extérieur, un courant, une fluxion douce et continue, une dérivation, qui épure et débarrasse insensiblement l'économie des éléments nuisibles, impurs ou viciés, qui corrige et améliore en même temps la nature des sécrétions (page 12).»

Il est regrettable que ce tableau pittoresque ne soit que le produit d'une imagination vive et brillante, mais qu'il ne contienne pas un seul fait scientifique exact ; assertion qui sera justifiée par les recherches ultérieures.

§ 2.

Puisque les médecins laissent dans l'obscurité les questions les plus importantes, les chimistes seront-ils plus heureux ? Ouvrons l'ouvrage de MM. Ossian Henry, père et fils ; c'est l'œuvre de deux hommes spéciaux qui ont consacré une partie de leur existence à faire des analyses chimiques d'eaux minérales, c'est en même temps le travail le plus récent et le plus complet qui ait paru sur ce sujet. Voici comment ils s'expriment :

« Si la nature chimique de certains principes minéralisateurs des eaux peut expliquer, dans plus d'un cas, l'action médicale qu'elles exercent sur l'économie animale, et permettre d'en faire l'application à la thérapeutique, il faut avouer aussi que souvent on ne se rend pas facilement compte de leur efficacité. En effet, quoiqu'on sache parfaitement, pour plusieurs d'entre elles, de quelles substances dépendent leurs vertus spéciales, il n'en est plus de même pour d'autres ; la proportion, souvent très-minime, de leurs éléments minéralisateurs, les propriétés, quelquefois très-peu énergiques, de ces éléments eux-mêmes, obligent à chercher, lorsque les eaux sont reconnues réellement efficaces, quelles explications plus ou moins admissibles on peut donner aux faits consciencieusement observés. Ainsi on se demandera si la thermalité seule n'est pas capable de produire les effets obtenus, et, à son défaut, si l'association intime de plusieurs éléments trouvés, ou leur grand état de division et jusqu'à un certain point leurs proportions en quelque sorte *homœopathiques*, ne peuvent pas mettre sur la voie de la vérité ; ou bien on pourra supposer que, dans ces associations nombreuses de substances salines, il peut y avoir des combinaisons définies doubles dont les vertus médicales présentent quelques particularités ; enfin, l'analyse, aujourd'hui plus précise et plus minutieuse, faisant découvrir, quoique en faible proportion, des principes fort actifs par eux-mêmes, il est quelquefois moins difficile de rattacher à leur présence la cause des résultats salutaires signalés.

« De plus, n'est-il pas de notoriété réelle que les eaux minérales imitées artificiellement avec le plus grand soin, même sur les résultats de bonnes analyses, sont loin de reproduire les propriétés médicales de leurs modèles ?

« Dans cet état d'incertitude, il faut avoir la franchise d'avouer que la science n'a pas dit son dernier mot à ce sujet, et qu'il y a peut-être, comme quelques hydrologistes le pensent, des principes cachés, ou bien une sorte de *vie des eaux*, ce qui serait, par exemple, un état électrique particulier qui leur imprime des propriétés que nos moyens ne peuvent imiter (1). »

« Si la chimie, disent MM. Patissier et Boutron-Charlard, (2) n'est pas encore parvenue à nous révéler tous les principes constituants des eaux minérales, la connaissance des effets de cette médication sur l'économie vivante n'est guère plus avancée. En effet, toutes les eaux ont été recommandées si indistinctement dans le plus grand nombre de maladies chroniques, que les médecins qui ne croient pas qu'un médicament quelconque puisse être une panacée, accordent aux eaux elles-mêmes peu de vertus, et attribuent les guérisons qu'elles opèrent, au voyage, au changement d'air, de climat, etc. Mais les eaux minérales ne sont ni un remède universel, ni un spécifique; leur emploi doit être dirigé d'après les règles générales de la thérapeutique, et, puisqu'elles présentent des différences dans leurs propriétés physiques et chimiques, il est évident qu'elles doivent être propres au soulagement ou à la guérison de maladies, ou de *périodes* de maladies différentes. C'est ce point essentiel que nous avons cherché à éclaircir, et sur lequel, malgré nos faibles efforts, il reste encore beaucoup à faire. »

Les chimistes, nous le voyons, ne sont pas plus heureux que les médecins; toujours la même incertitude, les mêmes doutes, la même obscurité. Nous pourrions multiplier les citations sans parvenir à projeter la plus faible lumière sur ce sujet important; bornons-nous, pour compléter ces recherches rétrospectives, et pour résumer en quelque sorte l'état général de nos connaissances hydrologiques, à rappeler les paroles des hommes éminents appelés à juger les travaux des

(1) Ossian Henry, père et fils, *Traité pratique d'analyse chimique des eaux minérales*, etc., 1 vol. in-8, p. 21. Paris, 1858.

(2) *Manuel des eaux minérales naturelles*, etc., 2e édition, in-8. Paris, 1847. Avant-propos, p. VI.

médecins inspecteurs des principales stations hydrologiques de la France.

« Bien que nos établissements thermaux soient de nos jours fréquentés par un concours d'étrangers qui y affluent de toutes parts, la connaissance des propriétés physiologiques et thérapeutiques des eaux n'a pas augmenté dans la proportion du nombre des malades ; et, nous le disons à regret, la médecine, jusqu'à présent, n'a pas retiré tout le fruit qu'on devait attendre de ces nombreuses réunions qui offrent un champ si vaste à l'observation médicale. A cet égard, il en est des sources sanitaires comme des autres bienfaits de la nature : il est plus facile d'en user et d'en jouir que de les bien connaître (1). »

Ces considérations générales, malgré leur valeur, ne peuvent suffire pour juger définitivement la question qui nous occupe, il faut aborder les détails et démontrer que là, comme sur tous les autres points, les dissentiments existent et que la science ne repose sur aucune base solide.

CHAPITRE II

DÉFINITION. — CLASSIFICATION. — ANALYSE DES EAUX MINÉRALES.

§ 1. — Définition.

Ce que l'on comprend bien s'énonce clairement.

Bien définir est toujours difficile. « C'est qu'en effet, dit M. Rotureau, une définition doit être l'expression la plus exacte et la plus concise de la chose définie, et elle suppose,

(1) Rapport de la Commission des eaux minérales pour les années 1838 et 1839 ; les membres qui la composaient étaient : MM. de Lens, Bouillaud, Bussy, Soubeiran, Ossian Henry, et Patissier, rapporteur. — Voir le *Bulletin de l'Académie royale de médecine*, t. VI, p. 952. Paris, 1840-1841.

non-seulement que cette chose est parfaitement connue, mais encore que sa connaissance est arrivée à ce degré de clarté où quelques mots suffisent pour indiquer et faire comprendre les caractères essentiels et distinctifs de l'objet défini (1). »

L'état actuel de la science permet-il de donner une définition exacte de ce qu'il faut comprendre sous la dénomination d'*eaux minérales?* Avant de répondre, interrogeons les médecins et les chimistes.

« On donne en général ce nom, disent MM. Mérat et de Lens, à toute eau naturellement chargée de trop de principes étrangers, ou *minéralisateurs,* pour servir aux usages économiques; mais, dans une acception plus restreinte, on l'applique surtout à celles de ces mêmes eaux dont le médecin utilise l'action pour le traitement des maladies (2). »

La définition donnée par M. James est beaucoup plus large, elle est même si complète, qu'elle embrasse les eaux de toute nature, chaudes, froides, gazeuses, non gazeuses, faiblement ou fortement minéralisées, etc.; voici la définition de cet auteur : « On donne le nom d'eaux minérales à des sources d'une température plus ou moins élevée, d'une saveur et d'une odeur variables, qui sortent du sein de la terre, tenant en dissolution certains principes fixes ou volatils dont l'expérience a fait connaître les vertus médicinales. Il paraît prouvé qu'elles se chargent de ces principes en traversant des terrains remplis de minéraux, de sels et de substances organiques; elles ramènent par conséquent à la surface des échantillons de la chimie du globe (3). »

Cette dernière assertion, émise, avec une si grande circon·

---

(1) Arm. Rotureau, *Des principales eaux minérales de l'Europe :* Allemagne et Hongrie, 1 vol. in-8, p. 15. Paris, 1858.

(2) *Dictionnaire universel de matière médicale,* par Mérat et de Lens, t. III, p. 27. Paris, 1831.

(3) Constantin James, *Guide pratique du médecin et du malade aux eaux minérales,* 1 vol. in-12, 4e édition, p. 1. Paris, 1860.

spectio n, pourrait provoquer l'étonnement : où donc, en effet, l'eau prendrait-elle les sels qu'elle rapporte à la surface du globe, si ce n'était en traversant les terrains situés dans les profondeurs? Puis les milliers de sources qui *sortent du sein* de la terre et qui fournissent une eau agréable, fraîche et parfaitement potable, sont-elles aussi des eaux minérales? On devrait le supposer d'après la définition de M. James.

Mais ne nous laissons pas entraîner à la critique; bornons-nous à mettre les auteurs en présence les uns des autres. .

Voici l'opinion de MM. Patissier et Boutron-Charlard, ils s'expriment comme il suit : « Toutes les eaux qui, sortant de la terre, sont naturellement chargées de substances propres à opérer la guérison de quelque maladie, ont été appelées *eaux minérales*. Cette expression semble indiquer qu'elles seules contiennent des principes minéraux, et cependant l'eau commune, celles de pluie, de rivière, renferment plusieurs de ces mêmes substances, l'eau distillée seule étant la plus simple, celle où l'hydrogène et l'oxygène sont isolés le plus possible de toute autre matière. Le terme d'*eaux minérales* est donc inexact, et peut-être devrait-on lui substituer celui d'eaux médicinales ou médicamenteuses. Pour ne pas être taxés de néologisme, nous conserverons la dénomination d'*eaux minérales* consacrée par l'usage (1). »

Cette définition, qui n'est ni claire ni concise, s'éloigne sensiblement des précédentes, sans avoir sur elles l'avantage d'indiquer les caractères physiques et chimiques qui différencient l'eau médicinale de l'eau commune.

M. Lefort, chimiste très-distingué, espère échapper aux reproches adressés aux auteurs précédents, en déclarant « que la distinction à établir entre les eaux douces et les eaux minérales peut être basée tout à la fois sur les propriétés physiques, chimiques et médicales : *Ainsi*, dit-il, *nous appelle-*

---

(1) Patissier et Boutron-Charlard, *Manuel des eaux minérales naturelles*, 2ᵉ édit., 1 vol. in-8, p. 14. Paris, 1847.

rons eaux minérales *toutes celles qui*, ou *par leur tem-pérature bien supérieure à celle de l'air ambiant*, ou *par la quantité* et *la nature spéciale de leurs principes salins et gazeux, sont ou peuvent être employées comme agents médicamenteux* (1).

« Comment accepter cette définition lorsqu'on se rappelle que sur 382 sources analysées en France, on ne trouve que 95 sources thermales contre 287 sources froides? » (Durand-Fardel.)

Mais de toutes les anomalies, la plus étonnante est celle qui comprend l'eau d'Évian (Savoie) parmi les eaux miné-rales, et qui refuse ce titre à l'eau de mer. Or, les eaux d'Évian sont d'une pureté parfaite; c'est presque de l'eau distillée froide; elles contiennent à peine $0^{gr},20$ de sels divers de la composition chimique la plus vulgaire, tandis que l'eau de mer, chargée de nombreux principes minéralisateurs, n'entre pas dans la catégorie des eaux minérales. D'après l'analyse de M. Osiglio, 1 000 parties de l'eau de la Médi-terranée contiennent :

Chlorure de sodium.................	29,424
— de potassium....................	0,505
— de magnésium...................	3,219
Sulfate de magnésie........................	2,477
Chlorure de calcium........................	6,080
Sulfate de chaux..........................	1,357
Carbonate de chaux........................	0,114
Bromure de sodium.	0,556
Peroxyde de fer...........................	0,003
	43,735 (2)

Ainsi l'eau de la Méditerranée, qui contient 220 fois plus de principes minéralisateurs que l'eau d'Évian n'est pas une eau minérale, et cette dernière a l'honneur de porter ce titre :

(1) J. Lefort, *Traité de chimie hydrologique,* 1 vol. in-8, p. 88. Paris, 1859.

(2) J. Pelouze et E. Frémy, *Traité de chimie générale*, t. I, p. 253, in-8. Paris, 1860.

voilà où conduisent des idées préconçues appuyées sur de faux principes. Toutefois, plusieurs chimistes et médecins (MM. Pelouze, Frémy, Lefort, Henry, Trousseau et Pidoux, etc.) rangent les eaux de mer parmi les eaux minérales; mais cette opinion n'a pas été généralement adoptée par les médecins hydrologistes.

Interrogeons maintenant M. Rotureau, pour savoir ce qu'il pense de toutes ces définitions scolastiques; voici ce qu'il nous répond :

« L'on conçoit quel est mon embarras pour donner une définition des eaux minérales. Il semble, cependant, que le titre même adopté chez nous, dans le langage scientifique aussi bien que dans le langage usuel, aurait dû simplifier ma tâche. Ce titre n'indique-t-il pas, en effet, que je vais traiter d'une espèce d'eau particulière, et le qualificatif choisi pour déterminer cette espèce n'est-il pas par lui-même presque une définition ?

« Malheureusement, il ne suffit pas de dire qu'une eau est *minérale* pour que l'on ait une idée claire de sa nature; car cette expression est empruntée à la composition chimique des eaux elles-mêmes, et, comme toutes les eaux sont chargées, à des degrés divers, de principes minéralisateurs, elle ne fait pas disparaître la difficulté.

« La question se poserait en ces termes : Quelles sont, en les considérant sous le rapport de leur composition chimique, les eaux qui, à raison de la quantité de leurs principes minéralisateurs, peuvent ou doivent être dites *minérales ?*

« Ramené ainsi à la nécessité de poser une limite, j'ai fait des efforts qu'il ne me coûte point de reconnaître impuissants, et, pour dire toute ma pensée, je crois que si la différence qui sépare les eaux minérales de celles qui ne le sont pas, est aisément sentie, il est à peu près impossible de faire sortir des degrés si variables de la composition chimique des eaux une règle absolue de classification, et, par conséquent, le principe d'une bonne définition. Comment définir des limites qui ne sont pas et qui ne peuvent guère être tracées?

« J'ai été aussi conduit à faire une autre observation. Pour tout le monde, ces expressions *eaux minérales* éveillent dans l'esprit l'idée d'une distinction qu'il est facile d'exprimer d'une autre manière. Ainsi il y a des eaux dont l'on fait usage dans l'état de santé et qui servent de boisson ordinaire à l'homme, mais dont l'emploi n'a jamais révélé une action physiologique ou curative. Il y en a d'autres, au contraire, dont l'action physiologique et curative s'est manifestée dans des circonstances nombreuses et incontestables, et l'on a compris sous le titre d'eaux minérales toutes celles qui, par leurs effets, rentrent dans cette dernière classe. Si donc il avait pu me suffire, pour faire bien connaître les eaux minérales, d'exclure les eaux qui sont seulement *potables*, cette indication m'aurait paru suffisante. Mais d'ailleurs une exclusion n'est pas une définition ; et, d'un autre côté, quand j'ai étudié les eaux qui ne sont pas seulement potables, j'en ai rencontré qui, étant thermales, par exemple, n'offrent pas à l'analyse chimique une aussi grande quantité de principes minéralisateurs que les eaux potables, en sorte qu'il serait impossible de les faire rentrer dans une définition fondée sur la seule présence de ces principes.

« Faut-il des exemples? Je citerai Plombières, Néris en France, Wildbad dans le Wurtemberg, Wildbad-Gastein dans les Alpes Tyroliennes.

« Ces faits m'ont prouvé qu'il n'est pas possible d'établir un rapport certain entre la composition chimique des eaux d'une part, et, d'autre part, leurs effets physiologiques ou thérapeutiques constatés par l'expérience.

« Qu'en résulte-t-il? Ceci bien évidemment, que le titre d'*eaux minérales*, accepté par la science et dont je me suis servi moi-même, n'est pas justifié par une analyse capable d'établir que les eaux ayant une action physiologique ou cu-

rative doivent cette vertu à la présence d'une plus ou moins
grande quantité de principes minéralisateurs. Cette qualifi-
cation, tirée de la coexistence ordinaire, *mais non constante*,
de la présence des principes minéralisateurs, ne répond donc
pas aux exigences d'un langage technique parfaitement
exact et qui reposerait sur une relation de cause à effet
supposée, l'on peut dire certaine dans la plupart des circonstances, mais que l'on ne saurait considérer comme
absolument vraie; d'où il suit que cette dénomination
d'*eaux minérales* n'est pas susceptible d'une définition
irréprochable (1). »

Après avoir très-judicieusement parlé et avoir déclaré que
*la dénomination d'eaux minérales n'est pas susceptible
d'une définition* irréprochable, M. Rotureau, se laissant entraîner à une inconséquence singulière, s'aventure aussi à
donner une définition : « *Une eau minérale*, dit-il, *est
celle qui, ayant une action physiologique souvent appréciable, a toujours une action thérapeutique dans un certain
nombre de maladies.* » (Ouvrage cité, page 18.)

Il faut reconnaître que la définition proposée par M. Rotureau joint, aux inexactitudes des définitions précédentes, le
mérite d'être inintelligible.

§ 2. — Classification.

Le nombre des sources d'eaux minérales est indéterminé,
il s'accroît tous les jours ; en 1831, MM. Andral et Ratier le
portaient à quatorze cents (2), il est plus que doublé aujour-
d'hui. Pour la France seulement, le nombre des sources sou-

(1) Arm. Rotureau, *Des principales eaux minérales de l'Europe* (Allemagne et Hongrie), 1 vol. in-8, p. 16 et 17. Paris, 1858.
(2) *Dictionnaire de médecine et de chirurgie pratiques*, t. VI, p. 507.
Paris, 1831.

mises à l'analyse chimique s'élevait, en 1862, à 382, divisées comme il suit :

Froides (au-dessous de 20º)..................... 287
Tièdes (de 20 à 30º)........................... 29
Chaudes (de 31 à 35º)......................... 15
Très-chaudes (de 36 à 44º)................... 21
A température excessive (au-dessus de 45º)..... 30
                                              ─────
                                               382   (1)

Depuis les temps les plus reculés, on a senti la nécessité de séparer les eaux minérales en plusieurs groupes; Pline les distingue en sulfureuses, alumineuses, salines, nitreuses, bitumineuses, salines ou acides. (Aliæ sulphuris, aliæ aluminis, aliæ salis, aliæ natri, aliæ bituminis, nonnullæ etiam acida salsave mixtura) (2).

Les auteurs modernes ont également adopté une méthode de classification, mais ils ont singulièrement varié sur le nombre de divisions à établir. « Ce sujet, dit M. Lefort, est l'un des plus difficiles qu'il soit possible d'imaginer, il a toujours vivement préoccupé les hommes spéciaux; et, malgré les nombreux écrits des auteurs anciens et modernes, on n'est pas arrivé à l'éclaircir de manière à ne soulever aucune objection (3). »

Il faut donc nous attendre aux divergences d'opinions les plus saillantes; c'est en effet ce que constate l'histoire de la science hydrologique.

En 1758, Charles Leroy divise les eaux minérales en trois classes : 1º eaux salines, 2º eaux martiales, 3º eaux sulfureuses.

Bergmann, en 1780, en fait quatre classes sous les noms de :

1º Eaux minérales hydrosulfureuses ;
2º   —   acidules ;
3º   —   ferrugineuses acidules ;
4º   —   salines.

---

(1) Durand-Fardel, *Traité thérapeutique des eaux minérales*, etc., p. 16.
(2) C. Plinii, Secundi, *Historiar. mundi* liber XXXI, § 2.
(3) Lefort, *Traité de chimie hydrol.*, p. 89.

Le célèbre chimiste Fourcroy adopte neuf classes d'eaux minérales : 1° les eaux acidules froides, 2° acidules chaudes, 3° sulfuriques salines, 4° muriatiques salines, 5° sulfureuses simples, 6° sulfureuses gazeuses, 7° ferrugineuses acidules, 9° sulfuriques ferrugineuses (1).

En 1810, Bouillon-Lagrange fait paraître le premier ouvrage qui résume toutes les notions acquises jusqu'alors sur les eaux minérales (2) ; ce chimiste distingué rejette la classification de Fourcroy pour adopter celle de Bergmann.

La chimie, faisant chaque jour des progrès, découvre dans les eaux des corps qu'on n'y soupçonnait pas, ou qui même étaient tout à fait inconnus, de là nécessité de remanier encore la classification. M. Chenu (3), en 1840, établit sept classes, divisées elles-mêmes en quatorze genres; classification qui, pendant quelque temps, a été assez généralement adoptée en France et en Allemagne. Elle fut promptement jugée insuffisante, puis remplacée par une classification nouvelle fondée sur l'*élément chimique prédominant*, classification adoptée par les savants rédacteurs de l'*Annuaire des eaux de la France*, et dont nous allons présenter le tableau.

---

(1) Fourcroy, *Leçons élément. d'histoire naturelle et de chimie*, leçon XLIII. Paris, 1782.

(2) *Essai sur les eaux minérales naturelles et artificielles*, p. 33, in-8. Paris, 1810.

(3) Chenu, *Essai pratique sur l'action thérapeutique des eaux minérales*, p. 241. Paris, 1840.

Classification des Eaux minérales d'après l'élément chimique prédominant (1).

CLASSES.	GENRES.	ESPÈCES.	THERMALITÉ.	RÉGIONS DE LA FRANCE où se trouve leur gisement principal.	EXEMPLES.
Eaux. Carbonatées.	A base de soude...	....	Thermales.	Massif central......	Vichy, Saint-Alban, Châteauneuf.
			Froides...	Massif central......	Vals, Pontgibault, Soultzbach.
	A base terreuse...	Non ferrugineuses. / Ferrugineuses....	Toutes froides......	Toutes les régions, et principalement les plaines du Nord et du Midi, et les massifs du N.-E. et du N.-O......	Chateldon, St-Pardoux, Orezza (Corse), Foncaude.
Sulfurées et sulfatées.	A base de soude...	Sulfurées ou sulfureuses proprem. dites....	Toutes thermales...	Pyrénées, Alpes et Corse...........	Barèges, Cauterets.
		Sulfatées (sulfureuses dégénérées......	Thermales.	Pyrénées, Alpes et Corse...........	Saint-Gervais en Savoie.
		Anglada...	Froides...	Pyrénées, Alpes, plaines du Midi..	Miers, Préchac
	A base de chaux...	Sulfatées simples...	Thermales.	Pyrénées, Alpes, plaines du Midi.............	Bagnère de Bigorre, Sainte-Marie.
			Froides...	Les deux régions de plaines, principalement celles du Midi...........	Propiac, Bio (Lot).
		Sulfatées et sulfurées..	Thermales.	Pyrénées, plaines du Midi...........	Cambo, Castera-Verduzan.
			Froides...	Plaines du Nord...	Enghien.
	A base de maguésie.	Sulfatées..	Thermales.	Rares en France...	Saint-Amand, Louesch (Suisse).
			Froides...	Rares en France...	Sedlitz, Pullna (Bohème).
	A base de fer.....	Sulfatées..	Toutes froides.....	Rares en France...	Crausac, Passy.
Chlorurées	Toutes à base de soude...	Simples...	Thermales-froides....	Vosges, Jura et Hte-Saône...........	Forbach, Soultz-les-Bains, Balaruc, Availles,
		Iodo-bromurées...	Thermales-froides..	Alpes............ / Pyrénées..........	Jouhe, Tercis, eau de mer.

Cette classification compliquée ne fut pas généralement adoptée : MM. Pelouze et Frémy (2) la repoussent et se bor-

(1) *Annuaire des eaux de la France pour* 1851-1854, p. 327.
(2) Pelouze et Frémy, *ouvr. cité*, t. I, p. 262.

nent à distinguer les eaux minérales en *eaux gazeuses, eaux salines, eaux ferrugineuses, eaux sulfureuses.*

M. Herpin divise les eaux minérales en trois groupes principaux, fondés sur la nature et les proportions relatives des éléments qui les constituent, ainsi que sur l'analogie de leurs effets thérapeutiques :

1º Eaux sulfatées;
2º   — chlorurées;
3º   — carbonatées (1).

Le même auteur ne tarde pas à modifier lui-même sa propre classification ; il abandonne les effets thérapeutiques pour se rattacher exclusivement aux propriétés chimiques (2). MM. Pétrequin et Socquet adoptent quatre classes (3) ; M. Rotureau, douze (4) ; M. Durand-Fardel, cinq classes et quinze genres (5).

Chaque auteur, en un mot, groupe ou divise les eaux minérales à son gré, et il n'en est pas deux qui partagent le même avis, tant les bases scientifiques sur lesquelles ils s'appuient sont solidement établies.

Ce n'est pas tout encore; les médecins, voyant l'insuffisance des éléments chimiques pour créer une bonne classification, se sont demandé s'il ne serait pas plus avantageux de classer les eaux minérales d'après les effets thérapeutiques produits sur l'organisme. Un auteur allemand, Kreysig, s'est mis alors à diviser les eaux minérales en trois classes : les eaux *fortifiantes* ou *toniques*, telles que celles de Spa, Pyrmont; les *altérantes* ou *correctives*, comme celles de Carlsbad,

(1) Herpin (de Metz), *ouvr. cité*, p. 17. Paris, 1856.
(2) Sur la nomenclature et la classification des eaux minérales. Paris, 1858. Broch. in-8, p. 10. (*Annales de la Société d'hydrologie médicale de Paris*, t. IV.
(3) *Traité général pratique des eaux minérales de la France et de l'étranger*, 1 vol. in-8. Lyon, 1859.
(4) *Des principales eaux minérales de l'Europe* (France), 1 vol. in-8. Paris, 1859, p. 937.
(5) *Ouvr. cité*, 2ᵉ édit., p. 48.

d'Ems, de Marienbad ; et enfin les *mixtes*, parmi lesquelles on a rangé celle d'Egra (1).

M. Patissier qui, en 1847, avait proposé, de concert avec M. Boutron-Charlard, une classification chimique comprenant quatre classes (2), l'abandonne en 1857 pour adopter une classification thérapeutique dans laquelle les eaux minérales sont divisées en deux grandes classes : 1° Eaux *hypersthénisantes* ou *excitantes; 2°* eaux *hyposthénisantes* ou *sédatives* (3).

D'autres auteurs les ont divisées en purgatives, sudorifiques, diurétiques, excitantes, fortifiantes, résolutives, sédatives, altérantes, etc., etc.

Pour compléter cet imbroglio général, nous trouvons des médecins, d'ailleurs fort distingués, qui déclarent toute classification difficile et même impossible ; d'autres qui repoussent sans hésitation toutes celles qui ont été proposées.

Ces difficultés sont si grandes, que M. Durand-Fardel, auteur lui-même d'une classification, expose sa pensée en ces termes :

« Nous reviendrons prochainement sur la classification des eaux minérales, et vous en apprécierez les difficultés. Vous verrez que les divisions auxquelles nous sommes contraints de les soumettre, comprennent nécessairement des choses, c'est-à-dire des eaux, très-différentes entre elles, et que nous ne savons comment réunir et comment séparer ; vous verrez qu'en prenant pour base de la classification le principe chimique dominant, nous sommes exposés à rencontrer des eaux où la prédominance de plusieurs principes à la fois nous laisse dans une grande incertitude ; d'autres si faiblement minéralisées, qu'il semble difficile de les rattacher à des divisions basées sur une composition chimique dé-

---

(1) Kreysig, *De l'usage des eaux minérales de Carlsbad.* Ems, trad. de l'allemand. Paris, 1829.

(2) *Manuel des eaux minérales naturelles.* Paris, 1847, p. 99.

(3) *Revue médicale*, 38ᵉ année, 1857, p. 449.

terminée, dont l'absence semble surtout les caractériser.

« Mais ces difficultés et bien d'autres encore ne sont rien auprès de celles que rencontre l'étude thérapeutique des eaux minérales (1). »

M. V. Gerdy, médecin inspecteur des eaux d'Uriage, est tout à fait radical ; voici comment il s'exprime :

« On a essayé de classer les eaux minérales en un certain nombre de groupes, formés d'après les analogies chimiques, pour en déduire des principes généraux relativement à la thérapeutique. Mais il est un grand nombre d'eaux minérales dont nous connaissons fort incomplétement la composition, et, par ce motif déjà, il était impossible d'en faire une classification bien exacte. En outre, certaines sources ne contiennent pas seulement un principe très-prédominant, soit par sa quantité, soit par son activité, mais plusieurs principes importants à la fois, qui ont des propriétés diverses, une action réelle et différente, d'où il résulte que ces sources appartiennent à plusieurs classes en même temps, par leur composition, sans appartenir spécialement à aucune par leur influence sur l'économie. Leur action thérapeutique, plus complexe encore que celle des autres eaux minérales, est par cela même plus difficile à analyser. Un des exemples les plus remarquables de ce genre nous est fourni par la source d'Uriage, qui n'appartient pas moins aux eaux salines qu'aux eaux sulfureuses parmi lesquelles on l'a classée (2). »

Puisqu'il est impossible d'établir une classification chimique ou thérapeutique des eaux minérales, pouvons-nous espérer trouver, dans les *analyses chimiques*, aujourd'hui si savantes et si bien faites, les éléments nécessaires pour faire connaître la véritable composition et expliquer le mode d'action de ces liquides? Nous allons nous livrer à cette étude.

---

(1) Durand-Fardel, *ouvr. cité*, p. 4.

(2) Vulf. Gerdy, *Études sur les eaux minérales d'Uriage.* Paris, 1849, in-8, p. 11.

§ 3. — Des analyses chimiques en général.

L'étude chimique des eaux minérales a été longtemps entravée par l'insuffisance des procédés analytiques; ce n'est
que depuis un petit nombre d'années qu'on est parvenu à
des résultats satisfaisants, mais ces résultats sont loin d'é-
quivaloir à des certitudes mathématiques.

Jusqu'au dix-huitième siècle les chimistes étaient impuissants à séparer les principes minéralisateurs obtenus par la
concentration des eaux ; c'était souvent à l'aide de la loupe et
du microscope qu'ils déterminaient la nature des sels déposés
par des solutions filtrées et mises à cristalliser; à cette époque
l'analyse quantitative n'existait pas.

Ce ne fut qu'après les travaux de Scheele, de Lavoisier,
Proust, Dalton, Fourcroy, Guyton de Morveau, Berthollet,
que l'étude des eaux attira de nouveau l'attention du monde
savant; chaque élément fut mieux dosé, mais on se servait toujours de la méthode des évaporations et des dissol-
vants pour reconnaître la nature des sels supposés exister
primitivement : jusqu'alors on s'occupait peu des gaz existant dans les eaux, bien qu'on sût qu'elles pouvaient contenir de l'oxygène et de l'acide carbonique.

Ce ne fut qu'en 1791 que Pearson démontra que l'eau de
quelques fontaines contenait de l'azote, découverte qui est
devenue le point de départ d'expériences intéressantes.

Avec le dix-neuvième siècle commencent les travaux importants de Vauquelin, Bouillon-Lagrange, et, plus tard,
ceux de Gay-Lussac, de Thenard, de Berzelius, etc.. C'est
en 1813 qu'eut lieu la découverte d'un corps simple qui ne
tarda pas à jouer un rôle important en thérapeutique; nous
voulons parler de l'iode qui bientôt fut signalé dans les eaux
minérales, et, plus récemment, dans l'air que nous respirons.

Pour la première fois les chimistes qui se livraient à des
analyses d'eaux minérales commencèrent à soupçonner que

les méthodes suivies jusqu'alors, pour séparer les sels, ne
pouvaient fournir des indications précises sur la manière dont
les acides et les bases sont combinés dans les eaux au moment où elles s'échappent de la source.

En 1822, dit M. J. Lefort (1), Berzelius publie un premier
travail sur les eaux de Carlsbad, et trois ans après un second
mémoire encore plus complet que le premier. Par ses recherches, Berzelius met hors de doute la présence de la li-
thine, de la strontiane et d'un fluorure dans les eaux de
Carlsbad. Au lieu de se servir d'alcool pour extraire les sels
solubles des résidus salins, l'illustre savant emploie seulement l'eau, et il détermine par les réactifs les acides et les
bases qui sont dissous. Il décrit avec un soin inusité jusqu'alors les divers procédés qu'il a mis en pratique pour séparer chacun des principes consécutifs ; enfin il conclut par
le calcul à l'existence des sels d'après les vues les plus probables sur les affinités respectives des acides et des bases.

Les expériences de Berzelius, véritables modèles de précision, ont été des guides heureux pour les chimistes qui l'ont
suivi dans la voie qu'il venait d'indiquer. Avant lui, les analyses ne comportaient qu'un petit nombre de sels; mais ce
chimiste a agrandi de beaucoup le cercle des combinaisons
hypothétiques présumées exister dans les eaux minérales.

Depuis cette époque, les analyses d'eaux minérales se sont
énormément multipliées; MM. O. Henry, père et fils, Anglada, Poumarède, Fontan, Filhol, Tripier, Lefort, Nicklès,
Dupasquier, etc., ont apporté des soins minutieux à la recherche des corps contenus dans les eaux minérales, et ils
sont parvenus à en indiquer plusieurs qui n'avaient point été
signalés avant eux. Cependant, il faut le déclarer de suite, il
n'existe encore que très-peu d'analyses bien faites; il n'y en
a pas vingt en France, tous les chimistes habiles en conviennent. Ce qui est fait depuis dix ans n'a qu'une faible valeur;

(1) J. Lefort, *ouvr. cité*, p. 26.

et de nos jours on néglige, presque constamment, l'étude des gaz qui s'échappent spontanément des eaux examinées à la source ; toutefois, sous ce rapport, il est un modèle que nous pouvons citer ; c'est l'analyse des eaux de Plombières, par MM. Jutier et Lefort (1).

Quels résultats les recherches chimiques les plus consciencieuses ont-elles eus pour déterminer la valeur curative de certaines eaux minérales et leur application spéciale à des maladies bien déterminées? Les médecins hydrologistes répondront bientôt à cette question ; mais auparavant, demandons si les analyses les mieux faites dévoilent la composition exacte et naturelle des eaux minérales.

« Nos procédés d'analyse, dit M. Durand-Fardel, ne retirent pas les corps des eaux minérales à l'état de composition, mais bien d'isolement.

« On reconstitue, par le calcul d'abord, les acides et les bases, puis les composés qu'on les suppose former ensemble. Mais c'est purement *hypothétique.*

« Le nombre des corps simples qui entrent dans la composition des eaux minérales dépasse à peine une vingtaine.

« Si nous envisageons ces corps d'une manière générale, nous voyons qu'une partie d'entre eux se rencontrent dans le plus grand nombre des eaux, et ne sauraient servir à les caractériser, à moins cependant qu'ils ne viennent à y acquérir une prépondérance manifeste ; d'autres, au contraire, n'existent que dans un certain nombre d'eaux minérales, et, par suite, leur apportent une caractéristique plus formelle. Il en est enfin qui existent en proportion infinitésimale ou très-faible, comme l'iode, l'arsenic, quelques métaux plus rares encore, que même l'analyse chimique ne peut reconnaître que dans les dépôts (2). »

(1) P. Jutier et J. Lefort, *Études sur les eaux minérales et thermales de Plombières*, in-8. Paris, 1862.

(2) Durand-Fardel, *Traité thérapeutique des eaux minérales*, etc., 2ᵉ édit., p. 20.

Lorsqu'un chimiste se propose de faire une analyse d'eau minérale, il fait évaporer lentement, sur le feu, 5, 10, 100 et même 600 litres de liquide; il rassemble tous les résidus et les soumet successivement à l'action de réactifs qui doivent déceler la véritable nature des corps que l'eau a abandonnés. Que se passe-t-il alors? La concentration des corps contenus dans le liquide provoque des réactions qui changent la véritable composition des substances tenues précédemment en dissolution. « Il est bien constant, disent MM. Ossian Henry, que, dans la majorité des cas, les résidus obtenus par l'évaporation complète d'une eau minérale ne représenteront pas la composition primitive de cette eau, puisque, d'une part, plusieurs principes volatils se seront dissipés, et que, de l'autre, des sels ont tantôt perdu quelques-uns de leurs composants, tantôt se seront modifiés ou complétement dénaturés dans leur composition. Des *bicarbonates*, par exemple, passent à l'état de *carbonates neutres;* des sels *ferreux* et *manganeux* se changent en sous-sels *ferriques* et *manganiques*, ou en *sesquioxydes* seulement; des *sulfures* deviennent des *hyposulfites*, des *sulfites* et des *sulfates;* des *silicates* passent à l'état de *carbonates* et d'*acide silicique;* enfin, certains *chlorures, iodures, bromures*, peuvent laisser échapper en tout ou en partie le *chlore*, l'*iode* et le *brome* qui s'y trouvaient combinés. De plus, il arrive que des sels réagissant entre eux produisent des échanges de bases, en raison de l'insolubilité ou du peu de solubilité des uns ou des autres.

« Comme on le voit donc, l'évaporation doit donner des résidus qui ne représentent plus la composition première d'une eau, et l'analyse de ces résidus, pour la déterminer, ne conduit plus à la vérité qu'on cherchait (1). »

En présence de ces incertitudes, comment expliquer l'ac-

---

(1) Ossian (Henry) père et fils, *Traité pratique d'analyse chimique des eaux minérales*, etc., in-8, p. 317. Paris, 1858.

tion chimique des eaux minérales? Comment comprendre leur influence salutaire sur le corps de l'homme? Ce ne sont pas les analyses chimiques qui résoudront ces difficultés; aussi est-ce avec une grande raison que Chaptal a dit : « *En analysant une eau minérale, on n'en dissèque que le cadavre.* » Nous dirons plus : ce n'est pas même le cadavre, c'est le squelette vermoulu.

Un médecin hydrologiste, M. Constantin James, a parfaitement résumé les objections qui s'élèvent contre la valeur des analyses chimiques. « Quand on jette les yeux, dit-il, sur l'analyse d'une eau minérale, et il n'est pas un prospectus qui ne l'étale avec orgueil, on ne laisse pas que d'être impressionné tout d'abord à l'aspect de substances si diverses, disposées par groupes, échelonnées par étages, et terminées chacune par une alignée de chiffres que séparent artistement des virgules. Mais si, le premier éblouissement passé, on vient à regarder les choses de plus près, on s'aperçoit que souvent ces substances, si pompeusement énumérées, appartiennent à la classe des sels les plus inertes, et que, de plus, elles représentent en volume et en poids des quantités tout à fait minimes. Enfin, va-t-on jusqu'à vouloir se rendre exactement compte du degré de certitude des procédés mis en usage pour obtenir ces analyses, la désillusion devient telle qu'on en arrive presque à craindre d'avoir été le jouet de quelque fantasmagorie. Écoutons, à ce sujet, un homme dont personne ne récusera la haute compétence : « L'analyse d'une eau minérale constitue, dit M. Filhol, l'un des problèmes les plus délicats. Quand le chimiste en a retiré des acides sulfurique, carbonique, silicique, phosphorique, du chlore, de l'iode, de la potasse, de la soude, de la chaux, de la magnésie, il a préparé plutôt qu'achevé son œuvre. Il lui faut ensuite combiner entre eux ces divers éléments, de manière à reproduire la formule exacte de la solution médicamenteuse. Malheureusement, les travaux qui ont été publiés sur ce sujet ne sont pas de nature à lever tous les doutes. Chaque chimiste interprète en quelque sorte à sa façon les résultats de l'analyse; quelques-uns même trouvent plus commode de ne pas les interpréter du tout, et se contentent de donner les résultats bruts de leurs investigations (1). »

Après de nombreuses considérations par lesquelles M. Constantin James combat l'importance accordée aux analyses chimiques, il termine le premier paragraphe de son article en disant : « Maintenant que nous voici suffisamment édifiés sur la valeur chimique des analyses, passons à la seconde division de cette étude : elle porte pour titre : *Ce que l'analyse des eaux nous apprend sous le rapport de leur action médicinale.* »

« Non-seulement, dit l'auteur, il n'existe pas de liaison constante entre la composition soupçonnée des eaux et la manifestation de leurs effets thérapeutiques; mais de plus on rencontre à chaque pas de telles oppositions, de tels contrastes, qu'il serait peut-être plus exact de dire que certaines analyses sont moins aptes à guider le médecin qu'elles ne tendent à l'égarer. Pareille assertion de ma part heurte trop directement de front les idées en faveur aujourd'hui, pour ne pas paraître erronée ou paradoxale; aussi dois-je énoncer tout d'abord mes motifs et mes preuves.

« Prenons telle ou telle source parmi les eaux les plus célèbres de l'Europe. Nous choisirons, si vous le voulez, Plombières, Gastein et Wildbad. Quelle est la minéralisation de ces sources? Comme qualité, cette minéralisation est la même que celle de nos eaux simplement potables; vous y trouvez des carbonates et des sulfates de chaux, de soude et de magnésie. Comme quantité, elle leur est inférieure; il suffit, pour en juger, de jeter un coup d'œil sur le tableau suivant, où j'ai réuni la somme des principes fixes contenus dans un litre de chacune de ces eaux.

---

(1) Filhol, *Recherches sur les eaux minérales des Pyrénées*, p. 40.

	grammes.
Plombières.............................	0,223
Gastein...............................	0,869
Wildbad..............................	0,426
Eau de la Seine........................	0,432
Eau d'Arcueil.........................	0,527
Eau du canal de l'Ourcq.................	0,590

« Ainsi l'eau que nous buvons chaque jour à Paris et qui sert à tous nos usages est minéralisée de la même manière, mais à plus forte dose, que certaines sources réputées posséder d'admirables vertus thérapeutiques. Que conclure de ceci ? Que les eaux de la Seine, d'Arcueil ou du canal de l'Ourcq sont en réalité des eaux minérales, ou bien, que les sources de Plombières, de Gastein et de Wildbad ne sont tout bonnement que des eaux ordinaires ? L'une ou l'autre conclusion serait également absurde. Disons bien plutôt qu'ici, comme dans beaucoup d'autres circonstances, la chimie a été impuissante à reconnaître et à désigner le principe actif de certaines eaux.

« Nous avons jusqu'ici emprunté nos exemples à des eaux peu ou point minéralisées. Les résultats eussent été les mêmes si nous nous fussions adressés à des sources riches, au contraire, en agents minéralisateurs. En effet, que nous apprend l'analyse relativement aux eaux de Vichy, d'Uriage, de Bourbonne, de Cransac, de Kissingen, de Carlsbad ou de Monte-Catini ? Elle nous apprend que ces eaux renferment, en proportion considérable, des sels nombreux et variés. On peut déjà, sans doute, sur cette unique donnée, en induire qu'un semblable agrégat dans une même eau ne saurait être sans action sur l'économie. Mais de quelle nature sera cette action ? Quel degré atteindra-t-elle ? Quels organes seront plus directement impressionnés ? Toutes questions dont la solution nous échappe, soit que nous voulions d'emblée la pressentir, soit qu'une fois révélée par l'expérience, nous essayions simplement de l'interpréter. Malgré toute la perfection de nos

appareils, il ne nous a pas encore été donné de saisir cet inconnu, ce *quid divinum*, ainsi que le désignaient les anciens,
qui communique à l'eau minérale sa spécificité comme il
communique à la fleur son parfum et au vin son arôme. Sachons, par conséquent, avouer en toute humilité notre ignorance (1). »

§ 4. — Des analyses chimiques en particulier.

C'est sur le résultat des analyses chimiques que repose la
foi en la vertu d'une eau minérale déterminée ; on la classe
d'abord parmi les eaux chlorurées, sulfatées, sulfurées, ou
bicarbonatées, etc., et à ces désignations on ne tarde point à
rattacher des séries d'affections diverses ; c'est ainsi qu'on
cherche à faire correspondre à chaque analyse particulière la
spécialisation curative de chaque source minérale.

Ce roman scientifique est aujourd'hui en pleine faveur ; il
est soutenu et propagé par des défenseurs intéressés et ac-
cueilli avec empressement par la crédulité publique. Il y a
bien quelques médecins indépendants qui protestent contre
l'entraînement général, mais leur voix n'a point d'écho et
leurs efforts sont impuissants.

Quelle est donc la valeur d'une analyse particulière pour
qu'on y attache une importance fondamentale ?

Déjà nous avons dit, que nos procédés d'analyse ne nous
offrent pas les corps extraits des eaux minérales tels qu'ils
sont à l'état de composition naturelle ; toute analyse étant un
travail de l'esprit fondé sur la possibilité entrevue par le chimiste de combinaisons probables entre telles bases et tels
acides, d'après les éléments connus, on opère avec eux une
reconstitution hypothétique.

Ces procédés, inévitables dans l'état de la science, amènent

---

(1) *Des analyses chimiques et de leur degré d'utilité en hydrologie*, par
Constantin James. (*Gaz. médicale de Paris*, 17 nov. 1860, p. 715.)

des divergences entre les chimistes les plus habiles sur la composition de la même eau analysée; les uns y trouvent des sulfates ou des bicarbonates, lorsque d'autres y reconnaissent des silicates, des phosphates, etc.

Prenons pour exemple l'analyse de l'eau d'une des sources de Plombières, elle a été faite à des époques très-rapprochées par des hommes habiles et d'un savoir incontestable; malgré ces garanties, l'analyse donne des différences très-notables, bien que la composition de cette eau soit l'une des plus simples que l'on puisse rencontrer.

ANALYSE DE LA SOURCE DES DAMES
FAITE EN 1855
PAR MM. HENRY ET LHÉRITIER (1).

ANALYSE HYPOTHÉTIQUE.

	gr
Acide silicique................	0,0116
Alumine.....................	0,0100
Silicate de soude..............	0,0818
— de potasse............	0,0040
— de chaux.............	0,0320
— de magnésie...........	»
Chlorure de sodium...........	0,0360
— de potassium........	»
Sulfate de soude (supposé anhydre)....................	0,0820
Arséniate de soude............	0,0007
Iodure.....................	indice.
Sesquioxyde de fer............	sensible.
Phosphate....	sensible.
Fluate......................	?
Acide borique ou borate.......	?
Matière organique azotée.......	0,0200
TOTAL DES MATIÈRES FIXES...	**0,2781**

ANALYSE DE LA SOURCE DES DAMES
FAITE EN 1862
PAR MM. JUTIER ET LEFORT (2).

ANALYSE HYPOTHÉTIQUE.

	c. cube.
Oxygène.....................	1,77
Azote......................	9,62
	grammes.
Acide carbonique libre........	0,01267
— silicique..............	0,02731
Sulfate de soude..............	0,09274
— d'ammoniaque.......	»
Arséniate de soude..........	»
Silicate de soude (NaO,SiO3)....	0,05788
— de lithine.............	traces.
— d'alumine.............	traces.
Bicarbonate de soude.........	0,01123
— de potasse........	0,00133
— de chaux.........	0,03868
— de magnésie.......	0,00670
Chlorure de sodium...........	0,00927
Fluorure de calcium..........	traces.
Oxydes de fer et de manganèse	»
Matière organique azotée.......	indiqué
TOTAL DES MATIÈRES FIXES...	**0,25281**

Nous ne nous arrêterons pas à faire remarquer la divergence que ces deux analyses présentent entre elles sous le rapport de la nature des corps solides, nous nous bornerons à signaler la différence des quantités; d'après MM. O. Henry et Lhéritier, l'eau de la source des Dames contient 0gr,27 de matières fixes, et selon MM. Jutier et Lefort 0gr,25

(1) Henry et Lhéritier, ouvr. cité, p. 111.
(2) Jutier et Lefort, ouvr. cité, p. 201.

seulement, ce qui établit au moins une différence de plus d'un douzième. Les mêmes chimistes ne sont pas d'accord sur la nature des eaux de Plombières ; sont-elles alcalines, ne le sont-elles pas ? MM. Henry et Lhéritier les déclarent alcalines; MM. Jutier et Lefort disent : « Le papier bleu et le papier rouge de tournesol, plongés dans les eaux des sources thermales, quels que soient leur température et leur degré de minéralisation, ne subissent aucun changement appréciable à la vue (1). »

Cette diversité d'opinions me paraissant étonnante, j'ai voulu répéter moi-même les expériences; je n'ai pas tardé à constater que le papier de tournesol dont s'était servi M. Jutier ne valait rien ; j'en ai fait venir de la maison Dorvaux de Paris, et, après plusieurs jours de recherches faites avec M. Gentilhomme, pharmacien distingué de Plombières, nous sommes parvenus à dissiper définitivement les doutes élevés sur ce sujet. Voici les résultats obtenus :

1° Le papier rouge de tournesol, mis dans l'eau de la source de Bassompierre, au point d'émergence, bleuit en.................................... 9 minutes.

2° Le papier rouge de tournesol, mis dans l'eau du Crucifix, près du robinet, en......... ...... 12 —

3° Bains Napoléon, dans l'eau d'un des cabinets, en. 12 —

4° Eau de la galerie des Savonneuses, dernière source la plus chaude............................. 12 —

5° Source savonneuse, à côté de la source du Crucifix, bleuit à peine en....... .... 12 —

Lorsque les eaux sont refroidies depuis six heures,

L'eau de la source de Bassompierre bleuit le papier rouge en................................ .... 53 minutes.

L'eau de la source du Crucifix bleuit le papier rouge en.. 4 heures.

L'eau de la source des Dames bleuit le papier rouge en. ....•....... 5 —

L'eau de la source des Bains Napoléon.............. 4 —

(1) Jutier et Lefort, *Études sur les eaux minérales de Plombières*, ouvr. cité, p. 142.

L'eau de la galerie des Savonneuses, dernière source, ne ramène pas parfaitement au bleu le papier rouge de tournesol, même après 15 heures.

Il est donc parfaitement démontré par ces recherches que les eaux minérales de Plombières sont faiblement alcalines, et que les réactions sont favorisées par le degré de thermalité.

Après avoir étudié les eaux thermales de Plombières, nous avons voulu examiner aussi l'eau des fontaines. Cette eau est très-pure, d'une saveur agréable, d'une température constante de 12° centigrades ; elle contient une quantité notable d'acide carbonique libre qui se dégage lentement, s'attache aux parois du vase ou des corps qui plongent dans le liquide, sous forme de très-petites bulles ; elle fait passer au rouge le papier bleu de tournesol, phénomène qui ne se produit cependant qu'après plusieurs heures de repos. Ainsi Plombières présente ce fait curieux que les eaux minérales font passer au bleu le papier rouge de tournesol, et que les eaux de fontaine ramènent au rouge le papier bleu.

Après cette courte digression qui n'a d'autre but que de constater que les chimistes les plus habiles, trompés par leurs réactifs, peuvent commettre des erreurs qui se perpétuent, nous revenons aux analyses particulières.

Nous avons démontré que l'analyse de l'eau de Plombières, prise à la même source et faite par des chimistes différents, varie notablement dans ses résultats ; que les uns trouvent de l'arsenic où les autres n'en découvrent pas, qu'il en est de même des phosphates, et que, finalement, les uns constatent la présence de $0^{gr},27$ de matières fixes dans un litre d'eau, et les autres $0^{gr},25$ seulement.

Poursuivons la comparaison, et opposons l'analyse de l'eau thermale de Plombières à l'analyse de l'eau de la Seine et de celle de la Dhuis, rivière qu'on se propose d'amener à Paris. Ces dernières analyses ont été faites par M. Poggiale, chimiste éminent et inspecteur du service de santé des armées.

Le résultat de ses recherches démontre que les éléments minéralisateurs trouvés dans ces eaux sont à très-peu près identiques et qu'il est impossible de justifier un motif sérieux d'action thérapeutique différente en s'appuyant sur des nuances accidentelles et de nulle importance. Voici, mises en regard, les analyses de l'eau de ces deux rivières (1).

GAZ POUR 1,000 CENTIMÈTRES CUBES D'EAU.

	Eau de la Dhuis.	Eau de la Seine.
Acide carbonique libre ou provenant des bicarbonates.	29°,46	23°,30
Azote..	14°,70	20°,00
Oxygène......................................	5°,00	9°,00
	49°,16	52°,30

PRINCIPES FIXES POUR 1 000 GRAMMES D'EAU.

	Eau de la Dhuis.	Eau de Seine.
Carbonate de chaux....................	0,209	0,177
— de magnésie................	0,024	0,019
— de soude...................	0,010	0,000
— de fer, alumine............	0,002	0,004
Sulfate de chaux......................	0,001	0,018
Chlorure de sodium...................	0,009	0,011
Azotates de soude et de potasse........	0,013	quantité notable.
Silicate alcalin.......................	0,014	0,004
Ammoniaque..........................	»	0,00,017
Iodure alcalin........................	traces.	traces.
Matières organiques...................	traces presque insensibles.	quantité notable.
Eau combinée en perte................	0,011	»
	0,293	0,250

Puisque les eaux de la Seine, celles de la Dhuis et de Plombières contiennent une quantité égale de matières fixes, ne devrait-on pas en conclure qu'elles possèdent toutes trois les mêmes propriétés et qu'il n'y a nulle différence entre l'eau des sources et l'eau des rivières? La logique répondrait affir-

(1) Analyse de l'eau de la Dhuis demandée par M. le préfet de la Seine. — *Recueil de Mémoires de médecine, de chirurgie et de pharmacie militaires*, t. VIII, 3ᵉ série, 1862, p. 72. — L'analyse de l'eau de la Seine a été publiée avec de longs détails dans les mêmes Mémoires, t. XVI, 2ᵉ série, 1855, p. 421.

mativement, mais les médecins hydrologistes ne la prennent pas pour guide; ils prétendent bien que les eaux minérales doivent leurs propriétés curatives aux principes minéralisateurs, mais ils s'écartent de ce sentiment lorsqu'il s'agit des eaux de rivière. Quel en est le motif? Ils ne l'expriment pas : leur embarras augmente lorsqu'il s'agit de l'eau de la mer, dont la composition chimique doit la faire placer à la tête des eaux minéralisées.

Voici la minéralisation des eaux des principales mers.

	PRINCIPES FIXES. grammes.
Mer du Nord.	30,46
Manche.	35,25
Atlantique.	31,14
Méditerranée.	43,73
Mer Noire.	17,66
Mer d'Azow.	11,87
Mer Caspienne.	6,29

L'eau de mer devrait donc être considérée comme eau essentiellement minérale; quelques chimistes l'admettent, mais les médecins sont généralement d'un avis contraire. Pourquoi? Ils ne peuvent pas le dire, et cependant ils ont raison, nous le démontrerons plus tard.

La plus minéralisée de toutes les eaux connues est celle de la mer Morte, bien que la quantité de principes fixes puisse varier considérablement : sur 1 000 grammes de liquide, MM. Boutron et O. Henry ont trouvé 149^{gr},31 de sels. Des échantillons de la même eau ont donné à l'analyse des nombres beaucoup plus considérables pour le poids du résidu salin laissé par l'évaporation. Klaproth trouva, pour 1 000 parties, un résidu de 426 parties ; A. Marcet obtint 245,8 ; Lavoisier, Macquet et Sage, 433,75 ; Gay-Lussac, 262,4 ; le capitaine Lynck, 264,187. Ces résultats s'expliquent facilement, en remarquant que la salure de la mer Morte doit nécessairement diminuer après la saison des pluies pendant laquelle elle reçoit une grande quantité d'eau douce du Jourdain et de plusieurs autres cours d'eau (1).

Ajoutons que les analyses de M. Boussingault démontrent que l'eau de la mer Morte contient une quantité considérable de bromure de magnésium (3 à 4 kilogrammes pour un mètre cube d'eau), et ce savant n'hésite pas à conclure que, si le brome doit un jour trouver des applications nombreuses, c'est là qu'il faudra l'aller chercher (2).

En présence de faits aussi considérables, les médecins sont-ils fondés à admettre que les eaux dites minérales doivent leurs propriétés curatives aux principes minéralisateurs qu'elles contiennent? L'expérience démontre en effet que ni l'eau de la Seine ni l'eau de mer ne produisent sur l'organisme des effets physiologiques semblables à ceux des sources minérales. Puisque ces faits ne sont mis en doute ni par les médecins ni par les malades, il faut donc que la merveilleuse efficacité des eaux minérales tienne à toute autre cause que la quantité ou la variété des principes qu'elles renferment.

Si l'action des eaux se produisait en raison de la quantité des principes minéralisateurs, ne devrait-on pas obtenir des eaux de Bourbonne qui, d'après l'analyse de MM. Mialhe et Figuier, contiennent $7^{gr},646$ milligrammes de matières fixes, des effets 30 fois plus prononcés qu'avec les eaux de Plombières qui n'en renferment que $0^{gr},25$ ou $0^{gr},30$? En est-il ainsi? Ne voit-on pas, au contraire, chaque année, des malades obtenir des résultats très-heureux de l'usage des eaux de Plombières, tandis qu'ils avaient été traités sans succès à Bourbonne ou à Vichy?

L'expérience parlant si haut, il a bien fallu se rendre à l'évidence, et l'un des médecins les plus compétents en hydrologie, M. Durand-Fardel, malgré la classification qu'il adopte

(1) Pelouze et Frémy, *Traité de chimie*, etc., *ouvr. cité*, p. 254.
(2) J. Lefort, *Traité de chimie hydrolog.*, etc., *ouvr. cité*, p. 177.

et qui repose en entier sur la nature de la minéralisation des eaux, est amené à faire cet aveu capital : « *Qu'il n'existe que des relations très-imparfaites entre la composition chimique des eaux minérales et leurs propriétés thérapeutiques* (1). »

Cette doctrine prudente n'est pas généralement acceptée par les médecins ; ils pensent, au contraire, que l'action des eaux est due à la pénétration des molécules minérales dans nos organes, et que les effets des eaux se maintiendront aussi longtemps qu'elles n'auront pas été expulsées. Voici cette opinion nettement formulée par un médecin distingué d'Aix, en Savoie, qui, en la produisant, n'a été que l'interprète d'une commission composée de neuf médecins spécialement attachés à cette importante station thermale. L'auteur s'exprime ainsi :

« Le propre des sources d'Aix est de ne produire leur dernier résultat que longtemps après le traitement et par leurs effets consécutifs. Le malade, rentré chez lui, doit donc prendre les meilleures précautions pour en favoriser l'établissement. Il ne perdra jamais de vue que, sa cure thermale ayant été faite avec soin, son économie aura été saturée par les éléments minéraux renfermés dans les sources, et qu'il part emportant dans ces liquides en circulation des masses atomiques de puissances thermales qui, charriées par son sang et déposées bientôt dans les cellules organiques, interviendront pour modifier la constitution et donner une impulsion particulière à la nutrition interstitielle.

« Ce phénomène, dernier acte produit par les principes absorbés de nos sources, est sérieux, et prolonge son action pendant six à huit mois après la cure (2). »

Les partisans de cette doctrine seraient bien embarrassés

(1) Durand-Fardel, *Traité thérapeutique*, etc., p. 3.

(2) *Compte rendu des eaux thermales d'Aix en Savoie pendant l'année* 1854, par Davat, in-4°, 1855, p. 25. — La commission consultative était composée de MM. Despine, Davat, Blanc, Veyrat, Berthier, Guilland, Vidal, Forestier et Gaillard.

sans doute, s'ils devaient la défendre scientifiquement; elle est
en contradiction complète avec les lois les mieux connues de
la physiologie et avec les expériences récentes qui démontrent
que l'absorption des liquides par la peau de l'homme plongé
dans le bain, est très-douteuse et que les probabilités sont
pour qu'elle n'existe pas du tout. Comment concilier cette
prétendue saturation de l'économie par les éléments minéraux renfermés dans les sources avec cette absence d'absorption?

Plusieurs médecins instruits, comprenant très-bien qu'on
ne peut pas rapporter à la saturation minérale les effets obtenus, ni les attribuer à des substances inertes qu'on retrouve
dans toutes les eaux de source ou de rivière, ont voulu se rejeter sur quelques principes actifs signalés par la chimie mo-
derne : la découverte de l'arsenic dans les eaux minérales a
surtout donné lieu à l'explosion de ce sentiment.

Lorsque ce métalloïde fut découvert, en 1839, par M. Tripier, dans les eaux d'Hamman-Meskoutin, en Algérie; lorsque, en 1846, M. Walchner mit hors de doute les observations de M. Tripier, en ce qui concerne les eaux acidules
ferrugineuses de la forêt Noire et du duché de Nassau, et
qu'il eut annoncé la grande diffusion de ce corps dans les
eaux minérales ferrugineuses, on le chercha partout. En 1848,
MM. Chevalier et Gobley constatèrent la présence de l'arsenic
dans les eaux thermales de Plombières, et aussitôt plusieurs
médecins déclarèrent que c'est à ce principe qu'il faut attribuer leur efficacité inexplicable jusqu'alors : « *La seule substance qui puisse peut-être expliquer l'action des eaux de
Plombières*, dit M. Lhéritier, *c'est l'arsenic* (1). »

Le célèbre chimiste Thenard, qui était allé, en juillet
1853, passer une saison au Mont-Dore, soumit ces eaux à de
nouvelles analyses. Il reconnut que la source de la Madeleine

_____

(1) Lhéritier et O. Henry, *Hydrologie de Plombières*, in-8, p. 142. Paris,
1855.

contient, par litre, un peu plus de 0gr,001 d'arséniate neutre de soude; d'où il crut pouvoir conclure : « *Qu'on ne saurait mettre en doute que ce ne soit à l'arséniate de soude que ces eaux doivent leur puissante action sur l'économie animale* (1). »

A ces idées préconçues opposons les faits signalés par M. Guyon, ancien inspecteur du service de santé militaire; faits qu'il a recueillis dans la régence de Tunis, en étudiant les eaux minérales de Bou-Chater (2). Le narrateur s'exprime ainsi :

« Les eaux de la source sont claires, limpides, sans aucun mauvais goût. Les habitants en usent en boisson, après les avoir laissées refroidir, et nous en avons usé ainsi nous-mêmes, avec nos compagnons de voyage, à chacune de nos visites à la source.

L'analyse de cette eau a été faite à Alger, au laboratoire de l'administration des mines. Il résulte de ce travail que les eaux de *Bou-Chater* contiendraient par litre 0gr,9689 de sels, sur lesquels se trouveraient 0gr,1684 d'arséniates de potasse et de soude.

Les eaux de *Bou-Chater* seraient donc, jusqu'à ce jour, de toutes les eaux thermales et autres contenant de l'arsenic, celles qui en contiendraient le plus.

Généralement, les analyses d'eau mentionnent des traces d'arsenic, quelquefois des milligrammes, comme à Hamman-Meskoutin, d'autres fois des centigrammes, comme dans quelques eaux des Pyrénées; mais aucune, jusqu'à présent, n'avait présenté jusqu'à 0gr,10 et 0gr,07 d'un sel arsenical quelconque.

Malgré cette forte dose d'arsenic, les eaux de Bou-Chater

(1) Const. James, *Guide pratique*, etc., p. 107. Paris, 1850.
(2) Sur les eaux minérales de Bou-Chater dans la régence de Tunis, par M. Guyon. — Note présentée à l'Académie des sciences et reproduite dans le *Journal de pharmacie et de chimie*, t. XL, p. 122. Paris, 1861.

sont employées aux usages culinaires, et on ne signale pas que les habitants en éprouvent des effets fâcheux.

Voici, en outre, que l'arsenic est trouvé dans les eaux de Luxeuil, de Bains-en-Vosges, voire même dans celles de Vichy (1) et d'une foule d'autres eaux minérales auxquelles on attribue des actions médicales différentes. Que devient alors l'action spéciale qu'on avait voulu rapporter à ce principe minéralisateur?

La chimie, d'ailleurs, est loin d'avoir dit le dernier mot sur les principes minéralisateurs des eaux; M. Nicklès, en 1858, n'a-t-il pas démontré qu'il y a du fluor dans notre organisme, que les sources où il le puise sont les eaux potables, et, accidentellement, les eaux minérales, qui contiennent toutes des fluorures en très-forte proportion, comparativement aux eaux potables (2).

Tout récemment, MM. Bunsen et Kirchhoff ont découvert, à l'aide de l'analyse spectrale, deux métaux nouveaux, le *cæsium* et le *rubidium,* dans les eaux-mères de Dürckheim, et, peu de temps après, M. Blondeau signalait leur présence dans les eaux thermales de Bourbonne (3); depuis, elle a été constatée dans les eaux de Kissingen, de Kreuznach, d'Ungemach, de Baden-Baden, et bientôt sans doute dans beaucoup d'autres eaux minérales. On ne tardera pas probablement à faire jouer à ces corps nouveaux un rôle important dans l'action des eaux minérales sur le corps de l'homme malade.

Plusieurs médecins ont protesté contre ces vues théoriques. Voici comment s'exprime M. James, auteur du *Guide pratique aux eaux minérales :*

« C'est par le chlorure de sodium, dit-il, qu'a débuté cette thérapeutique de fantaisie. Ainsi, on s'est avisé de

---

(1) Bouquet, *Analyse des eaux de Vichy,* d'Hauterive, *de Saint-Yorre, dans Rotureau,* ouvr. cité, p. 352 et suiv.

(2) J. Nicklès, *Recherches sur la diffusion du fluor,* broch. in-8. Extrait du *Journal de pharmacie et de chimie,* t. XXXIV, août-septembre 1858.

(3) *Annales de la Société d'hydrologie médic. de Paris,* t. VIII, p. 454.

découvrir tout à coup que les eaux sulfureuses, surtout celles des Pyrénées, dont on avait constaté les bons effets dans le traitement des maladies de poitrine, devaient ces bons effets, non au soufre, mais au sel marin qui lui sert d'appoint. Les Eaux-Bonnes ont été plus particulièrement invoquées comme preuve. Or, savez-vous ce que ces eaux renferment de sel marin par litre? 0^{gr},0214, c'est-à-dire moins, beaucoup moins qu'on n'en met d'habitude dans un œuf à la coque. Puis est venu le tour de l'iode. Découvrir dans une eau minérale, ne fût-ce que des traces de ce métalloïde (et, à défaut d'iode, on s'est rabattu sur le brome), tel a été le rôle de tout chimiste hydrologue. On a du reste apporté tant de persistance et de bon vouloir dans ces recherches, qu'on a fini par rencontrer de l'iode à peu près partout.

« Enfin est arrivé le règne de l'arsenic dans lequel nous sommes actuellement en plein. Une eau a-t-elle été reconnue arsenicale, tout autre éloge devient à l'instant superflu. C'est l'arsenic qui stimule, c'est l'arsenic qui tempère, c'est l'arsenic qui modifie, c'est l'arsenic qui restaure, c'est l'arsenic en un mot qui, véritable Protée, gratifie toute eau minérale des propriétés qui la distinguent, ces propriétés fussent-elles les plus disparates. »

« Voilà cependant où conduit la manie de vouloir tout expliquer. On préfère l'hypothèse qui satisfait et qui flatte à la réalité qui humilie et qui blesse (1). »

(1) Constantin James, *Des analyses chimiques et de leur degré d'utilité en hydrologie* (*Gazette médicale de Paris*, 17 nov. 1860, p. 717).

CHAPITRE III

TEMPÉRATURE DES EAUX MINÉRALES. — VARIATIONS DES QUANTITÉS
DE PRINCIPES MINÉRALISATEURS.

§ 1. — De la thermalité.

« On appelle *thermalité des eaux* la température plus ou
moins élevée qu'elles présentent à leur point d'émergence, et
à laquelle on rapporte *à juste titre* une partie de leur action
thérapeutique (1). »

Depuis la température de 7° centigrades au-dessus de zéro,
qui est le point inférieur signalé jusqu'à ce jour, jusqu'à celle
de 15° à 20° centigrades, toutes les eaux minérales comprises
entre ces deux limites sont dites minérales froides.

Au-dessus de 20° et jusqu'à 30° ou 32°, les eaux minérales
sont dites tempérées; au delà, on les range dans la catégorie
des eaux thermales proprement dites.

Les eaux de Forges, de Saint-Pardoux marquent 7° centigrades, celle d'Hauterive 15°, la source de Bassompierre,
à Plombières, 71°, et même 74°; on s'élève ainsi jusqu'à 82° à
Albano, 98° à Ischia, près de Naples; enfin l'eau des Geysers
d'Islande atteint 100° centigrades.

La température de ces sources éprouve des variations
nombreuses tenant à diverses causes qui ne se rapportent pas
directement au sujet que nous traitons; les principales sont les
conditions atmosphériques, la sécheresse ou les pluies abondantes, les conditions d'aménagement des sources, des mouvements de terrain déterminés le plus souvent par des secousses volcaniques; certaines sources éprouvent même des

(1) Ossian Henry père et fils, *Traité pratique d'analyse chimique*, ouvr.
cité, p. 168.

variations périodiques qu'il n'est pas possible d'expliquer. Le docteur Marquez rapporte qu'à Manille, dans le grand archipel oriental, existent les sources de Banos qui offrent cette particularité qu'au lever du soleil, elles ont une température de $+ 17°$, 50 Réaumur, à midi $+ 18°$, le soir $+ 19°$; et on a remarqué qu'à l'approche des orages, la température s'élève jusqu'à 20° et même 21° (1).

On compte à Vichy treize sources. Plusieurs ont leur point d'émergence à une distance assez considérable de l'établissement ; l'une d'elles, la source des Dames, a son griffon sur le territoire de Cusset, quoique ses eaux soient employées à Vichy. Mais l'analyse a démontré que, sauf de légères différences, toutes ces sources ont la même composition, et cependant la température de chacune d'elles est différente ; en voici l'énumération : 1° La source Lardy, température 24°,2 centigrades ; 2° sources des Célestins, la source ancienne, 14°,5, la source nouvelle, 13°,1 centigr. ; 3° source intermittente ou source de Vaïsse, 28°,8 centigr. ; 4° source de l'Hôpital, 31°,5 centigr. ; 5° source du Parc, 21°,9 centigr. ; 6° source du Puits-Chomel, 43°,6 centigr. ; 7° source du Puits Carré, 43°,5 centigr. ; 8° source de la Grande Grille, 43°,2 centigr. ; 9° source Lucas, 19° ; 10° source Larbaud, 14° ; 11° source d'Hauterive, 15°,8 centigr. ; 12° source de Saint-Yorre, celle de la première est à 12°,3 centigr. ; celle de la seconde à 14°,1 centigr. ; 13° source des Dames, 17°,5 centigr.

Voilà donc treize sources de températures différentes, et cependant de composition chimique presque identique ; produisent-elles toutes les mêmes effets sur l'homme souffrant, quelle que soit l'affection dont il est atteint ? Quelques auteurs le pensent, d'autres prétendent le contraire ; dans tous les cas, ils s'accordent à reconnaître que les eaux de Vichy, quelle que soit leur provenance, raniment l'appétit, favorisent l'assimi-

(1) *Annales de thérapeutique*, etc., par Rognetta, t. II, p. 6. Paris, 1844.

lation, augmentent notablement les forces de la majeure partie des malades. Quant aux effets spéciaux attribués à certaines sources contre la gravelle ou les calculs hépatiques, l'expérience sérieuse n'est pas faite; il n'y a que les médecins spécialistes, c'est-à-dire ceux qui admettent l'action spéciale de certaines sources contre des maladies déterminées, qui se prononcent pour l'affirmative.

L'importance que la plupart des médecins attachent aux différents degrés de température des eaux minérales devrait faire naître la pensée que leur action curative doit être toute différente selon qu'elles sont froides, tempérées ou chaudes; il n'en est rien cependant dans la pratique : les eaux minérales froides, telles que celles de Vittel, de Rippoldsau, de Contrexeville, etc., guérissent aussi bien les maladies du foie, de l'estomac, des intestins, etc., que les eaux chaudes d'Aix ou de Vichy. On ne cite pas avec moins d'éloges, contre les affections chroniques des voies respiratoires, les eaux de Weissembourg, en Suisse, dont la température est de 29° centigr., que les eaux de Luchon, de Bonnes, du Vernet, d'Amélie-les-Bains, etc., qui sont chaudes et dont la composition chimique est toute différente.

§ 2.—Variations des quantités de principes minéralisateurs.

Le degré et quelquefois la nature de la minéralisation ne varient pas moins que la température; M. Baudrimont, qui a fait l'analyse des eaux de Vichy, s'exprime ainsi :

« Il doit y avoir, et il y a bien certainement une grande mobilité dans la composition des eaux minérales, non pas peut-être dans la nature de leurs principes minéralisateurs, mais dans la proportion de ces mêmes principes à des époques peu éloignées (1). »

---

(1) Ernest Baudrimont, *Annales de la Société d'hydrologie médicale de Paris*, t. II, p. 246, 1856.

M. Gerdy va plus loin en parlant des eaux d'Uriage, dont les variations étaient considérables avant l'achèvement des travaux exécutés en 1823. « Alors, dit cet auteur, cette source fournissait environ 1 600 hectolitres d'eau en vingt-quatre heures, pendant l'été, quantité bien suffisante pour donner quatre ou cinq cents bains ou douches par jour. A la fin des étés secs, elle descendait jusqu'à 1 500 hectolitres, tandis qu'au printemps elle s'élevait souvent à 2 000 et même davantage. Sa température variait de 18° à 23° centigrades, et la proportion de ses principes minéralisateurs variait dans une proportion analogue. Ainsi, la quantité totale des principes salins cristallisés, portée à 7^{gr},623 par l'analyse de M. Berthier, s'élevait souvent jusqu'à 8 grammes et demi, et même 9 grammes au mois d'août; tandis qu'au commencement de juin, elle n'était que de 6 grammes ou 6 grammes et demi. Enfin, sous l'influence de circonstances exceptionnelles, il pouvait se manifester momentanément des variations plus considérables. A la suite d'un grand orage, j'ai vu le volume de la source s'élever à 4 000 hectolitres en vingt-quatre heures, tandis que la proportion des principes salins était tombée à 3 grammes par litre (1). »

M. J. Lefort signale encore plusieurs exemples plus remarquables :

« Si l'on s'en rapporte aux écrits des auteurs, dit-il, beaucoup de sources minérales auraient subi et subiraient incessamment des modifications dans la constitution de leurs eaux. On cite, par exemple, les eaux de Steinbad, à Tœplitz, qui, d'après Berzelius, contiendraient à peine des traces des sels qui les avaient fait ranger trente ans auparavant, par Ambrozzi, parmi les eaux salines les mieux caractérisées. Suivant Sultzer, les eaux de Rippoldsau n'avaient plus, en 1841, le carbonate de magnésie et le sulfate de soude qui y avaient

_____

(1) V. Gerdy, *Études sur les eaux minérales d'Uriage*, 1 vol. in-8, p. 71. Paris, 1849.

été signalés en 1806 par Klaproth. D'après Hermann, les
sources salées de Halle auraient vu remplacer la plus grande
partie de la chaux qu'elles renfermaient par de la magnésie.
A Schœnnleck, le sulfate de soude disparaît progressivement.
Les eaux de Pyrmont, au rapport de Struve, jouiraient de la
singulière propriété d'être alcalines et gypseuses pendant les
mois les plus chauds de l'année et de voir disparaître ces sels
pendant l'hiver. Les eaux du Mont-Dore ne contiendraient
plus la même quantité de silice que des analyses exécutées
avec beaucoup de soin y avaient constatée. » « Les eaux de
Saint-Nectaire et de Vichy, dit M. Lecoq, n'ont plus la même
richesse en substances minérales qu'autrefois, et leur composition n'est plus la même qu'à l'époque où elles formaient
ces immenses dépôts siliceux et aragonitifères qu'on trouve
aux environs des lieux où elles sourdent (1). »

M. Lecoq suppose que, dans l'origine, les eaux minérales
étaient plus abondantes, plus nombreuses, plus chaudes et
enfin plus saturées que maintenant; mais, à mesure que le
globe s'est refroidi, les eaux elles-mêmes ont subi la même
progression décroissante; il en résulte qu'en se refroidissant
ainsi graduellement, elles ont dû perdre une partie de leur
débit, changer de composition et déposer peu à peu la majeure
partie des principes qu'elles tenaient en dissolution. Aujour-
d'hui nous n'aurions plus, dit ce naturaliste, qu'une faible
manifestation d'une action qui fut autrefois assez puissante
pour participer à la création de tous les terrains de sédi-
ment (2). »

Malgré ces changements de thermalité et de minéralisation, a-t-on remarqué des modifications dans l'efficacité curative des eaux minérales? Rien ne le prouve, et ce qui tend à
confirmer cette probabilité, c'est que les eaux les plus faible-

(1) Lefort, ouvr. cité, p. 127.
(2) Lecoq, Recherches sur les eaux thermales et sur le rôle qu'elles ont
rempli à diverses époques géologiques. Clermont-Ferrand, 1839, broch. in-8.

ment minéralisées, jouissant d'une réputation qui ne le cède en rien à celle des sources qui contiennent une grande quantité de principes fixes. Il suffit d'indiquer les eaux du Mont-Dore et celles de Plombières, pour constater que leur réputation égale celle de Bourbonne et d'Uriage.

Ce simple rapprochement ne suffit-il pas pour conduire à penser que la présence d'un nombre plus ou moins considérable de principes minéralisateurs n'explique pas complétement les effets thérapeutiques d'une eau minérale? Qu'il doit y avoir une cause spéciale, indépendante de la température et de la minéralisation, qui agit par elle-même et produit les effets que l'expérience constate chaque jour? S'il en était autrement, ne verrait-on pas la puissance curative des sources minérales varier selon les conditions atmosphériques, agir le matin, ne produire aucun effet le soir, et, par suite de leur mobilité d'action, jeter les médecins et les malades dans la plus grande perplexité?

Puisqu'il n'en est pas ainsi, il faut bien reconnaître que ni la température ni la minéralisation ne suffisent pas pour expliquer tous les effets produits sur l'organisme par les eaux minérales prises à la source.

CHAPITRE IV

DE LA GÉNÉRALISATION ET DE LA SPÉCIALISATION THÉRAPEUTIQUES DES EAUX MINÉRALES.

---

§ 1. — De la généralisation thérapeutique.

Nous voici sur le terrain des divergences les plus prononcées entre les médecins hydrologistes : deux courants d'idées contraires se heurtent; des opinions, vivement exprimées, éclatent en dissentiments et même en hostilités énergiquement exprimées.

D'un côté sont les auteurs des monographies écrites en faveur d'une source particulière ; ils en vantent les propriétés merveilleuses, la vertu curative contre toutes les maladies chroniques : que la source minérale soit chaude, tempérée ou froide, ils ne doutent jamais de la puissance de leur naïade favorite.

Les médecins spécialistes, surtout les auteurs des traités généraux, repoussent ces prétentions ; ils accusent leurs défenseurs d'erreurs intéressées, et vont même jusqu'à reprocher à leurs adversaires d'oublier le respect dû à la vérité et à la dignité professionnelle. Dans ce débat animé tout devient confusion ; le désaccord est si complet, qu'on ne trouve plus une idée ou une assertion qui ne soit contestée.

Quelle est la doctrine des partisans de l'une et de l'autre opinion ?

Les médecins généralisateurs prétendent que l'expérience doit être la règle de la conduite ; qu'il faut bien admettre que telle eau est utile lorsqu'elle détermine la guérison d'une maladie ; sans nier la composition chimique de chaque source, ils soutiennent qu'il n'y a pas un rapport certain et nécessaire entre le médicament et le mal.

Les médecins spécialistes veulent, au contraire, limiter l'action des eaux minérales, selon leur composition chimique, à des maladies spéciales et nettement déterminées ; pour eux les eaux minérales sont des *médicaments*. La chimie, après avoir décomposé l'eau minérale et fait connaître la nature des éléments qu'elle s'est appropriés dans les profondeurs de la terre, livre ses découvertes à la médecine qui les applique à telle ou telle maladie bien caractérisée. « Il faut partir de la maladie pour arriver au médicament, disent MM. Reveil et Dumoulin. » — « C'est aux eaux que l'on peut le mieux, aujourd'hui, dans ces temps d'anarchie scientifique, où tant de systèmes opposés se disputent la prééminence, que l'on peut le mieux asseoir les bases de la thérapeutique, au moins pour les maladies chroniques, seul genre de maladies qui viennent chercher leur guérison aux eaux minérales (1). »

Citons maintenant les exemples présentés par les médecins généralisateurs en faveur de l'opinion qu'ils défendent, et signalons d'abord les cures opérées par les eaux sulfureuses d'Aix, en Savoie.

TABLEAU
des maladies traitées par les eaux d'Aix, en Savoie, en 1854.

NOMS DES MALADIES.		Nombre de CAS.	NOMS DES MALADIES.		Nombre de CAS.
			REPORT..................		1165
Maladies rhumatismales.	Musculaires.....	287			
	Articulaires.....	93			
	Nerveuses.......	105		Sciatique........	28
	Goutte et gravelle.	28		Faciale..........	16
Maladies lymphatiques et scrofuleuses.	Des glandes......	36		Paralysie........	29
	Périostose.......	11	Maladies nerveuses.	Myélite.........	17
	Carie et nécrose.	43		Méningite.......	49
	Tumeur blanche.	68		Asthme nerveux.	14
	Hydarthrose.....	16		Angine pectorale.	9
Maladies syphilitiques.	Secondaire......	28		Folie...........	1
	Tertiaire........	16	Maladies Engorgements......	De l'utérus......	22
Maladies dartreuses.	Lèpre...........	7		Des viscères du ventre.	16
	Psoriasis........	13		Des seins........	12
	Pytiriasis.......	10		De la prostate...	18
	Eczéma.........	22		Des amygdales...	22
	Prurigo..	17	Maladies chirurgicales	Fractures.......	27
	Lichen..........	9		Ulcères chroniques..........	22
	Herpès..........	26		Roideurs tendineuses........	17
	Impétigo........	14		Ankyloses.......	20
	Acné..........	22		Plaies d'armes à feu...........	20
	Lupus..........	11			
Maladies catarrhales.	Laryngite.......	25	Maladie mercurielle...........		11
	Bronchite.......	57			
	Ozène..........	19	Stérilité..................		17
	Surdité.........	18			
	Asthme humide..	24	Suppression du flux habituel...		14
	Flueurs blanches.	61			
	Dyssenterie......	29			
	Pertes séminales.	24			
	Gonorrhée.......	26			
A REPORTER.		1165	TOTAL (1)................		1566

(1) Reveil et Dumoulin, *Études de chimie, de matière médicale et de thérapeutique sur les eaux minérales de Salins*, in-8. Paris, 1863, préface p. XLIX.

(2) Compte rendu des eaux thermales d'Aix, en Savoie, pendant l'année 1844, par Davat, in-4.

Opposons maintenant aux eaux d'Aix, dont la température est de 45° centigrades et qui sont classées parmi les eaux sulfurées sodiques, les eaux froides de Contrexéville, dont la température est de 10° centigrades et que M. Durand-Fardel classe parmi les eaux sulfatées calciques, bien qu'elles soient très-sensiblement ferrugineuses.

D'après une statistique dressée par M. Legrand du Saulle et qui repose sur 734 malades traités à Contrexéville pendant les années 1857, 1858, 1859, 1860 et 1861, les eaux de cette station minérale ont été employées contre :

Les rhumatismes.	Maladies du foie.
La goutte.	Calculs biliaires.
Les hémorrhoïdes.	Maladies de la rate.
L'asthme.	Maladies de la matrice.
La gravelle rouge, grise, jaune et blanche.	Troubles de la menstruation.
	Hémorrhagies.
Le catharre de la vessie.	Écoulements de nature spéciale.
Les maladies des reins.	Embarras gastrique.
L'albuminurie.	Dyspepsie.
Le diabète sucré.	Hydropisie abdominale.
Maladies de la moelle épinière.	Convalescence de fièvre typhoïde.
Bronchite chronique.	Hypocondrie.
Impuissance.	Accidents syphilitiques.
Perte séminale.	Paralysie de la vessie.
Maladies de la prostate.	Constipation très-rebelle (1).

Les eaux de Vittel, voisines de celles de Contrexéville, et qui ont avec elles la plus grande analogie de composition chimique, sont indiquées comme guérissant les maladies qui viennent d'être citées, et, de plus, les maladies de la peau, les dartres diverses, les paralysies, la débilité de l'enfance, la faiblesse constitutionnelle, etc. (2).

Les eaux de Vichy, considérées comme le type des eaux bicarbonatées sodiques, dont la température, selon les sources,

(1) H. Legrand du Saulle, *Étude médicale sur Contrexéville*, in-8. Paris, 1862.

(2) J. Patézon, *Études cliniques sur les maladies traitées aux eaux minérales de Vittel* (Vosges), in-12. Paris, 1862.

varie depuis 14°, 5 centigrades (source ancienne des Célestins,
jusqu'à 43°. 2 (source de la grande grille), guérissent, comme
les précédentes, les affections des organes de la digestion :

Gastrite.	Engorgement de la matrice.
Pyrosis.	Engorgement des ovaires.
Gastralgie.	La goutte.
Dyspepsie.	Le rhumatisme.
Maladies du foie.	La gravelle.
Jaunisse.	Les calculs urinaires.
Coliques hépatiques.	Le catharre vésical.
Calculs hépatiques ou biliaires.	Le diabète sucré.
Maladies de la rate.	L'albuminurie, etc. (1).
Engorgement de la rate, suite de fiè-	
vres intermittentes.	

A cette énumération, Petit ajoute la chlorose ou pâles couleurs, l'affection scrofuleuse (2); maladies contre lesquelles
plusieurs médecins de Paris, qui n'ont pas été à Vichy, prétendent que les eaux de cette station thermale sont nuisibles,
qu'elles peuvent les augmenter et même les faire naître.

Terminons ces citations, qu'il serait facile de multiplier à
l'infini, par l'énumération rapide des maladies traitées à
Plombières. Ces eaux, nous l'avons déjà dit, sont fort peu minéralisées; les matières fixes n'y sont plus comptées par
grammes; c'est à peine si l'on y trouve de 30 à 40 centigrammes au maximum, et cependant ces eaux ne produisent
pas des effets moins merveilleux que les précédentes dans :

Les rhumatismes.	Les maladies des organes génitaux.
La goutte.	La stérilité chez les femmes.
Les maladies des reins.	Les tumeurs blanches.
Les maladies de la vessie.	L'apoplexie.
Les maladies de poitrine.	La folie.
Les pharyngites chroniques.	Les suites de fracture et de luxa-
Les maladies du tube digestif.	tion, etc. (3).
Les maladies du foie.	

(1) F. Barthez, *Guide pratique des malades aux eaux de Vichy*, in-12,
6° édit. Paris, 1859.

(2) Ch. Petit, *Du mode d'action des eaux minérales de Vichy*, in-8. Paris,
1850.

(3) Léop. Turck, *Du mode d'action des eaux minérales de Plombières*, in-8,
4° édit. Paris, 1847.

Que conclure de ces faits, en apparence contradictoires et singulièrement exagérés? N'y a-t-il que du charlatanisme d'un côté, de la crédulité de l'autre? Nullement : les médecins qui les rapportent sont gens honorables ; les malades ne peuvent être ni assez dupes ni assez complaisants pour se croire et se dire guéris lorsqu'ils ne le sont pas; eh bien! les faits étant exacts, il faut reconnaître que toutes les eaux minérales, quelle que soit leur composition chimique, possèdent une propriété commune qui suffit souvent pour modifier l'organisme, rétablir l'harmonie des fonctions et ramener la santé.

C'est cette propriété, ce *quid divinum,* cette force médicatrice, entrevue des médecins de l'antiquité, confirmée par l'expérience de tous les jours, qui n'a pas encore été découverte et que nous espérons mettre en évidence par des expériences appuyées sur les notions les plus rigoureuses des sciences physiques.

§ 2. — De la spécialisation thérapeutique.

Les médecins spécialistes manifestent peu de considération pour leurs confrères hydrologistes partisans de la généralisation; ce sont des empiriques, des ignorants qui n'ont rien su comprendre aux combinaisons chimiques et aux effets thérapeutiques des eaux minérales : ces derniers leur rendent aménités pour aménités, et s'efforcent de leur démontrer que *les principes sur lesquels repose la médecine des eaux ne sont rien moins que solidement établis, ou, pour mieux dire, qu'ils restent encore à établir* (1).

Parmi les partisans de la spécialisation, il faut citer en première ligne M. Durand-Fardel qui s'en déclare le promoteur le plus énergique : il pose les principes, il trace les ca-

(1) Docteur Kuhn, *Revue d'hydrologie médicale de Strasbourg,* 15 juin 1858.

tégories d'eaux minérales appropriées aux maladies particulières, et, après avoir fait des efforts dignes de considération, il finit par reconnaître que beaucoup de maladies échappent aux règles auxquelles il espérait les soumettre.

Laissons maintenant M. Durand-Fardel exposer lui-même sa doctrine. Après avoir dit qu'il faut abandonner la méthode communément suivie si on veut acquérir des notions justes sur la thérapeutique des eaux minérales, il ajoute :

« Voici quelques principes à l'aide desquels cette étude deviendra, sinon facile, du moins parfaitement claire et praticable.

« Le premier de ces principes, c'est la *spécialisation des eaux minérales.*

« Les eaux minérales, considérées, soit dans l'ensemble de leurs divisions chimiques, soit pour quelques-unes, individuellement, offrent en général une série plus ou moins étendue d'applications qui leur sont propres, spéciales, et qui les indiquent d'une manière particulière dans un certain ordre d'états pathologiques. C'est là ce que nous appelons la spécialisation des eaux minérales.

« Ces indications se rapportent quelquefois à un état diathésique, comme les eaux chlorurées dans le traitement des scrofules; d'autres fois aux maladies d'un appareil particulier, comme les eaux sulfurées dans le traitement des affections catarrhales et tuberculeuses de l'appareil respiratoire; d'autres fois à une maladie déterminée, comme les eaux bicarbonatées sodiques dans les coliques hépatiques calculeuses.

« Cette spécialité d'action peut quelquefois s'expliquer par la prédominance d'un principe médicamenteux : ainsi le soufre, dans les maladies de la peau, le fer dans la chlorose ou l'anémie, le bicarbonate de soude dans la gravelle urique.

« D'autres fois il y a un rapport beaucoup moins saisissable entre la nature de l'eau minérale et les applications qu'on en fait : ainsi les eaux du *Mont-Dore*, dans le traitement des catarrhes bronchiques; celles de *Contrexéville*, dans le traitement de la gravelle; d'*Evian*, dans celui des catarrhes urinaires; de *Loesche*, dans les maladies de la peau.

« Il est des états pathologiques dans lesquels les indications s'adressent surtout à des propriétés jusqu'à un certain point étrangères à la composition chimique des eaux : ainsi on peut dire que le rhumatisme réclame spécialement les eaux à température élevée; les maladies de matrice, certaines eaux très-faiblement minéralisées et à propriétés sédatives, qu'elles soient sulfurées, chlorurées ou calcaires.

« Quelquefois le mode d'administration des eaux paraît jouer un aussi grand rôle dans leur activité thérapeutique que leur nature même. Il est probable qu'il en est ainsi de deux eaux minérales que j'ai citées tout à l'heure, le *Mont-Dore*, avec ses eaux très-chaudes, ses bains très-courts et à haute température, et *Loesche*, avec ses bains de piscine d'une durée infiniment prolongée.

« Il y a des eaux minérales ou des groupes d'eaux minérales qui offrent plusieurs spécialisations dominantes : ainsi les eaux sulfurées sont également spéciales pour le traitement des maladies de la peau et celui des maladies de l'appareil respiratoire.

« Les eaux de *Bourbon-l'Archambault* et de Bourbonne sont spéciales contre le rhumatisme comme contre les paralysies.

« Les eaux de *Balaruc* sont spéciales contre les paralysies : introduisez dans leur application les eaux mères des marais salants qui les environnent, et vous y développerez une autre spécialité relative aux scrofules.

« Mais au-dessous ou à côté de ces spécialisations, les eaux minérales sont propres à bien d'autres applications.

« Ainsi les eaux sulfurées, eaux spéciales dans les maladies de la peau et les catarrhes de la muqueuse respiratoire, rendent encore des services dans le traitement des scrofules, des rhumatismes, de la syphilis : les eaux chlorurées sodiques, très-spécialement usitées dans le traitement des scrofules, peuvent être utilisées dans celui des maladies du foie, des engorgements utérins, etc.

« La première chose à faire est donc de dégager la spécialisation des eaux minérales vis-à-vis des principaux faits pathologiques auxquels elle s'adresse, et de là séparer des diverses applications auxquelles elles peuvent encore servir (1). »

Tels sont les principes posés; ils ne sont pas très-rigoureux; en outre, le style qui sert à les exposer présente si peu de netteté, que l'embarras se trahit à chaque ligne. Les adversaires du système n'ont pas tardé à le remarquer; leurs objections ont jeté l'auteur dans de grandes difficultés qu'il a la franchise de ne pas dissimuler.

Nous avons vu que M. Durand-Fardel accorde une efficacité spéciale aux eaux sulfurées contre les maladies de la peau et les catarrhes de la membrane muqueuse des organes respiratoires. Jusque-là, c'est très-bien; mais voici que des eaux classées chimiquement parmi les eaux *sulfatées* ou *bicarbonatées sodiques* possèdent les mêmes propriétés. Que devient, dans ce cas, la spécialisation? Voici ce que répond M. Durand-Fardel :

« Nous devons rapprocher des eaux sulfurées celles de Weissembourg (Suisse), dont la spécialisation, dans ces sortes de maladies, nous paraît digne de remarque. C'est une eau *sulfatée*, nullement *sulfureuse*. Ce ne serait donc être à sa qualité *sulfurée*, ou à l'*hydrogène sulfuré*, qu'elle peut devoir sa spécialisation dans les affections catarrhales. Nous empruntons à une monographie fort intéressante, consacrée par M. le Dr Pointe à cette station thermale, l'exposition suivante des applications de cette eau minérale :

(1) Durand-Fardel, *Traité thérapeutique des eaux minérales*, etc., p. 4, 5, 6.

« Le catarrhe pulmonaire ou bronchite chronique est une
des maladies que l'on traite le plus souvent et avec le plus de
succès à *Weissembourg*. Quand elle est simple et date seulement de quelques mois, elle guérit souvent en une vingtaine de
jours; si elle existe depuis plusieurs années, les malades éprouvent assez promptement un soulagement sensible; mais ce n'est
qu'après un laps de temps plus long que les symptômes disparaissent complétement; *deux cures* peuvent être nécessaires.
Il est des cas qui résistent au traitement le mieux dirigé,
heureusement ils sont rares; presque toujours les malades
sont soulagés (1). »

Le même auteur dit plus loin, en parlant des eaux *bicarbonatées sodiques* :

« Nous éprouvons ici le plus grand embarras pour caractériser la médication des affections catarrhales par les eaux
bicarbonatées sodiques. En effet, il nous avait semblé que les
eaux sulfureuses présentaient contre ces affections une spécialité formelle et directe; et en même temps nous avons
trouvé qu'elles offraient une médication, sinon toujours aussi
spéciale, du moins convenablement appropriée à des états
constitutionnels ou diathésiques qu'il importe si souvent de
combattre en même temps que le catarrhe.

« Ici, il n'en est plus de même; nous ne trouvons plus
une médication spéciale, ni même identique, ainsi que les
eaux sulfureuses prises dans leur ensemble.

« La médication par les eaux *bicarbonatées sodiques*, est
représentée par deux stations thermales : le *Mont-Dore* et *Ems*,
qui, l'un et l'autre, bien qu'appartenant à la même classe,
constituent des médicaments différents.

« *Ems* présente une prédominance double de bicarbonate
de soude et de chlorure de sodium, et le *Mont-Dore* une minéralisation insignifiante; *Ems*, un traitement interne surtout, et essentiellement médicamenteux, le Mont-Dore un

(1) Pointe, *Monographie des thermes de Weissembourg*, p. 25. Lyon, 1855.

traitement surtout externe dans lequel la thermalité et les moyens balnéothérapiques paraissent jouer le rôle principal (1).»

Le traitement des maladies des organes respiratoires par des eaux minérales diverses présente-t-il le seul exemple faisant exception *au principe de la spécialisation?* Nullement, les exemples sont nombreux, et l'un des plus saillants s'applique au *rhumatisme simple.* Il faut encore ici interroger M. Durand-Fardel : « Il n'est point d'eaux minérales, dit-il, qui soient spéciales dans le traitement du rhumatisme, par suite de leur constitution chimique. En effet, le principe rhumatismal est quelque chose de tellement insaisissable dans sa nature, que nous ne connaissons aucun médicament proprement dit à lui adresser. Il est possible que certaines substances s'approprient mieux que d'autres à l'élément douleur du rhumatisme, le seul que nous puissions apprécier ; mais, quant au rhumatisme lui-même, notre matière médicale est fort stérile à son endroit.

« Mais les eaux minérales agissent surtout dans le rhumatisme par deux des éléments de la médication thermale : la thermalité et les procédés balnéothérapiques.

« Et comme l'usage interne des eaux minérales ne prend qu'une part peu importante dans le traitement du rhumatisme simple, qu'il agit surtout à titre complémentaire et comme boisson chaude, il en résulte que la nature de l'eau minérale est à peu près indifférente.

« Aussi rattachons-nous la spécialisation des eaux minérales relative au traitement du rhumatisme au seul fait de la température élevée (2). »

Ici les erreurs se multiplient. N'est-il pas de notoriété que les eaux froides et ferrugineuses de Contrexéville, de Vittel, que les eaux tempérées de Mondorff, etc., guérissent les rhu-

(1) Durand-Fardel, *ouvr. cité*, p. 432, 433, 434.
(2) Durand-Fardel, *ouvr. cité*, p. 492-493.

matismes; en outre, l'expérience de chaque jour n'atteste-t-elle point que l'eau froide, employée selon la méthode hydrothérapique, guérit parfaitement le rhumatisme simple ou compliqué à l'état chronique et même à l'état aigu (1)?

Revenant sur la question qui l'occupe, M. Durand-Fardel ajoute (p. 495) : « Si nous voulions mentionner toutes les eaux minérales dont on peut faire utilement usage dans le traitement du rhumatisme simple, il nous faudrait faire l'énumération de la plupart des sources franchement thermales connues.

« Nous nous contenterons de signaler les plus notables sous ce rapport dans les diverses classes d'eaux minérales. On se guidera, pour le choix à faire, sur des convenances de localités ou d'une autre nature, et aussi, comme il n'est guère d'état physiologique parfait, sur la meilleure appropriation des diverses sortes d'eaux minérales au tempérament et aux habitudes du malade. »

Après ces explications si peu conformes à la doctrine de la *spécialisation*, M. Durand-Fardel cite quarante espèces d'eaux minérales classées, d'après la nomenclature chimique, parmi : 1° les *eaux sulfurées*; 2° les *eaux chlorurées sodiques*; 3° les *eaux bicarbonatées*; 4° les *eaux sulfatées*.

La doctrine de la spécialisation, on ne peut le dissimuler, exerce en ce moment une influence prononcée sur l'esprit des médecins et des malades; les uns et les autres craignent les erreurs de direction; ne sachant quel guide adopter, ils suivent le courant provoqué par l'autorité d'un médecin en renom; quelquefois par la mode ou par l'exemple donné par un personnage important. C'est ainsi qu'on voit grandir ou faiblir la réputation de certaines eaux, qu'on leur accorde des vertus spéciales qu'on méconnaissait auparavant.

L'exemple le plus remarquable de cette versatilité est offert

(1) H. Scoutetten, *De l'eau sous le rapport hygiénique et médical, ou de l'hydrothérapie*, 1 vol. in-8, p. 396, 401, 483. Paris, 1843.

par les Eaux-Bonnes. — Quel est le médecin, aujourd'hui, qui, dédaigneux de l'opinion publique, oserait envoyer à cette station thermale un malade atteint d'une affection externe? Il serait généralement blâmé, et son malade ne serait point admis dans l'établissement.

Et cependant, c'est par les succès obtenus contre les blessures que les Eaux-Bonnes ont commencé leur réputation ; autrefois on les appelait Eaux d'Arquebusade (1), parce qu'on les considérait comme souveraines contre les accidents résultant de plaies ou de blessure ; elles faisaient alors concurrence aux eaux de Baréges.

Aujourd'hui, ces eaux, rendues célèbres par l'habileté de plusieurs médecins et l'affluence de personnages de la plus haute distinction, ne sont plus administrées qu'avec la plus grande circonspection ; on en permet à peine quelques cuillerées par jour, autrefois, on les buvait par verre sans inconvénient.

Si la doctrine de la spécialisation nous étonne, en admettant, contrairement aux principes qu'elle proclame, que des eaux minérales de compositions chimiques et de températures diverses peuvent cependant convenir à une seule et même maladie, elle nous réserve une bien plus grande surprise en nous montrant que deux eaux minérales, identiques par leur composition et leur température, offrent une spécialité différente, selon que l'une est en Allemagne et l'autre en France. Cet exemple nous est offert par les eaux de Karlsbad, en Bohême, et par celles de la Bourboule, en France (Puy-de-Dôme). Voici sur ce point les remarques faites par M. Rotureau en terminant l'historique des eaux de la Bourboule :

(1) Voici l'origine de ce mot : Jean d'Albret, beau-père d'Antoine de Bourbon, et qui se trouva à la bataille de Pavie avec François Ier, donna aux Eaux-Bonnes le nom d'eaux d'Arquebusade, à cause des bons effets qu'elles produisirent sur les Béarnais blessés en Italie, par des coups d'arquebuse, qui était alors une arme nouvelle. (Théoph. Bordeu, *Recherches sur les maladies chroniques*, etc., p. 824. Paris, 1818.)

« Je ne puis terminer ce travail sans faire observer que ces sources, et surtout celle des fièvres, ont une composition analogue à celle de Karlsbad, et particulièrement au Sprudel. Le sulfate, le bicarbonate et le chlorure sodiques se rencontrent en effet en proportions à peu près égales dans les eaux de ces deux stations polymétallites, ayant les mêmes éléments gazeux, l'acide carbonique libre et l'azote.

« Enfin, l'action physiologique et l'action thérapeutique des sources de la Bourboule et de Karlsbad rapprochent encore ces deux postes minéraux, si différents par leur organisation et par la condition des baigneurs qui les fréquentent (1). »

En effet, les eaux de la Bourboule sont considérées comme ayant une efficacité spéciale contre les maladies du système lymphatique, surtout contre la diathèse scrofuleuse, les caries, les nécroses osseuses ; elles jouissent d'une grande réputation en Auvergne, mais s'étend peu au delà ; elles ne sont guère fréquentées que par les paysans des environs.

Il en est tout autrement de Karlsbad ; c'est le poste thermominéral dont la réputation est la plus universelle ; les princes et les plus grands personnages du monde y affluent ; ils vont chercher la guérison des affections du tube digestif, des maladies du foie, des calculs biliaires, des hypertrophies de la rate, des maladies des voies urinaires, des affections de l'utérus, etc., enfin de soixante-dix maladies qui, en France, seraient envoyées à Vichy, et que les médecins allemands prétendent traiter avec succès par les eaux de Karlsbad, mais dans ce catalogue les scrofules ne figurent pas (2).

Ces contradictions ont vivement frappé les adversaires de la doctrine de la spécialisation ; l'un d'eux, M. le docteur Kuhn, médecin distingué, auteur de plusieurs ouvrages sur les eaux

---

(1) Arm. Rotureau, *Des principales eaux minérales de l'Europe* (France), 1 vol. in-8, p. 562. Paris, 1859.

(2) Arm. Rotureau, *ouvr. cité* (Allemagne et Hongrie), p. 322 et suiv.

minérales, l'attaque avec vivacité et même avec amertume.

« L'hydrologie, dit-il, est de toutes les parties de la médecine, celle qui a le moins su s'affranchir des entraves de l'empirisme, et sur laquelle le charlatanisme a exercé l'influence
la plus entière et la plus désastreuse. Aucune autre branche de
la thérapeutique n'a été l'objet d'écrits aussi nombreux, et
l'on pourrait dire que cette multiplicité de documents n'a
servi, en cette circonstance, qu'à engendrer la confusion et à
retarder l'établissement de toute base doctrinale. En effet, les
principes sur lesquels repose la médecine des eaux ne sont
rien moins que solidement établis, ou, pour mieux dire, ils
restent encore à établir.

« Malheureusement, au lieu de porter leurs investigations
vers le côté scientifique de la question des eaux, au lieu de ramener chaque fait d'observation à sa véritable cause et de
l'interpréter d'une manière simple et rationnelle, la plupart
des hydrologistes modernes caressent encore la doctrine su-
rannée des propriétés occultes ou spécifiques attribuées à
chaque naïade. Qu'on ouvre le premier traité venu, et l'on
verra que chaque therme est gratifié de sa petite spécialité
d'action ; que Louesche, par exemple, a la spécialité des maladies de la peau, Balaruc celle des paralysies, Baréges celle
des plaies d'armes à feu, que Contrexéville est spéciale contre
la gravelle, Évian contre le catharre vésical, Mont-Dore
contre le catharre bronchique ; que Saint-Sauveur exerce une
action spécifique contre les maladies de matrice, Néris contre
les maladies nerveuses, Teinach contre la folie, etc. A voir
l'assurance avec laquelle tous ces faits sont mis en avant et
acceptés, l'on dirait vraiment qu'il n'y a plus qu'à découvrir
ou à faire connaître le pouvoir spécifique d'une source pour
satisfaire aux exigences de l'art !

« Mais tel n'est pas l'état de la question. Il ne s'agit plus de
savoir aujourd'hui si une eau est spéciale contre le rhumatisme ou contre la goutte ; contre les maladies de la matrice

ou contre celles des reins ; il s'agit de faire voir quelles sont les conditions qui peuvent rendre une eau utile dans un cas déterminé. La médecine thermale est avant tout une affaire d'appréciation et de tact ; les eaux n'ont le plus souvent d'autre valeur que celle qu'on sait leur donner. L'on aurait tort de les considérer comme des médicaments fournis par la nature dans un but spécial ; elles ne sont que de simples instruments entre les mains du médecin, des agents plus ou moins complexes dont il est libre à l'esprit humain de tirer le parti le plus avantageux. On l'a dit depuis longtemps : ce ne sont que les bons médecins qui font les bonnes eaux.

« La tendance qu'on montre généralement encore à décorer chaque source de propriétés spéciales ou spécifiques exerce, sur les études hydrologiques, une influence plus fâcheuse qu'on ne croit. Du moment où l'on admet la spécificité d'action, l'on suppose aussi que le liquide minéral possède en lui-même, et intrinsèquement, toute la vertu nécessaire pour amener la guérison ; qu'il y a entre le mal et le remède une corrélation telle, que l'un doit de toute nécessité disparaître sous l'influence neutralisante de l'autre. Or, c'est là précisément ce qui constitue l'erreur. Cette manière de voir a pour conséquence toute naturelle de faire négliger les avantages résultants des différents modes d'application, et de réduire le rôle du médecin à celui de simple spectateur d'un traitement invariablement le même pour tout le monde.

« La doctrine spécialiste conduit donc forcément à l'empirisme ; elle ferme la porte au progrès ; elle autorise et justifie toutes les fables qu'on s'est plu à débiter sur les vertus curatives d'un grand nombre de sources. Tant qu'on la maintiendra, l'hydrologie ne sera qu'un roman. Il faut sortir de cette sphère étroite pour se placer résolûment et définitivement sur le terrain des recherches exactes et de l'expérimentation physiologique. Ce n'est qu'en procédant ainsi qu'on ôtera toute raison d'être à ces honteuses publications balnéographiques, dans lesquelles les prétentions et la hablerie le disputent ordinairement au ridicule. Comme échantillon de cette manière de faire, je ne citerai qu'un petit passage que je viens de lire dans une brochure récemment publiée :

« Chaque année, dit l'auteur, nous voyons arriver à nos « eaux de malheureux paralytiques, marchant avec des «béquilles ou se faisant traîner dans une petite voiture; « après trois à quatre semaines de traitement, la plupart « d'entre eux jettent leurs béquilles, marchent, et renouvel- « lent ainsi le miracle de l'Évangile. »

« Je défie l'auteur de ces lignes de me citer un seul cas de paralysie constatée dont il ait obtenu l'entière guérison après trois ou quatre semaines de traitement thermal.

« Si le médecin ne doit pas nécessairement la guérison à ses clients, il leur doit toujours ses bons conseils et surtout la vérité. La vérité, c'est l'honneur de l'art. Le médecin ne saurait la trahir sans s'exposer au mépris qui atteint les charlatans.

« En contestant la spécificité aux eaux, je ne nie pas que chaque source n'ait son caractère particulier, individuel, caractère dépendant des mille et une nuances que présentent et l'agrégat chimique et la température; mais de là à des propriétés spécifiques il y a une distance énorme. La spécificité entraîne toujours, comme je viens de le dire, l'idée d'un certain rapport entre le médicament et le mal, rapport tel que l'agent médicamenteux doit avoir l'aptitude de neutraliser ou d'annihiler le principe de la maladie. Pour qu'il y ait action spécifique, il faut que, d'un côté, la forme pathologique soit une espèce nettement tranchée, et que, de l'autre, le médicament soit un principe nettement déterminé. Un état pathologique compliqué, comme le sont la plupart des affections qu'on rencontre aux stations thermales, ne peut pas être une

espèce à caractère défini, et n'est par conséquent pas de nature à pouvoir être combattu dans tous ses éléments par un
spécifique. Un agent de nature complexe, comme le sont les
eaux minérales, n'est rien autre chose qu'un moyen composé;
un pareil agent, n'étant ni une espèce ni un principe, ne
saurait constituer ce qu'on appelle un spécifique; et, lors
même qu'on supposerait dans l'agrégat minéral l'existence
d'un principe qui pourrait être qualifié de spécifique, ce serait à ce principe qu'il faudrait attribuer la spécificité, et non
au mélange. La médication spécifique suppose l'espèce et dans
l'état pathologique et dans le médicament. Sitôt qu'il y a
complexité, il ne saurait plus être question d'action spécifique.

« Les traités qui enseignent la doctrine spécialiste sont à la
médecine thermale ce que les recueils de formules sont à la
médecine ordinaire, un pont aux ânes. Les recueils de formules donnent des recettes contre la pneumonie, contre la
phthisie, contre la fièvre typhoïde, tout comme les spécialistes
en hydrologie conseillent des eaux contre la jaunisse, contre
les maladies vésicales ou contre la stérilité. L'une de ces manières de procéder vaut l'autre; elles sont l'une et l'autre contraires aux saines traditions de la thérapeutique.

« Ce serait vraiment chose fort belle et fort commode en
médecine, si chaque état pathologique avait son remède correspondant, et si, dans la pratique, l'on pouvait se dispenser
de tenir compte des circonstances individuelles et de peser le
pour et le contre lorsqu'il existe des indications multiples et
contradictoires. Ce serait tout bonnement la médecine comme
l'entend et comme la fait le vulgaire.

« La médecine thermale présente les mêmes difficultés
que la médecine ordinaire; difficultés d'appréciation et de
bonne ordonnance du traitement. Le médecin des eaux doit
nécessairement être praticien; plus que tout autre, il doit
joindre le coup d'œil général à la connaissance des détails; il
doit non-seulement être initié aux procédés des différentes

méthodes exploratrices, mais encore savoir s'élever au-dessus des données que fournit l'exploration, les dominer du regard de l'intelligence, et en faire découler des notions claires et précises sur l'état général, dynamique ou diathésique du malade. Une chose essentielle pour lui, c'est de savoir bien graduer le degré d'énergie qu'il convient d'imprimer à l'action thermale, et fixer la durée qu'il importe de donner au traitement; c'est de ne pas rester en deçà de la limite ni de la dépasser; c'est de mettre beaucoup de méthode dans les procédés d'application et d'avoir une persévérance qu'aucune difficulté ni aucun ennui ne puissent décourager.

« Mais, outre ces qualités générales qui lui sont nécessaires, le médecin des eaux doit encore agir d'après certains principes, s'il tient à ne pas tomber dans les erreurs spécialistes ou dans l'empirisme. Ces principes, réunis en corps de doctrine, formeront un jour la science hydrologique; jusqu'à présent ils sont, en grande partie, mal définis, ou appuyés sur des faits non suffisamment avérés; leur établissement sur des bases solides constitue le grand *desideratum* de la médecine thermale (1). »

CHAPITRE V

EFFETS GÉNÉRAUX DES EAUX MINÉRALES SUR LE CORPS DE L'HOMME. — DES ACTIONS PHYSIQUE ET MÉCANIQUE. — ABSORPTION DES LIQUIDES PAR LA PEAU.

§ 1. — Effets généraux des eaux minérales.

« Comment agissent les eaux minérales? Cette question si souvent posée, mais non encore résolue, est la plus complexe et la plus embarrassante que l'on connaisse. Nous

(1) Kuhn, *De la spécificité d'action des eaux minérales* (*Revue d'hydrologie médicale de Strasbourg*, 15 juin 1858).

n'essayerons pas d'y répondre, les doctrines chimique, anatomique, vitalist, éclectique et autres, qui dominent la
philosophie médicale, nous paraissant incomplètes et impuissantes à expliquer l'action de la plupart des agents mo-
dificateurs de l'économie (1). » Ainsi s'exprime M. Berthet,
dans son Traité sur les eaux d'Aix-les-Bains.

« On a cherché vainement, dit M. Herpin, dans les éléments ou principes minéralisateurs que contiennent certaines
sources faibles, la cause et l'explication rationnelle de leurs
vertus et de leurs propriétés souvent très-remarquables; on
y a trouvé.... souvent rien, ou à peu près rien.

« Néanmoins les chimistes les plus habiles se sont évertués
à reconnaître et chercher, avec la plus scrupuleuse attention,
les variations et les différences les plus légères que les eaux
peuvent présenter dans leur composition.

« On a noté, avec un soin minutieux, des quantités infinitésimales, impondérables, des atomes de substances, des dix
millièmes, des cent millièmes de gramme de principes plus
ou moins inertes, de carbonate de chaux, de chlorure de
sodium, etc.

« Ces appréciations, délicates et intéressantes, sans aucun
doute, au point de vue de la science, font le plus grand honneur à l'habileté des chimistes qui les ont déterminées, lorsqu'elles sont exactes; mais, au point de vue de l'art de guérir,
nous pensons que des quantités inappréciables de matières
ne peuvent avoir qu'une influence proportionnelle, c'est-
à-dire inappréciable aussi sur les résultats et les effets curatifs
des eaux.

« Si les vertus de ces eaux dépendaient de la quantité des
éléments minéralisateurs qu'elles contiennent, l'explication
serait tout à la fois facile à trouver et très-satisfaisante; mais

---

(1) J. Berthet, *Traité complet, descriptif et thérapeutique des eaux minérales, sulfureuses, alcalines, iodo-bromurées d'Aix en Savoie,* in-8, p. 69.
Chambéry, 1862.

souvent c'est le contraire qui a lieu, et les sources les moins chargées de principes minéralisateurs comptent aussi un très-grand nombre de guérisons étonnantes et désespérées (1). »

M. Fontan, médecin hydrologiste fort distingué, a fait les mêmes observations, spécialement en ce qui concerne les eaux sulfureuses des Pyrénées : « Nous verrons, dit-il, que l'énergie thérapeutique des eaux est en rapport avec la nature de leur origine ; que les eaux sulfureuses naturelles ont une virtualité d'action qui n'est nullement proportionnelle à celle de leurs principes constituants, comparés à ceux des eaux sulfureuses accidentelles, et que certaines de ces sources, qui ne contiennent que la moitié, le quart ou le dixième des principes, soit sulfureux ou autres de certaines sources accidentelles, ont cependant une action curative beaucoup plus énergique que celle de ces sources. J'espère démontrer que les eaux sulfureuses accidentelles ne sont sulfureuses qu'à la manière des eaux artificielles, et qu'elles ont, par conséquent, une action analogue à celles-ci, dont il faut employer, on le sait, une dose dix fois au moins plus forte que la dose des eaux sulfureuses naturelles, non pour avoir une action identique, car cela est impossible, mais pour avoir quelques faibles résultats (2). »

Plus loin (page 8), le même auteur ajoute : « J'ai vu aussi des malades qui ne pouvaient supporter, de suite, plus de trois à quatre bains des sources les plus faibles de Bagnères de Luchon, quoique ces eaux leur fissent du bien, et qui supportaient trente et quarante bains d'Enghien, sans fatigue, mais aussi sans résultats pour leur santé. »

Ces citations prouvent que les médecins habiles ont bien

(1) J. Ch. Herpin (de Metz), *ouvr. cité*, p. 177. Paris, 1856.

(2) J. P. Amédée Fontan, *Recherches sur les eaux minérales des Pyrénées, de l'Allemagne, de la Belgique, de la Suisse et de la Savoie*, in-8, 3 planches, p. 7. Paris, 1853.

observé les effets généraux des eaux minérales sur le corps de l'homme; mais empressons-nous de reconnaître que c'est à Théophile Bordeu qu'il faut rapporter le mérite d'avoir signalé, le premier, l'action complexe des eaux minérales prises à leur source. « Le traitement des eaux minérales employées à leurs sources, dit cet auteur célèbre, est, sans contredit, de tous les secours de la médecine, le mieux en état d'opérer, pour le physique et le moral, toutes les révolutions nécessaires et possibles dans les maladies chroniques. Tout y concourt : le voyage, l'espoir de réussir, la diversité des nourritures, l'air surtout qu'on respire et qui baigne et pénètre les corps, l'étonnement où on se trouve sur les lieux, le changement de sensations habituelles, les connaissances nouvelles qu'on fait, les petites passions qui naissent dans ces occasions, l'honnête liberté dont on jouit; tout cela change, bouleverse, détruit les habitudes d'incommodités et de maladies auxquelles sont surtout sujets les habitants des villes (1). »

Pour peindre la révolution générale qui s'opère dans toute la machine humaine, Bordeu dit, en termes naïfs, mais pittoresques, qu'il se produit un *renforcement* et un *remontement* de tous les ressorts, de tous les mouvements.

Plus loin (page 915), il ajoute en parlant des eaux de Bagnères, de Cauterets, de Bonnes, de Baréges, etc. : *Les effets du café pourraient, à quelques égards, se comparer avec ceux de nos eaux, hormis celles de Bagnères.*

Rien n'échappe à la sagacité pénétrante de Bordeu; il avait entrevu que, pour guérir les maladies chroniques, il fallait les ramener à l'état aigu. Puis il ajoute : « Il est souvent moins essentiel de songer à la partie affectée, qu'aux autres sécrétoires qui sont oisifs; aussi n'est-il pas étonnant de voir

---

(1) Théoph. Bordeu, *Recherches sur les maladies chroniques,* p. 806, édition publiée par Richerand. Paris, 1818, sous le titre : *OEuvres complètes de Bordeu,* 2 vol. in-8. — La première édition des *Recherches sur les maladies chroniques* fut publiée par Bordeu en 1775.

des récidives et des suites fâcheuses, quand on ne s'attache qu'à des remèdes locaux qui n'opèrent pas sur toute la machine. »

En 1832, M. Léon Marchant ravive la pensée de Bordeu, singulièrement négligée et même oubliée depuis le commencement du dix-neuvième siècle; il la réinvente même, puisqu'il n'en cite pas l'auteur premier. « En lisant avec attention, dit-il, toutes les observations pratiques qui restent sur les vertus curatives des eaux minérales, on devait être frappé d'un fait commun à ces diverses observations; c'était une uniformité d'action dans les résultats, qu'ils fussent ou non avantageux. Il y a lieu d'être étonné qu'en voyant l'exaltation à laquelle les organes et les fonctions étaient portés, on n'ait pas proclamé unanimement que l'*excitation* était le grand, l'unique mobile par lequel s'opérait la cure de si nombreuses, de si rebelles maladies (1). »

A la dernière page de son livre (page 497), M. Marchant revient sur la pensée qui le domine, et il conclut en disant : « Ainsi, qu'elle soit physique, qu'elle soit morale, l'excitation est le grand levier de la santé. Oui, l'excitation, c'est la vie ; mais qu'elle soit répandue uniformément et selon les dispositions organiques, qu'elle ne soit ni en plus ni en moins, ou la vie est menacée. La lumière, également versée dans l'espace, éclaire; concentrée au moyen d'une lentille, elle brûle. Si nous faisons de notre corps un foyer brûlant de besoins et de passions, si nous les satisfaisons, si nous les fomentons avec une ardeur insensée, nous brisons l'harmonie vitale, nous altérons la liberté de l'intelligence, et nous faussons les sentiments moraux.

« L'excitation minérale, répandue dans l'organisation par l'usage des eaux thermales, rétablit l'harmonie entre les ac-

_____

(1) Léon Marchant, *Recherches sur l'action thérapeutique des eaux minérales,* avec une carte thermale des Pyrénées, 1 vol. in-8. Paris, 1832. Avant-propos, p. XIII.

tivités vitales, et met ainsi un terme à un grand nombre de maladies. »

La Commission, chargée par l'Académie de Paris de faire son rapport sur les eaux minérales pour 1837 (1), reproduit, en les développant, les idées de Bordeu, elle s'exprime ainsi :
« Il résulte de l'examen des faits cliniques rapportés par les médecins inspecteurs, que les eaux minérales employées en boisson, en bains, en douches ou en bains de vapeur, sont toujours un stimulant qui agit intérieurement ou extérieurement, avec plus ou moins de force. L'action principale des eaux est donc d'être excitantes à différents degrés, de solliciter les organes à des sécrétions et à des excrétions plus abondantes, et dans certains cas à ramener à leur état normal celles qui sont trop copieuses ; mais, pour être salutaire, cette excitation a besoin d'être maintenue dans de justes limites ; si elle est lente, modérée, elle soulage, guérit les maladies anciennes ; mais, si elle est trop forte, elle les exaspère et ranime des phlegmasies latentes.

« Cette excitation, que Bordeu compare à celle du café et dont l'intensité est en rapport avec la proportion des matières salines et gazeuses contenues dans les eaux (2), avec le degré de température des bains et avec la susceptibilité nerveuse du malade, se décèle, après quelques jours de traitement, par des lassitudes générales, l'abattement des forces, l'insomnie, l'accroissement des douleurs, l'inflammation des plaies et des exutoires, et, par un mouvement fébrile, elle fait passer les maladies chroniques à un état momentanément aigu. Un des résultats de l'usage des eaux est donc d'aggraver passagèrement les affections chroniques ; c'est une transition

---

(1) Cette commission était composée de MM. Boullay, Jourdan, O. Henry, Isid. Bourdon, Chevallier, Patissier, rapporteur. (*Bulletin de l'Académie de médecine*, t. III.)

(2) Opinion qui n'est pas justifiée par les faits et qui est entièrement opposée à celle de M. Frontan, ainsi que le constate la citation précédente.

assez fréquente de la maladie à la guérison. Cette exacerba-
tion est quelquefois si vive, que le médecin inspecteur est
obligé de suspendre pour quelque temps l'emploi des eaux et
de prescrire des boissons rafraîchissantes, des bains émollients, et même des émissions sanguines. Aussi il n'est pas
rare d'observer des malades qui, sous l'influence d'une eau
minérale, recouvrent pendant quelque temps l'appétit, la
gaieté, et bientôt voient leurs anciennes souffrances reparaître
avec une nouvelle intensité. C'est ainsi que, pendant l'usage
des bains minéraux, les douleurs rhumatismales se réveillent
ou s'exaspèrent, phénomène qui est presque toujours le pré-
lude de leur cessation. C'est donc un effet assez ordinaire du
traitement de réveiller des douleurs assoupies ou d'exciter
celles qui existent encore pour les faire ensuite complètement disparaître. Il est fort important que les malades soient
instruits de cette action des eaux, afin qu'ils ne se laissent
pas décourager et qu'ils ne perdent pas le bénéfice d'une
cure commencée en apparence sous de fâcheux auspices (1). »

Tel est le résumé des remarques pratiques faites par les
médecins inspecteurs des eaux minérales de France. Déjà
les mêmes pensées avaient été exprimées par M. Guersent,
dans un article très-bien fait concernant les eaux minérales :
« Les propriétés immédiates des eaux minérales, dit-il, se
réduisent presque toutes à une excitation générale plus ou
moins profonde, ou à une médication tonique plus ou moins
prononcée. Le plus souvent ces deux effets se combinent et
déterminent une médication mixte, qui tend à réveiller
l'action des solides, à accélérer la circulation des fluides, et
à imprimer un mouvement général de réaction ou une sorte
d'état fébrile dont les effets sont d'autant plus utiles, qu'ils
se manifestent d'une manière plus lente et insensible. Les
propriétés secondaires des eaux minérales sont tantôt diuré-

(1) *Bulletin de l'Académie de médecine de Paris*, t. III, 1838-1839, p. 480,
481.

tiques ou diaphorétiques, tantôt laxatives et même purgatives, suivant la composition chimique de l'eau minérale
en elle-même, ou l'état particulier de l'individu qui est
soumis à son action, et suivant la manière dont l'eau minérale
est administrée en bains, en boissons, en douches, etc. (1). »

Que résulte-t-il des remarques, d'ailleurs très-justes, faites
par les médecins hydrologistes? C'est que, depuis un siècle,
c'est-à-dire depuis les travaux de Bordeu, ils ont confirmé
que l'emploi des eaux minérales détermine primitivement
une action excitante. C'est là un fait d'observation, mais non
une explication.

Quelle est la cause de cette excitation? Est-elle due à la
nature de l'eau, à sa température, à sa composition chimique, ou à quelque autre cause inconnue? Voilà la difficulté, et, comme elle est restée insoluble jusqu'à ce jour, la
plupart des médecins passent ces questions sous silence.

L'un d'eux, cependant, M. Durand-Fardel, a voulu donner
une explication, et, bien qu'elle ne soit qu'une théorie nébu-
leuse et presque métaphysique, nous voulons la reproduire
parce qu'elle est la dernière expression de l'état de la science.

« Qu'il s'agisse, dit-il, d'eaux minérales alcalines ou
salines, c'est-à-dire, dans le langage actuellement usité, bicarbonatées, chlorurées ou sulfatées, ou bien d'eaux sulfurées, ou d'eaux ferrugineuses, voici ce que nous trouvons
partout.

« L'appétit se développe, la digestion s'opère plus facilement, les fonctions de la peau s'animent, la circulation
s'exerce avec plus de liberté et de vivacité, des effets diurétiques se font sentir, des phénomènes hémorrhoïdaux tendent à se développer, les règles apparaissent ou se montrent
plus abondantes, la caloricité s'accroît, les forces s'amé-
liorent, les facultés affectives s'épanouissent, etc.

(1) Guersant, art. EAUX MINÉRALES, du *Dictionnaire de médecine* en 30 vol.,
t. II, p. 97; 1835.

« C'est-à-dire : excitation générale des fonctions, action reconstituante définitive.

« Or, si l'on s'en tient à cette observation, on arrive à ne plus distinguer l'action propre de chaque eau minérale ou de chaque groupe d'eaux minérales. On trouve que toutes les eaux minérales sont salutaires dans la dyspepsie, le rhumatisme, l'aménorrhée, les engorgements abdominaux (anciennes obstructions), les suites des fièvres intermittentes, la chlorose, l'anémie, etc.

« En effet, on ne rencontre guère de monographie qui ne renferme tout cela.

« Ces résultats généraux attribués au traitement thermal sont vrais. Ces applications attribuées à presque toutes les stations thermales sont exactes. Mais ces faits ne sont les uns vrais, et les autres exacts, que d'une manière relative. Et c'est parce qu'ils ont été incomplétement envisagés, qu'ils ont tenu si longtemps la médecine thermale dans la confusion et le discrédit.

« Ceci était du reste conforme à la marche naturelle des choses.

« Il était tout simple que l'observation saisît d'abord ces faits superficiels et communs et que l'esprit les généralisât.

« Dans les premières publications que j'ai faites sur les eaux minérales, j'avais développé ces idées d'excitation générale et de révulsion générale. C'était un progrès actuel, car je réagissais alors contre les théories chimiques qui encombraient à cette époque la médecine thermale, et dont l'influence déplorable n'a pas encore entièrement disparu. Je reproduisais, sans le savoir, car je ne l'avais pas encore lu, les opinions que M. Léon Marchant avait exposées tout au long dans un livre trop oublié aujourd'hui. Mais je m'étais inspiré davantage des idées de Bordeu. »

Après avoir dit « qu'il y avait du vrai dans tout cela, mais que là n'était pas la vérité entière, » M. Durand-Fardel ajoute : « qu'il n'a pas tardé à s'apercevoir que l'action *substitutive,* celle qui dérive directement de l'action excitante des eaux minérales, manquait bien souvent, qu'elle était généralement *un effet* et non une *cause.*

« Quant à l'action *reconstituante* qui appartient en général à la médication thermale, elle est un des agents précieux de son efficacité, mais elle ne nous en donne pas la clef.

« C'est la recherche de ce qui manquait à ces théories qui m'a mis sur la voie de la doctrine de la *spécialisation* des eaux minérales, basée principalement sur la considération de leur *action altérante.*

« En effet, les progrès de l'hydrologie médicale devaient mettre sur la voie des propriétés altérantes des eaux minérales, propriétés spéciales à leurs divers groupes naturels, et qui attirent vers chacun de ces derniers des espèces pathologiques distinctes.

« Qu'est-ce donc qu'une médication altérante? C'est une médication qui en appelle aux propriétés essentielles en vertu desquelles un médicament ou une médication donnée change la manière d'être de l'organisme, en s'adressant aux phénomènes intimes de la nutrition.

« Le propre de la médication altérante est en effet de ne se traduire que par ses effets curatifs, et non point par des modifications physiologiques saisissables, telles que la substitution, la dérivation, la révulsion.

« Quand vous employez le tartre stibié, le mercure, l'iode, à titre altérant, vous vous efforcez d'éviter toute manifestation physiologique appréciable. Vous ne recourez plus, comme autrefois, à l'action vomitive ou purgative, à la salivation; c'est en silence que ces médicaments exercent leur action altérante.

« Telle est la tendance actuelle de la pratique hydrologique. Sans doute partout se développent et se perfectionnent

les agents balnéothérapiques, mais c'est à titre d'adjuvants et
non plus comme agents essentiels (1). »

Voilà donc, selon M. Durand-Fardel, la véritable voie
trouvée, *c'est la doctrine de la spécialisation des eaux minérales.* Et, pour atteindre ce résultat, il établit que c'est à la
méthode altérante qu'il faut s'adresser ; c'est-à-dire à une méthode qui ne détermine aucun effet apparent et qui ne révèle
son efficacité que lorsque la guérison est obtenue.

Cette théorie est-elle bien le fruit de l'observation ? Ne con-
state-t-on pas, au contraire, que les malades déclarent souvent, dès le troisième ou le quatrième bain, qu'ils se trouvent
déjà mieux ? N'y a-t-il pas fréquemment une surexcitation
qui détermine la fièvre des eaux ? Tout cela est appréciable,
apparent, et ne s'opère nullement dans le silence. Ajoutons que cette phraséologie nouvelle ne jette pas une véritable
clarté sur les idées, que d'ailleurs les faits et les explications
présentés sont en désaccord avec l'expérience, qu'ils sont vivement contestés par d'autres médecins hydrologistes d'un
grand mérite, enfin que l'ensemble de faits qui nous autorise à
répéter avec M. Kuhn : *Que les principes sur lesquels repose
la médecine des eaux ne sont rien moins que solidement
établis, ou pour mieux dire, qu'ils restent encore à établir.*

§ 2. — Des actions physique et mécanique des eaux miné-rales. — Absorption par la peau.

Quelques médecins, peu satisfaits des explications qui attribuent exclusivement aux principes chimiques les effets des
eaux, ont pensé qu'il fallait faire intervenir aussi les actions
physique et mécanique. Selon eux, la température ordinairement élevée de l'eau thermale accroît ses propriétés dissol-

(1) Durand-Fardel, *Annales de la Société d'hydrologie médicale de Paris,*
1862, t. VIII, p. 89, 90, 91. — Discussion sur l'expérimentation des eaux
thermales sur l'homme sain.

vantes ; elle dilate les solides et les liquides de l'économie, favorise, par conséquent, leur pénétration et rend la circulation
du sang plus active et plus rapide (Herpin, ouvr. cité, p. 173).

« Les eaux thermales portent dans les voies alimentaires
une somme de calorique libre, qui stimule d'abord l'estomac,
exalte sa vitalité ; puis, par une irradiation soudaine, la même
excitation se propage à tous les appareils organiques.

« Absorbée par les vaisseaux veineux, cette eau passe dans
le sang, se mêle avec lui, le délaye, le fluidifie, en circulant
avec le sang ; elle pénètre dans l'intérieur des viscères, des
organes et jusque dans les plus petites ramifications des vaisseaux et des tissus les plus fins ; elle les lave, les nettoie ; elle
dissout et entraîne les substances hétérogènes, morbides ou
anormales, qui s'y trouvent accidentellement déposées.

« Reprise ensuite par les organes excréteurs, l'eau est reje-
tée au dehors de l'économie par toutes les voies excrétoires ;
soit par le canal intestinal, soit par les reins et la vessie avec
les urines ; soit par la peau, sous la forme de sueurs abondantes, d'éruptions ; soit enfin par l'expectoration même ; en-
traînant avec elle les substances hétérogènes, les produits
altérés ou viciés de différentes sécrétions, en un mot, toutes
les substances inutiles ou nuisibles à l'économie, dont elle
s'est chargée pendant son parcours à travers le tissu des divers organes, et dont l'économie générale se trouve ainsi pur-
gée et débarrassée. »

Au dire des médecins physiciens, l'eau possède encore
beaucoup d'autres mérites. « Mise en contact avec la peau,
l'estomac et les divers tissus de l'économie, l'eau les humecte, les imbibe, les pénètre comme une éponge, les traverse comme un filtre. A une température modérée, elle agit
comme émollient, comme antiphlogistique, comme dissolvant
et résolutif. C'est une sorte de tisane, de boisson mucilagi-
neuse, un topique, un véritable cataplasme qui humecte, dé-
tend, calme et adoucit. A une haute température, elle devient

un excitant, un irritant, un rubéfiant et un révulsif énergique (Herpin, ouvr. cité, p. 172). »

Après avoir créé cette physiologie fantaisiste, on comprend
que, pour les médecins mécaniciens, les principes minéralisateurs ne pouvaient plus avoir une grande importance; s'ils
ne les dédaignent pas tout à fait, c'est plutôt par considération pour une vieille réputation que par croyance en leurs
vertus. « On a cherché vainement, dit M. Herpin, dans les
éléments ou principes minéralisateurs que contiennent certaines sources faibles, la cause et l'explication rationnelle de
leurs vertus et de leurs propriétés souvent très-remarquables;
on y a trouvé... souvent rien ou presque rien (1). »

Une fois entrés dans cette voie, les médecins mécaniciens
vont presque jusqu'à désirer, pour leurs malades, la découverte d'une source d'eau distillée : « Plus une eau thermale
est faible, c'est-à-dire moins elle est chargée de principes
minéralisateurs, plus son action dissolvante est grande, plus
elle est apte, par conséquent, à se charger des principes hétérogènes et morbifiques qu'elle rencontre dans son passage à
travers les organes.

« C'est ce qui explique pourquoi les eaux thermales les plus
pures, celles qui ne contiennent presque aucun principe minéralisateur produisent néanmoins les guérisons les plus
surprenantes et les plus inespérées (Herpin, ouvr. cité,
p. 175). »

A cette théorie toute mécanique, il n'est pas sans intérêt
d'opposer la théorie chimique des médecins d'Aix en Savoie;
il en ressortira une nouvelle preuve de la solidité des principes sur lesquels la science hydrologique s'appuie. Les médecins mécaniciens attribuent tout à l'eau, les chimistes rapportent tout aux éléments minéralisateurs : « Le malade ne
perdra jamais de vue, disent ces derniers, que sa cure thermale ayant été faite avec soin, son économie aura été saturée

_____

(1) Voir à la page 68 le complément de cette citation.

par les éléments minéraux renfermés dans les sources, et qu'il part emportant dans ces liquides en circulation des masses atomiques de puissances thermales qui, charriées par son sang et déposées bientôt dans les cellules organiques, interviendront pour modifier la constitution et donner une impulsion particulière à la nutrition interstitielle (voir p. 39). »

Cette nouvelle physiologie n'est pas moins curieuse que la précédente, il serait difficile de décider laquelle mérite la préférence; fort heureusement il en existe une troisième qui explique un peu plus scientifiquement les lois de l'organisme vivant, et qui nous permet de faire un choix.

Si on admettait pour un instant que les actions physique et mécanique suffisent pour produire les effets observés sous l'influence des eaux minérales, il faudrait nécessairement se demander par quelles voies elles peuvent pénétrer dans le corps. On n'hésiterait point à répondre que c'est par l'introduction dans l'estomac et par l'absorption cutanée. Quant aux voies respiratoires, on ne peut pas en tenir compte, attendu que, dans cette circonstance, la vapeur qui s'y introduit équivaut à de l'eau distillée.

En ce qui concerne la boisson, on pourrait sans doute admettre que, prise en grande quantité, elle puisse exercer une influence physique ou mécanique, selon la température et la quantité ingérée. Quelquefois, les eaux froides sont prises avec excès; dix, quinze, vingt verres sont bus dans la journée; j'ai vu à Vichy un malade qui, chaque jour, absorbait dix litres de l'eau des Célestins; cette exagération provoque évidemment une abondante sécrétion urinaire, quelquefois de la sueur et des évacuations alvines; mais est-ce ainsi qu'agissent les malades prudents et les médecins éclairés?

En général, on boit modérément, quelquefois pas du tout. Beaucoup de malades à Plombières, Luxeuil, Aix, etc., ne prennent que des bains; si quelques-uns prennent un ou deux verres d'eau, ils leur sont prescrits par le médecin, plutôt par condescendance que par nécessité ; et cependant les résultats de la cure ne sont pas moins satisfaisants que si une grande quantité de liquide avait été ingérée.

Les eaux thermales, surtout celles qui sont sulfureuses, sont administrées avec une parcimonie qui peut paraître exagérée. « L'action des Eaux-Bonnes prises en boisson, dit C. James, exige la plus grande circonspection dans le dosage. Les limites extrêmes sont de deux cuillerées à bouche à trois verres, dont deux dans la matinée et une avant le dîner (1). » Et cependant, cette faible dose suffit habituellement pour produire, dès les premiers jours, de l'agitation, de l'insomnie, une sorte d'exaltation de tout le système nerveux.

Peut-on raisonnablement admettre que cette insignifiante quantité de liquide peut, physiquement et mécaniquement, modifier la composition du sang et la constitution des tissus vivants ? Évidemment, toutes ces théories n'ont rien de sérieux ni de scientifique.

La quantité d'eau minérale prise en boisson ne suffisant pas pour justifier la doctrine des actions physique et mécanique, les partisans répondent qu'il faut y ajouter l'absorption opérée dans le bain. Ce sujet mérite une attention sérieuse et approfondie.

La question de l'absorption par la peau dans le bain a été longuement étudiée et vivement controversée par les physiologistes et les médecins hydrologistes ; admise par quelques-uns, niée par d'autres d'une manière absolue, elle a provoqué récemment, le 19 janvier 1863, à la Société d'hydrologie de Paris, une discussion qui n'a pu aboutir à une solution, mais qui a déterminé la nomination d'une commission chargée de poursuivre expérimentalement l'étude de l'absorption cutanée et de lui soumettre le résultat de ses observations (2).

(1) *Guide pratique aux eaux minérales*, ouvr. cité, 5e édit., p. 52.
(2) Cette commission est composée d'Amussat, Bourdon, Denos, Grandeau, Leconte, Moutard-Martin et Reveil rapporteur. (*Annales d'hydrologie médicale de Paris*, t. IX).

Cette commission, dès le début, n'hésite pas à formuler son opinion. « Dès aujourd'hui, dit-elle, et avant toute expérience, la Commission est convaincue que la peau de l'homme n'est pas la voie choisie par la nature pour faire pénétrer les liquides dans l'économie; si la pénétration a lieu, elle est certainement insuffisante pour expliquer l'action thérapeutique des eaux minérales, il n'y a pas, à notre avis, une liaison entre ces deux faits : absorption par la peau et action médicatrice des eaux. »

Soixante-seize ans se sont écoulés depuis que quelques savants ont commencé à douter des propriétés absorbantes de la peau lorsque le corps de l'homme est dans un bain. Dans un mémoire sur la transpiration, fait en collaboration avec Lavoisier, l'habile expérimentateur Séguin, après de nombreuses recherches, est arrivé à conclure que la peau n'absorbe pas. Séguin avait d'abord cherché à se rendre compte des pertes que le corps de l'homme éprouve chaque jour, à l'air libre, par la double transpiration cutanée et pulmonaire; pendant onze mois, il fit des pesées qui lui donnaient des indications précises. Voulant ensuite comparer avec ce qui se passe dans le bain, il procédait de la manière suivante : il se faisait peser, entrait immédiatement au bain, y restait trois ou quatre heures, puis il se pesait de nouveau. Il constata ainsi que, dans aucune circonstance, son corps n'avait augmenté de poids. Comme il avait apprécié, par des expériences préalables, la perte que, dans un temps égal, son corps subissait à l'air, il reconnut qu'il perdait un peu moins de son poids dans l'eau qu'à l'air (1). »

Le même auteur, qui déjà avait lu son premier mémoire à l'Académie des sciences, en présenta un second, le 3 mars 1792, ayant pour titre : *Mémoire sur les vaisseaux absorbants* (2).

_____

(1) *Annales de chimie et de physique*, t. XC, p. 5.
(2) Un rapport fut fait huit jours après à la savante Compagnie par une

D'autres expériences contradictoires ne tardèrent pas a être faites. Young et Madden, cités par Milne-Edwards (1), ne partagèrent pas l'opinion de Séguin; Young avait vu tantôt une augmentation, tantôt une diminution de poids; Madden, dans neuf expériences à l'aide de bains chauds, constata une augmentation de poids qui variait de 170 à 517 grains (8 à 40 grammes). Un médecin anglais, Dill, a fait prendre des bains à plusieurs individus dont il avait préalablement constaté la perte de poids à l'air. Un jeune homme, qui perdait 75 grammes par heure par l'exhalation à l'air, avait augmenté de 2 grammes à la suite d'un bain d'une demi-heure; le lendemain, il augmenta de 3 grammes pour un bain d'un quart d'heure de durée. Un homme de cinquante-huit ans qui, à l'air, perdait 45 grammes par heure, n'avait rien perdu après un bain de 20 minutes; un autre sujet avait augmenté de 40 grammes après un bain d'une demi-heure, etc. L'auteur conclut de ces expériences que, généralement, le corps augmente de poids pendant le bain; que même le corps, restant stationnaire, prouvait néanmoins l'absorption, car il n'était pas possible d'admettre que toute perte par exhalation pulmonaire ou cutanée cessait par le fait de l'immersion dans l'eau.

En 1825, Collard de Martigny présenta à l'Académie royale de Paris un mémoire ayant pour titre : *Expériences sur l'absorption cutanée de l'eau, du lait et du bouillon.* Le rapport fut fait le 3 janvier 1826, par M. Ségalas, au nom d'une Commission composée de Roux, Adelon et du rapporteur. L'auteur du mémoire a fait cinq expériences sur quelques parties du corps seulement, spécialement sur la main; il en conclut que l'absorption des liquides par la peau n'est pas dou-

commission composée de Adanson, de Jussieu, Lavoisier et Fourcroy, rapporteur. (*Annales de chimie et de physique*, t. XC, p. 185.)

(1) Milne-Edwards, *Leçons sur la physiologie et l'anatomie comparée*, t. V, 1re part., p. 210.

teuse. Les commissaires, au contraire, croient que plusieurs des expériences de Collard ne prouvent pas invinciblement l'action absorbante de la peau ; mais ils admettent néanmoins, avec ce médecin, la faculté absorbante de cette membrane, d'après beaucoup de faits pathologiques (1).

A la même époque, en 1826, Darcet, considérant la question au point de vue chimique, déclarait qu'il suffit d'un seul bain d'eau minérale de Vichy pour alcaliser l'urine (2).

Magendie, qui doutait de l'absorption des liquides par la peau, fait remarquer que le passage à travers cette membrane est encore plus difficile de dedans en dehors que de dehors en dedans. C'est pour cette raison que la sérosité qui remplit les phlyctènes des vésicatoires et des brûlures ne s'en échappe qu'avec une extrême lenteur (3).

Ainsi qu'on peut le remarquer, le problème de l'absorption cutanée n'est pas aussi simple qu'il paraît, il se complique d'une question de *température* et de l'*évaporation habituelle* qui se fait d'une manière continue par la peau et par la surface pulmonaire.

Des recherches exactes ont constaté que la quantité d'eau évaporée à la surface de la peau est, en moyenne, de 1 kilogramme en vingt-quatre heures. La quantité d'eau exhalée par le poumon, pendant le même temps, était de 400 à 500 grammes (4).

Kuhn, de Niederbronn, est un des médecins qui ont le plus attiré l'attention sur ce sujet ; il fait remarquer que les phénomènes qui se produisent, lorsque le corps de l'homme est dans le bain, varient selon la température du liquide ; l'eau

---

(1) *Archives générales de médecine*, t. X, p. 305 ; 1826.

(2) Darcet, Première note pour servir à l'histoire des eaux thermales de Vichy. (*Annales de chimie et de physique*, 1826.)

(3) Magendie, *Leçons sur les phénomènes physiques de la vie*, t. I, p. 90.

(4) J. Béclard, *Traité élément. de physiologie*, 4e édition, 1 vol. in-8, p. 386. Paris, 1862.

est-elle froide, la peau n'absorbe pas; est-elle chaude, la sécrétion de la peau est très-abondante; enfin il est un point
d'équilibre ou *points isotherme,* comme l'a appelé Kuhn,
où les pertes occasionnées par l'évaporation sont compensées
exactement par le liquide introduit par l'absorption.

Cette question a aussi préoccupé Duriau (1); il a fait
des expériences, et voici les résultats qu'il a obtenus : l'eau
du bain étant de 22 à 25 degrés centigrades, l'augmentation
de poids du corps est, en moyenne, de 6 grammes après un
quart d'heure d'immersion; de 35 grammes après trois quarts
d'heure, et de 45 grammes après cinq quarts d'heure de séjour dans l'eau.

Lorsque, au contraire, la température de l'eau excède celle
du point *isotherme,* il y a perte de poids de la part du baigneur; perte qui est en raison directe de la chaleur du bain.
A la température de 36 degrés, le poids du corps diminue,
en moyenne, de 48 grammes après 15 minutes d'immersion;
de 82 grammes après 30 minutes, de 139 grammes après
45 minutes; enfin, à 45 degrés, la perte est de 432 grammes
au bout de 10 minutes. Plusieurs médecins ont poussé l'expérience plus loin : Turck, de Plombières, entre autres, après
un séjour d'une heure et demie dans un bain à 43 degrés
centigrades, avait perdu 4 kilogrammes et demi; il en est
sorti faible, affamé et très-fatigué. Cette expérience a été faite
au mois de mai 1851.

Lorsque, après le séjour du corps dans un bain tiède, on a
constaté l'augmentation du poids, il se présente une objection
difficile à résoudre; en effet, le premier phénomène qui se
manifeste lorsque le corps est plongé dans l'eau tiède, c'est le
gonflement de l'épiderme, surtout où il est très-épais, notamment à la plante des pieds et à la face palmaire de la main.

---

(1) Duriau, *Recherches expérimentales*, ou *Essai sur l'action physiologique
des bains d'eau.* Broch. in-8. Paris, 1856. (Extr. des *Archives générales de
médecine,* février 1856.)

Ce gonflement est dû à l'imbibition ; l'eau qui le produit n'est pas encore absorbée, elle ne le sera même jamais, à ce qu'affirment plusieurs physiologistes éminents. Cette eau entre cependant en ligne de compte dans les pesées qui sont faites immédiatement au sortir du bain ; ajoutons encore ce qu'absorbent les cheveux et toutes les parties pileuses du corps, poids qui n'est pas sans importance, puisqu'on sait combien le système pileux est hygrométrique.

Les expériences de Duriau l'ayant conduit à admettre que, dans certaines circonstances, l'eau est absorbée par la peau, il s'est demandé si ce liquide entraîne avec lui les principes, salins ou autres, qu'il tient en dissolution. Dans le but d'élucider cette question, il a examiné l'urine des baigneurs, avant et après l'immersion, en ayant soin d'ajouter à l'eau diverses substances telles que l'iodure de potassium, le carbonate de potasse, le cyanoferrure de potassium, le sel marin, le nitrate de potasse. Un fait général s'est montré dans ces expériences ; l'urine, qui était acide avant le bain, a toujours présenté une réaction alcaline après le bain. On pouvait croire que ce résultat devait être attribué à la nature des sels ajoutés à l'eau ; mais il s'est présenté également après des bains additionnés de 200 grammes d'acide azotique du commerce, et prolongés pendant 75 minutes. Ce n'est donc pas aux sels qui se trouvent en dissolution dans l'eau du bain qu'il faut rattacher le changement de réaction que subit l'urine.

D'un autre côté, Duriau n'a jamais trouvé dans l'urine aucune trace des iodures, cyanures et sulfates employés. Des individus plongés dans un bain à 31 ou 32 degrés, additionné de 2 kilogrammes de feuilles de belladone ou de digitale, n'ont éprouvé aucune modification dans l'état de la pupille, dans les battements du cœur, ni aucun trouble cérébral ; d'où Duriau conclut que l'urine n'absorbe pas les principes médicamenteux, mais qu'elle devient constamment alcaline à la suite d'un bain prolongé, quelle que soit la composition de ce dernier.

Déjà, en 1853, le docteur Homolle avait fait des expériences analogues; évidemment c'est à lui que revient le mérite de la priorité (1); il s'est placé dans un bain d'eau pure ou chargée de diverses substances, et, pour constater les effets de l'absorption par la peau, il a soumis ses urines à l'examen chimique.

Pendant une heure et demie, l'expérimentateur se tenait dans un bain additionné de 100 grammes d'iodure de potassium; il ne trouva pas vestiges de ce sel dans l'urine examinée après le bain. Et pourtant, afin de prouver l'élimination de l'iodure de potassium par l'urine, lorsque cette substance a été véritablement absorbée, Homolle en prit, par la bouche, un gramme en solution, et, immédiatement après, une tasse de 200 grammes de décoction de gruau sucrée; cette solution d'iodure de potassium avait été prise à six heures et demie du matin, à sept heures les réactifs décelaient déjà la présence de l'iode dans les urines.

Après avoir multiplié ses recherches, Homolle formule les conclusions suivantes :

« 1° L'eau est évidemment absorbée par le tégument externe chez l'homme dans le bain.

« 2° Dans l'action des bains chargés de substances minérales ou organiques, les faits d'absorption ont lieu comme si la peau était douée d'une propriété non constatée jusqu'à ce jour, d'une sorte de force catalytique, en vertu de laquelle elle opérerait un départ entre les molécules constituantes de certains composés chimiques pour exercer une absorption élective sur l'un des composants à l'exclusion de l'autre; ou, dans une autre hypothèse, les modifications observées dans

---

(1) Homolle, *Expériences physiologiques sur l'absorption par le tégument externe chez l'homme dans le bain.* Broch. in-8 de 24 pages. Paris, 1853. (Extrait de l'*Union médicale*, année 1853.)

la composition de l'urine, tiendraient à une action électro-chimique, exercée par la peau au contact de l'eau chargée de principes salins ou de substances organiques solubles. »

Quant aux conclusions thérapeutiques, Homolle les expose avec circonspection. Comme conséquence de ses recherches, il ajoute :

« Le praticien ne serait-il pas, en effet, conduit à ne plus compter autant sur l'action des médicaments confiés à l'absorption tégumentaire, au moins sous forme de bains locaux ou généraux.

« D'autre part, la doctrine des eaux minérales administrées en bains, serait profondément modifiée, puisque les expériences ne tendraient à rien moins qu'à prouver l'identité d'action des eaux minérales salines, quels qu'en soient les principes minéralisateurs, les bases alcalines seules paraissant aptes à être absorbées. »

Reveil, rapporteur de la commission nommée par la Société d'hydrologie de Paris, a essayé la décoction d'asperges sous forme de bain ; l'absorption a été nulle ; l'urine n'a point pris l'odeur caractéristique qu'elle acquiert après l'absorption des principes solubles de cette plante. Il en a été de même pour les bains arsenicaux, ils ont été composés avec l'arséniate de soude, parce que, d'après les expériences de Gueneau de Mussy, ce sel peut être employé sans danger à la dose de 8 à 10 grammes par bain. Reveil a doublé ces doses sans ressentir aucun effet physiologique et sans avoir pu constater la présence de l'arsenic dans les urines (1).

Les dernières recherches sur ce sujet ont été faites par Willemin, médecin fort distingué, inspecteur-adjoint des eaux de Vichy ; il a cherché, comme ses prédécesseurs, à préciser les modifications du poids du corps après les bains ; il a fait 52 expériences pratiquées sur seize personnes ; huit étaient jeunes et bien portantes, les huit autres malades. Voici les

(1) Premier rapport fait à la Société d'hydrologie médicale de Paris, p. 29.

résultats : augmentation du poids du corps, 20 fois; état stationnaire, 11 fois; diminution, 21 fois. Si l'on compte à part les personnes à l'état physiologique et les malades, on arrive sensiblement aux mêmes résultats.

On pourrait conclure de ces faits que la question de l'absorption par la peau reste fort douteuse; cependant M. Willemin incline à penser qu'elle existe : c'est probable en effet, mais elle n'existe que dans de faibles proportions et dans des conditions spéciales. Milne-Edwards a remarqué que l'absorption et l'exhalation cutanées sont en rapport inverse d'activité ; lorsque l'une de ces fonctions est active, l'autre est suspendue (1). Cette observation a été confirmée par les expériences de Collard de Martigny qui a constaté au moyen de différents liquides appliqués sur la peau et placés sous un verre de montre, que l'absorption était sans activité lorsque la peau était perspirante et que la surface interne du verre de montre se ternissait (2).

Willemin a voulu rechercher dans l'urine, ainsi que ses prédécesseurs, les sels dissous dans le bain; il a expérimenté sur la potasse, l'iodure et le cyanure de potassium, enfin sur le sublimé corrosif. Les analyses faites pour constater la présence de la potasse et du sublimé corrosif n'ont donné aucun résultat; il en a été différemment pour l'iode.

Au lieu de rechercher simplement le métalloïde, comme l'avaient fait la plupart des expérimentateurs, à l'aide d'amidon et d'acide nitrique, dans l'urine rendue immédiatement après un bain ioduré, ce qui donne constamment des résultats négatifs, Willemin a recueilli, sur l'indication de Hepp, pharmacien et chimiste distingué de Strasbourg, l'urine des vingt-quatre heures qui suivirent le bain ; le liquide

---

(1) Milne Edwards, *De l'influence des agents physiques sur la vie*, p. 354. Paris, 1824.

(2) *Recherches expérimentales sur l'absorption* (*Nouv. Bibliothèque médicale*, t. III, p. 5. Paris, 1827).

fut réduit, par évaporation, de 900 à 300 centimètres cubes ; puis, formant une pâte avec de l'amidon et le liquide concentré, il fit passer un courant électrique : au bout de quelques instants, il se forma au pôle positif un cercle rosé tirant sur le carmin, ce qui indiquait déjà la présence de l'iode.

Pour rendre l'expérience plus probante, elle fut refaite avec une plus grande quantité de liquide. On réunit les urines de vingt-quatre heures de cinq jeunes gens ayant pris chacun un bain contenant 100 grammes d'iodure de potassium : après addition d'un peu de potasse, elles furent traitées de même, la tache rose se reproduisit. Après évaporation jusqu'à consistance sirupeuse, une nouvelle épreuve donna une belle couleur violacée ; enfin, après évaporation à siccité, pulvérisation et filtration avec de l'eau distillée, le liquide entraîné communiqua à l'amidon, par l'addition d'acide nitrique, une couleur violette caractéristique.

On procéda de même pour la recherche du cyanure de potassium ; quatre personnes ayant pris chacune un bain contenant 125 grammes de prussiate jaune, les urines de vingt-quatre heures furent réunies. Les réactifs n'y décelant pas d'une manière suffisante la présence du cyanure, la masse fut réduite, par évaporation, de 4^{kil},500 à 150 centimètres cubes ; on précipita une partie des sels en rendant les urines légèrement alcalines ; la liqueur, acidulée par de l'acide chlorhydrique, fut filtrée, et alors l'addition du sel de fer produisit une coloration bleue parfaitement caractérisée.

Willemin a soin de faire remarquer qu'on a pris la précaution de ne faire intervenir aucun réactif sur la pureté duquel on pût avoir des doutes : il conclut de ses expériences que l'iodure et le cyanure de potassium, dissous dans l'eau d'un bain, sont absorbés par la peau.

Malgré ces derniers faits, l'auteur apporte une grande réserve dans les conclusions générales qui terminent son savant mémoire :

« Dans un bain tiède, dit-il, à la température de 32° à 34°, la peau *paraît* absorber de l'eau.

« Généralement, après un bain simple pris en état de santé, la réaction de l'urine change, d'acide elle devient neutre ou alcaline.

« Après un bain alcalin, elle reste le plus souvent acide ; après un bain acide, elle devient alcaline.

« L'absorption est sujette à varier beaucoup, soit chez le même sujet, soit chez les sujets placés dans les mêmes conditions physiques.

Toutes choses égales d'ailleurs, le bain d'eau simple semble favoriser moins l'absorption que le bain minéralisé.

« L'activité de cette fonction paraît augmenter avec la pression barométrique et la sécheresse de l'atmosphère.

« Immédiatement après une transpiration forcée, l'absorption ne paraît point se faire ; si donc elle est en rapport avec le phénomène inverse de l'exhalation, si elle augmente proportionnellement à celle-ci, les deux phénomènes, dans ce cas, ne se succèdent pas sans intervalle.

« Les variations continuelles et souvent inattendues de l'absorption autorisent à conclure qu'elle n'est pas seulement sous la dépendance des conditions physiques ; c'est une fonction éminemment vitale, et qui varie surtout avec les différents états de l'organisme.

« Puisque l'on a retrouvé dans l'urine des substances solubles introduites dans les bains, il est légitime d'en inférer qu'ils agissent par le passage de ces substances dans l'économie.

« Nous ne nions pas toutefois que ces bains ne puissent exercer sur l'économie une autre action, bien moins démontrée, qui dépendrait de leurs conditions physiques, et dont le système nerveux serait l'intermédiaire (1). »

Tels sont, à peu près, les documents que la science possède

(1) Willemin, *Recherches expérimentales sur l'absorption par le tégument externe de l'eau et des substances solubles.* Broch. in-8, 64 pages. (Extr. des *Archives générales de médecine,* n° de juillet 1863 et suiv.)

sur l'importante question de l'absorption des liquides par la peau ; on doit reconnaître que toutes les difficultés ne sont pas levées, que cependant il en ressort ce point capital que si la peau absorbe les liquides et même quelques sels tenus en dissolution, ce n'est qu'accidentellement et en faible proportion ; qu'on est donc autorisé à dire, avec les membres de la commission nommée par la Société d'hydrologie, *que la peau de l'homme n'est pas la voie choisie par la nature pour faire pénétrer les liquides dans l'économie.*

Que deviennent maintenant toutes ces théories imaginaires qui font pénétrer les liquides dans l'organisme, *humecter les tissus, les imbiber, les pénétrer comme une éponge, les traverser comme un filtre ?* Ou bien qui supposent *le dépôt de masses atomiques de puissances thermales dans les cellules organiques ?*

Toutes ces fictions, bonnes tout au plus pour les malades les plus crédules, ne supportent pas le plus faible examen scientifique.

Il reste encore à examiner une assertion qui mérite un instant d'attention. Quelques auteurs ont supposé que la pression exercée par le poids de l'eau peut contribuer, lorsqu'on est dans le bain, à la faire pénétrer dans les tissus ; M. Willemin, médecin savant, dit même que la pression barométrique paraît augmenter l'absorption.

Pour apprécier ces opinions à leur valeur, il suffit de rappeler que le corps humain contient environ 75 parties d'eau et 25 parties de substances solides ; que l'eau maintient le sang dans l'état de liquidité nécessaire à la circulation, et les divers tissus dans l'état de souplesse ou de mollesse en rapport avec l'accomplissement de leurs fonctions, que l'eau, étant incompressible ou pouvant être considérée comme telle, la résistance est égale à la pression, et que les deux forces se font équilibre.

Ces objections, entrevues par les médecins instruits, font

comprendre que la véritable cause de la puissance des eaux minérales reste à découvrir.

CHAPITRE VI

DOUCHES. — BAINS DE VAPEUR. — MASSAGE.

La douche, le bain de vapeur, le massage sont des moyens accessoires excellents, mais leur mérite n'emprunte rien à la valeur des eaux minérales.

§ 1. — Douches.

Il y a peu d'établissements balnéaires en France où les douches soient bien installées ; si nous voulions être sévère, nous dirions qu'il n'en existe pas. C'est à Aix en Savoie que l'organisation est la plus satisfaisante ; Plombières a vu introduire, depuis quelques années, des changements heureux ; mais, malgré les perfectionnements apportés, nous sommes encore loin de la savante installation de l'Allemagne. Ce n'est qu'en 1842, lorsque je reçus du ministre de la guerre la mission d'aller étudier les établissements hydrothérapiques d'outre-Rhin, que je commençai à comprendre les ressources que les douches peuvent offrir ; elles sont susceptibles, en effet, de modifications si diverses, qu'on peut les administrer utilement aux yeux, aux oreilles, à toutes les parties prises isolément, ou bien au corps tout entier en variant la température, la force de percussion, le volume de la masse liquide. Je m'empressai, à mon retour en France, de faire connaître tous ces moyens ingénieux (1), et j'obtins, en ma qualité de médecin-chef et de premier professeur, de présider à leur installation

---

(1) Scoutetten, *De l'eau sous le rapport hygiénique et médical*, ouvr. cité, p. 229.

dans le grand hôpital d'instruction de Strasbourg ; quelques années plus tard, la même organisation fut faite, sous ma direction, à l'hôpital militaire de Metz ; ce dernier est le seul établissement aujourd'hui où ces ressources thérapeutiques existent; elles ont rendu des services importants, qui se renouvellent chaque jour et qui déterminent l'envoi à cet hôpital de militaires malades dans des lieux fort éloignés.

La douche a une action très-puissante ; elle excite vivement la circulation de la peau ; si l'eau est chaude, la rubéfaction peut être très-vive ; si elle est froide, la réaction amène d'heureux résultats lorsqu'elle est secondée par le mouvement et la marche.

L'âge, la constitution, la force du malade, l'habitude et la nature de la maladie doivent déterminer la durée de la douche ; c'est au médecin, appréciateur de toutes ces circonstances, qu'il appartient de la fixer.

Dans les établissements d'eaux thermales, on remplace ordinairement l'eau des sources naturelles par l'eau commune ; quelquefois on les mélange ou on les donne alternativement ; c'est ce qui a lieu à Aix, lorsqu'on administre la douche écossaise ; l'eau chaude est minérale, l'eau froide est ordinaire ; l'on opère le mélange lorsqu'on veut avoir de l'eau tiède.

Toutes ces modifications n'ont aucune importance ; nous répétons que la douche ne détermine qu'une action physique qui varie selon la température du liquide, la force de projection et l'étendue de la surface du corps qui y est soumis.

§ 2. — Bains de vapeurs et massage.

Les bains de vapeurs, en France, laissent encore plus à désirer que les douches ; nous n'avons rien de comparable à ce qui existe en Russie et surtout en Orient.

C'est à tort qu'on supposerait que la vapeur des eaux minérales diffère de celle de l'eau ordinaire ; toute eau qui se vaporise laisse déposer les sels qu'elle contient; la vapeur, quelle que soit son origine, ne peut agir que par le calorique et par l'humidité déposée à la surface de la peau. Cependant, nous ne contestons point que les vapeurs spontanées qui s'élèvent de certaines sources chaudes ne puissent entraîner des particules salines et surtout des gaz, notamment l'acide carbonique et l'acide sulfydrique, mais cela ne peut avoir d'intérêt que pour les salles d'inhalation.

Nos bains de vapeurs, en France, ne sont, en général, que des cabinets obscurs, de véritables caves, où la vapeur concentrée suffoque lorsqu'on y entre. En Russie, ce sont de grandes salles entourées de gradins, où l'on s'assied ; le garçon du bain vient, par intervalles, vous fouetter la peau avec un petit balai de bouleau ; puis, lorsque la sueur ruisselle, on se précipite dans un immense baquet, véritable piscine remplie d'eau froide. Lorsqu'on en sort, on rentre dans l'étuve et on se place sur un gradin supérieur à celui qu'on occupait précédemment.

Cette action alternative du chaud et du froid agit puissamment sur tout l'organisme ; elle stimule les organes, augmente les forces, prévient certaines maladies ou guérit celles qui existent.

En Orient, les étuves sont des établissements importants, quelquefois des monuments remarquables par l'élégance de l'architecture et par le confortable des dispositions intérieures. On y prend de grandes précautions pour vous faire passer des salles qui reçoivent l'air extérieur dans celles où la température est fort élevée.

Là, on y pratique le massage avec une grande habileté, et, lorsqu'on sort d'un bain oriental, on se sent fortifié et rajeuni. Ce n'est pas que partout le massage soit fait avec la même dextérité ; c'est en Afrique qu'on trouve les masseurs les plus habiles ; ils viennent habituellement des environs de Biskara, ville avoisinant le désert ; j'ai toujours éprouvé une quiétude,

un bien-être étonnants en sortant des mains de ces Biskris ;
je n'ai point été aussi satisfait des masseurs de Constantinople,
et encore moins de ceux de Smyrne, en Asie ; ils ne savent
point assouplir les articulations, frotter la peau avec la paume
de la main et en enlever ces petits rouleaux d'épiderme et de
malpropreté que les baigneurs algériens vous montrent
comme preuve de leur dextérité.

Nous n'avons rien de semblable dans nos établissements
balnéaires de la France ; ce qu'on fait à Aix en Savoie, est
mieux que partout ailleurs, mais le massage n'y est qu'une
pression exercée par les mains de deux baigneurs qui agissent
en même temps qu'ils vous donnent la douche. J'ai rencontré
à Plombières un homme adroit ayant appris à masser pendant son séjour au Caire, en Égypte, il comprend bien son
service, mais ,tout en lui rendant justice, il est loin d'atteindre
l'habileté des Biskris.

Satisfait des avantages hygiéniques offerts par les bains de
vapeurs russes et orientaux, j'ai obtenu du Ministre de la
guerre qu'on en construisit à l'hôpital militaire de Metz ; ils
y fonctionnent depuis dix ans, des milliers de malades en ont
éprouvé de bons effets, et chaque jour les médecins se félici-
tent des résultats heureux obtenus par ces moyens puissants
mis à leur disposition.

<hr />

CHAPITRE VII

EAUX MINÉRALES TRANSPORTÉES. — EAUX MINÉRALES ARTIFICIELLES.
EAUX CONCENTRÉES PAR LA CONGÉLATION. — EAUX PULVÉRISÉES.

<hr />

§ 1. — Eaux minérales transportées.

L'efficacité des eaux minérales, prises à la source, a fait
supposer, il y a fort longtemps, qu'on pourrait éviter la fatigue et les frais du voyage en faisant venir les eaux au lieu

d'aller les chercher soi-même. Cette pensée était la conséquence naturelle de l'idée que les vertus des eaux minérales
tiennent aux principes minéralisateurs qu'elles renferment.
On s'est empressé de fonder des établissements considérables,
véritables entrepôts des eaux puisées aux sources les plus diverses ; les eaux de Vichy, les eaux sulfureuses, ferrugineuses,
gazeuses, etc., sont expédiées par centaines de mille bouteilles ;
c'est aujourd'hui un commerce de haute importance et l'origine d'un revenu considérable pour les propriétaires des
sources d'eaux minérales recherchées.

On n'a point tardé cependant à se demander si les eaux
minérales transportées au loin jouissaient des mêmes propriétés thérapeutiques que celles qui sont utilisées au point
d'émergence.

On a remarqué d'abord que, pour les eaux thermales, le
calorique primitif disparaît, que cette modification de température peut suffire pour déterminer des changements de combinaisons chimiques, et provoquer, avec le temps, des altérations qui détruisent les propriétés qu'elles possédaient à la
source.

Les chimistes savent en effet, dit M. Lefort, que certaines
substances salines sont dans un état de mobilité tel, que de
simples alternatives de chaud et de froid les dissocient en tout
ou en partie. Puis viennent les éléments de l'air, l'élimination
partielle ou générale des gaz que les eaux tiennent en dissolution et en combinaison, et principalement l'existence des
matières organiques normales ou accidentelles (1).

Il y a d'abord un fait général, c'est que les eaux sulfurées,
à base de sodium ou de calcium, sont, de toutes les eaux minérales, celles qui, conservées en bouteilles et transportées au
loin, éprouvent les modifications les plus promptes et les plus
profondes dans leurs principes constitutifs.

(1) Lefort, Traité de chimie hydrologique, 1 vol. in-8. Paris, 1859, p. 149.

« M. Filhol, qui s'est livré à une étude très-attentive des différentes altérations que les eaux pyrénéennes subissent, soit lorsqu'on les expose pendant quelque temps au contact de l'air, soit lorsqu'on les conserve en bouteilles, a montré par des analyses nombreuses que toutes les eaux sulfurées sodiques d'une même station, transportées au loin, se décomposaient de la manière la plus diverse. Ainsi, pour en donner ici un exemple, l'eau des huit sources de Bagnères de Luchon, transportée à Paris et essayée plusieurs mois après son puisement, a montré à ce chimiste que la source de Bordeu avait perdu 7 pour 100 ; la source du Pré n° 1, 14, et la source de la Reine 30 pour 100 de leur principe sulfureux : toutes ces différences tiennent, à n'en pas douter, au degré de sulfuration, qui n'est pas le même pour chacune d'elles, et à d'autres causes encore peu connues.

« Voyons maintenant la limite des altérations dans une eau sulfurée transportée, en admettant d'abord qu'elle a été conservée dans une bouteille bien bouchée.

« Depuis longtemps déjà, M. Gintrac a annoncé que l'eau de la source de César Vieille, à Cauterets, analysée à Bordeaux, avait perdu 47 pour 100 ; la source du Tambour, à Barèges, 44 pour 100, et la source Vieille, à Barèges, 34 pour 100 de leur principe sulfureux, et cela dans l'espace de quelques mois.

« M. Filhol a résumé dans le tableau suivant le résultat de ses recherches sur l'eau de Bagnères de Luchon, prise à la source, puis transportée à Paris et analysée quelques mois après le puisement (1).

(1) Lefort, *Traité de chimie hyd.*, ouvr. cité, p. 150 et 151.

NOMS DES SOURCES.	IODE absorbé à LA SOURCE.	IODE absorbé A PARIS.	PERTE sur 100 PARTIES
	gr.	gr.	
Bayen...........................	0,2585	0,1980	23
—	0.2585	0,2160	16
Reine...........................	0,1800	0.1240	31
Enceinte........................	0,1655	0.1240	25
La Chapelle.....................	0,1070	0.0800	25
Bordeu, n° 3....................	0.2210	0,2040	7
Pré, n° 1.......................	0.2230	0,1920	14
Ferras nouvelle.................	0,1747	0,1460	16

On avait supposé que les eaux sulfurées les plus chaudes étaient celles qui se conservaient le plus difficilement. M. Filhol a encore prouvé qu'il n'en est rien. Pour les eaux froides comme pour celles qui sont tempérées ou thermales, leur conservation repose uniquement sur le soin apporté pendant le puisement, la mise en bouteilles, et enfin le bouchage, afin d'éviter le contact de l'air ambiant.

Lorsqu'il existe dans les eaux des sulfates et une matière organique, celle-ci, agissant comme corps réducteur, transforme l'acide sulfurique des sulfates en sulfure, puis en acide sulfhydrique ; les corpuscules qui voltigent dans l'air, les bouchons malpropres, un simple débris de paille, suffisent pour convertir l'eau minérale la plus agréable à boire en un liquide d'odeur repoussante   (LEFORT.)

Les remarques précédentes s'appliquent également aux eaux bicarbonatées sodiques, mais principalement à celles qui sont bicarbonatées ferrugineuses.

M. Bouquet, qui s'est spécialement occupé des eaux de Vichy, a constaté que la source du puits d'Hauterive, la plus gazeuse, puisqu'elle contient $2^{gr},183$ d'acide libre, en avait éliminé par le transport $0^{gr},527$, et la source de l'Hôpital, qui en renferme $1^{gr},067$, en avait perdu $0^{gr},922$.

Quant aux eaux ferrugineuses, lorsqu'elles perdent leur excès d'acide carbonique, les sels de fer ou de manganèse qu'elles contiennent absorbent l'oxygène de l'air ambiant, d'où résulte un dépôt rouge ocracé abondant, que l'on regarde, suivant les auteurs, comme du carbonate de sesquioxyde de fer, ou bien comme de l'oxyde rouge de fer hydraté.

A toutes ces causes d'affaiblissement ou de destruction des propriétés des eaux minérales transportées, nous ajouterons le changement d'état électrique, que nous démontrerons plus tard, et qui leur enlève leur vitalité et leur puissance.

Malgré tous ces reproches mérités, nous reconnaissons que certaines eaux minérales naturelles, conservées sans altération, peuvent agir utilement comme moyen thérapeutique, mais qu'alors ce n'est qu'un médicament se rapprochant beaucoup des eaux minérales artificielles.

§ 2. — Des eaux minérales artificielles.

Il y a plus d'un siècle que la pensée de remplacer les eaux minérales naturelles par des eaux artificielles a été émise.

Bordeu rapporte qu'après avoir proposé à la Faculté de médecine de Paris, en 1754, son plan général sur l'administration des eaux minérales naturelles, il avait reçu un mémoire destiné à être mis sous les yeux du ministre. L'auteur de ce travail proposait une manufacture générale de toutes les eaux minérales possibles ; il demandait qu'on plaçât cet établissement dans la vallée de Montmorency, à une petite distance de Paris, pour la commodité des habitants de cette ville.

Bordeu juge sévèrement cette proposition ; après en avoir fait ressortir les inconvénients, il termine en disant : « Combien nous sommes loin de la modeste pénurie de nos pères !..... Jusqu'à quel point la chimie peut-elle être fondée à penser qu'elle connaît le corps humain assez pour déterminer la nature des remèdes qui lui conviennent ? Peut-être

trouvera-t-on que cet art, qui ne doit pas se modeler sur
l'empirisme, connût l'état naturel avant de prétendre aller
plus loin, avant de faire des projets d'agrandissement, des
essais et des spéculations de commerce (1). »

Cette verte mercuriale n'a point arrêté les tentatives faites
pour substituer les eaux artificielles aux eaux minérales naturelles ; il existe aujourd'hui de nombreuses fabriques établies dans le but de cette spéculation.

Toute cette question a été savamment traitée, il y a trente
ans, par M. Soubeiran ; citons quelques passages de son
article, afin que sa pensée soit exposée avec toute l'exactitude
désirable ; il dit :

« Les changements que les eaux naturelles transportées loin
de la source éprouvent souvent dans leur nature, ont amené
la création d'un art nouveau, celui de l'imitation des eaux
naturelles ; et bientôt l'enthousiasme des uns et l'intérêt des
autres ont été si loin, que l'on n'a pas craint d'avancer que,
dans la fabrication des eaux minérales, l'art avait surpassé
la nature.

« La plus forte objection qu'on ait pu faire contre la substitution des eaux artificielles aux eaux naturelles, c'est l'incertitude où nous serons toujours, pour quelques-unes d'elles,
que l'analyse nous ait fait connaître exactement la nature et
la quantité des éléments qui se trouvent dans ces eaux, et
l'impossibilité où nous sommes de reproduire fidèlement
certains composés qui s'y trouvent.

« Quel que soit d'ailleurs le talent du chimiste qui s'est
occupé de ce genre de recherches, on ne peut se défendre
de conserver des doutes sur les conclusions qu'il en tire, s'il
n'a puisé lui-même l'eau minérale dont il s'est servi, s'il n'a
observé avec soin toutes les circonstances qui accompagnent
sa sortie ; s'il n'a fait sur les lieux mêmes une partie des

(1) Th. Bordeu, *Recherches sur les maladies chroniques*, édition citée,
p. 929.

expériences qui sont nécessaires pour arriver à connaître exactement la composition de l'eau minérale qu'il étudie.

« De l'état actuel de nos moyens d'analyse, résulte encore un autre doute sur nos moyens d'imiter les eaux naturelles. Personne ne nie que les sels que nous obtenons dans nos opérations ne soient pas toujours ceux qui étaient en dissolution dans l'eau ; et si l'on en doutait, il suffirait de voir qu'une même eau fournit des substances salines différentes quand on modifie les procédés analytiques.

« Pour résumer cette discussion, je dirai que les eaux minérales naturelles doivent être préférées aux eaux artificielles, toutes les fois qu'elles peuvent être conservées long-temps sans s'altérer ; que l'on peut employer indifféremment les unes et les autres dans les cas où on peut arriver à une imitation complète, savoir : quand l'eau naturelle a été analysée par un chimiste habile, et que cette analyse a servi de base à la fabrication de l'eau artificielle ; lorsque rien dans la composition de l'eau naturelle n'annonce la présence de matières que nous ne pouvons former artificiellement, ou ne fait soupçonner l'existence de quelque principe qui aurait pu échapper à l'analyse ; enfin, lorsqu'une étude comparative et longtemps continuée des propriétés médicinales des deux espèces d'eau a montré l'identité de leur action sur l'économie vivante (1). »

Voilà ce que pensait un savant chimiste il y a trente ans ; les progrès de la science ont-ils modifié les opinions ? Nullement.

La Société de pharmacie de Paris voulant, en vue du nouveau codex projeté, reviser les formules d'eaux minérales artificielles insérées dans l'ancien, a chargé une commission (2) de lui faire un rapport sur les perfectionnements à

(1) E. Soubeiran, *Eaux minérales artificielles*. (*Dictionn. de médecine* en 30 vol., t. XI, p. 68 et suiv. Paris, 1835.

(2) Cette commission était composée de Chatin, Poggiale et Lefort, rapporteur.

introduire dans la composition chimique et la préparation
des eaux minérales artificielles. Ce travail fut présenté à la
Société dans la séance du 9 janvier 1861.

La première question que s'est posée la commission est la
suivante :

*Examinons jusqu'à quel point on peut imiter les eaux
minérales naturelles.* Après quelques considérations préli-
minaires sur les eaux bicarbonatées et les eaux sulfurées sodiques, les auteurs du rapport résument leurs pensées en ces
termes :

« On le voit donc déjà, l'imitation des eaux minérales, en
ce qui concerne les principes minéraux dominants, laisse
dans l'esprit un premier doute qui va en augmentant à mesure qu'on s'adresse aux matières salines, considérées peut-
être à tort comme secondaires; mais il né peut en être autrement, puisque l'analyse pratique ne permet pas de découvrir
sous quelle forme existent tous les sels dans les eaux minérales,
et que chaque opérateur représente à sa manière le résultat
qu'il a obtenu.

« On peut poser en principe qu'en fait d'eau minérale naturelle, aucune substance n'est indifférente à sa composition,
et que vouloir soustraire une seule matière minérale, c'est
chercher à modifier les propriétés de cet agent thérapeutique.
Mais si l'art était capable de former des eaux minérales de
toutes pièces et d'après les données les plus récentes de la
chimie, il faudrait encore tenir un compte sérieux, non-seulement de la quantité des sels prédominants, mais encore de
toutes les matières que l'analyse décèle dans les sources, soit
en proportions très-minimes, soit à l'état de traces : tels sont
l'arsenic, l'iode, le brome, le fluor, le manganèse, l'alumine,
la strontiane et les acides nitrique et phosphorique. On en a
du reste si bien reconnu l'impossibilité, que les formules les
plus récentes d'eaux minérales artificielles ne font pas mention
de toutes ces substances.

« Il en est de même de la silice et des silicates que toutes les eaux minérales naturelles contiennent en proportion souvent assez considérable.

« Parlerons-nous encore des matières organiques si peu connues maintenant, et que parfois, dans les bains de Plombières, par exemple, on remplace par de la gélatine; mais rien ne rapproche la matière organique azotée et soluble des sources de Plombières avec de la gélatine, qui appartiennent l'une au règne végétal, du moins on le suppose, l'autre au règne animal.

« En résumé, donner le nom d'eau minérale artificielle à une solution de sels minéraux admis beaucoup plus par la théorie que par l'analyse pratique dans les eaux naturelles, c'est vouloir aller au delà de ce que la chimie peut entreprendre, du moins jusqu'à présent; c'est propager en médecine des erreurs qu'il est temps de faire disparaître; c'est, enfin, faire supposer que les eaux naturelles ne doivent leurs propriétés qu'à la présence et à la quantité de quelques sels particuliers, alors qu'il est reconnu que c'est par l'ensemble des substances minérales et organiques que les sources acquièrent toutes leurs vertus. Voilà, à notre avis, toute la question, et voilà ce qui nous fait poser en principe que la synthèse des eaux minérales naturelles, même très-approximative, est impossible à réaliser. C'est qu'il s'agit dans cette circonstance de surprendre les secrets de la nature, et malheureusement les moyens que celle-ci emploie ne sont pas du ressort de ceux que l'homme est appelé à découvrir (1). »

Malgré ces déclarations précises et si savamment justifiées, la question a encore été reprise par la Société d'hydrologie médicale de Paris. Reveil fit, au nom d'une commission (2),

---

(1) *Journal de pharmacie et de chimie*, t. XXXIX, p. 128, 129, 130. Paris, 1861.

(2) *Annales de la Société d'hydrologie médicale de Paris*, t. VIII, p. 376. Paris, 1861-1862. La commission était composée de M. Cazin, de Laurès, Lefort, Pidoux, Treuille et Reveil, rapporteur.

un rapport *sur les eaux minérales artificielles;* il fut suivi d'une discussion fort animée, dans laquelle la valeur des eaux minérales artificielles fut vivement attaquée, et finalement on la considéra comme nulle.

Que pensent les médecins des eaux minérales artificielles considérées au point de vue thérapeutique? Pidoux a nettement formulé sa pensée dans une discussion qui s'est élevée dans le sein de la Société d'hydrologie médicale. « Les eaux minérales artificielles, dit ce savant médecin, sont sans profondeur et sans portée d'action.

« Elles sont dures aux organes; administrées aux mêmes doses que les eaux naturelles, elles cachectisent beaucoup plus vite.

« Quant aux eaux naturelles transportées, incontestablement supérieures aux eaux artificielles, elles sont plus irritantes, remarquez que je ne dis pas plus stimulantes, elles sont plus irritantes que les eaux à l'état naissant. En vieillissant, elles perdent leur unité, et quand, mises en bouteilles, elles sont mal bouchées, elles tendent à prendre de plus en plus le caractère de la drogue.

« En résumé, ce qui distingue les eaux minérales naturelles des médicaments pharmaceutiques, c'est que les premières, en raison, sans doute, de l'espèce de vitalité dont elles jouissent, sont des remèdes presque autant hygiéniques que thérapeutiques; qu'elles n'ont pas besoin, pour être indiquées, de symptômes aussi déterminés; qu'elles sont préventives mieux encore que curatives, et ne sont jamais plus utiles que dans ces états intermédiaires entre la santé et la maladie qu'on nomme l'imminence morbide (1). »

Cette question semblera sans doute suffisamment élucidée actuellement pour qu'on puisse apprécier la valeur des eaux minérales transportées et celle des eaux artificielles.

_____

(1) *Annales de la Société d'hydrologie médicale de Paris*, t. VIII, p. 231, 232, 233.

§ 3. — Eaux minérales concentrées par la congélation.

Les inconvénients inévitables attachés aux eaux minérales transportées et aux eaux minérales artificielles ont fait penser, depuis plusieurs années, qu'on pourrait les éviter en concentrant les eaux minérales naturelles, même jusqu'à évaporation complète du liquide. C'est ainsi qu'on a obtenu les sels naturels extraits directement des eaux et qu'on en fait des pastilles de toute espèce. On n'a point tardé à démontrer que cette méthode ne donne que des produits infidèles, qui ne sont nullement la reproduction du composé complexe qui constitue chaque classe d'eaux minérales.

On s'est alors préoccupé des moyens de réduire les eaux minérales à leur moindre volume possible; on a cru que rien ne serait plus facile que d'opérer l'extraction de leurs éléments propres, et l'on a pensé n'avoir pour cela qu'à concentrer l'eau minérale elle-même : on espérait posséder la quintessence de l'eau, ou plutôt l'eau elle-même tout entière, moins la partie aqueuse, qu'il était toujours facile d'ajouter.

Pour éviter les frais de combustible, M. Gentilhomme jeune pensa à utiliser le calorique perdu de l'eau de la source de Bassompierre, à Plombières, dont la température est de 70° centigrades; il y parvint à grands frais et à l'aide de manipulations nombreuses.

L'eau était évaporée à l'air libre, et, comme elle contient fort peu de principes minéralisateurs, on en prenait 300 litres pour la ramener à un litre, dose voulue pour un bain.

Cette méthode offrait trop de difficultés pour qu'elle pût donner des résultats avantageux et pratiques; aussi le succès est-il resté douteux. D'ailleurs, Pétrequin prouva que, pour les eaux alcalines, l'évaporation et l'ébullition décomposent les silicates et plusieurs des carbonates et bicarbonates; que, pour les eaux salines, ces procédés font réagir les unes sur les autres leurs diverses parties constituantes, au point que les

combinaisons premières sont détruites et qu'il se forme plusieurs combinaisons nouvelles ; qu'enfin, les mêmes inconvénients existent pour presque toutes les eaux.

On pensa alors à la *concentration des eaux minérales
par des congélations successives*. Pétrequin croit cette méthode tout à fait nouvelle et inusitée en hydrologie minérale (1) ; cependant il connaissait les tentatives faites à ce
sujet, puisqu'il les cite, et, d'ailleurs, nous lisons dans l'ouvrage de Pelouze et Frémy le passage suivant :

« L'eau qui tient des sels en dissolution se congèle plus
lentement que l'eau pure. Lorsqu'une dissolution saline
éprouve une congélation partielle, c'est l'eau pure qui se so-
lidifie en premier lieu, tandis que les sels restent dans l'eau
mère. Cette propriété a été appliquée à la concentration de
plusieurs eaux salées (2). »

Déjà aussi la publication de Ossian Henry avait précédé
celle de Pétrequin ; elle fait partie de l'appendice du *Guide
pratique des eaux minérales*, de C. James, dernière édition ;
elle fut en outre reproduite en entier dans la *Revue d'hydrologie médicale de Strasbourg* (3).

Mais, avant les travaux de ces deux auteurs, Robinet
avait publié une note fort complète sur la congélation des
eaux potables (4) ; elle fut présentée à la Société de pharmacie de Paris le 26 mars 1862 ; elle renferme des rensei-

(1) J. L. Pétrequin et A. Socquet, *Traité général pratique des eaux minérales*, etc., *ouvr. cité*, p. 6 et 15. Paris, 1859. — Voir encore l'article intitulé :
THÉRAPEUTIQUE HYDROTHERMALE, inséré dans la *Gazette hebdomadaire*, n° du
24 juillet 1863.
Le mémoire de Pétrequin fut lu à l'Académie des sciences et belles-
lettres de Lyon le 14 avril 1863.

(2) J. Pelouze et E. Frémy, *Traité de chimie générale*, etc., t. I, p. 214.
Paris, 1860.

(3) *De la concentration des eaux minérales par voie de congélation*, par
Ossian Henry. (*Revue d'hydrol. méd. franç. et étrang.*, par A. Robert, 15 juin
1863.)

(E) Note sur un résultat de la congélation des eaux potables, par Robinet.
Journ. de pharm. et de chimie, tome XLI, p. 485 (Paris, 1862), et *Bulletin
de l'Académie impériale de médecine*, tome XXVII, p. 793.

gnements qu'il est utile de reproduire, bien qu'ils ne se rapportent qu'aux eaux potables.

Robinet ayant recueilli, le 24 janvier 1862, dans le lac du bois de Boulogne, un morceau de glace bien pure, fut frappé de la grande analogie qui paraissait exister entre son eau de glace et l'eau distillée ; il fit de nouvelles expériences qui confirmèrent les premiers essais et qui le conduisirent à dire :

« Je me crois en devoir de conclure de ces observations que, dans la congélation des eaux potables, la petite quantité de sels calcaires et magnésiens qu'elles contiennent est éliminée de la même façon que les sels plus solubles dissous dans l'eau de la mer ou toute autre dissolution saline artificielle. La pureté de l'eau obtenue par la liquéfaction de cette glace paraît être telle qu'on pourrait l'employer dans beaucoup de cas comme l'eau distillée, du moins lorsque la congélation a eu lieu avec des circonstances favorables.

« Je joins ici le tableau des expériences que j'ai pu faire depuis le 24 janvier, et dans le détail desquelles il m'a paru inutile d'entrer. »

Tableau des essais faits sur les eaux de glace.

DATES des EXPÉRIENCES.	ORIGINE DE L'EAU OU DE LA GLACE.	TITRE de l'eau brute.	TITRE de l'eau glacée.
		degrés.	degrés.
24 janvier 1862	Grand lac du bois de Boulogne.	30,08	0.00
28 janvier 1862	Glaciers du Montparnasse.	»	3,05
31 janvier 1862	Ourcq ; congélation artificielle.	29,14	6,58
31 janvier 1862	Puits de Paris ; congélation artificielle. . .	112,80	31.06
31 janvier 1862	Puits de Reims ; congélation artificielle. .	77,08	36.66
3 février 1862	Glacières de la ville.	30,08	0,00
8 février 1862	Neige recueillie à Paris.	»	3,97
8 février 1862	Ourcq ; congélation dans un plat.	29,14	2.58
8 février 1862	Puits de Paris ; congélation dans un plat.	112,80	15,61
10 février 1862	Stalactites de glace ; place Dauphine. . . .	33,84	4.23
10 février 1862	Bassin des Tuileries.	»	1,88
14 février 1862	Bassins de Chaillot.	11,28	1.12
15 février 1862	Ecluse de la Monnaie.	18,93	1.17
5 mars 1862	Fontaine de la place Saint-Sulpice.	26,00	0,47
5 mars 1862	Bornes-fontaines	26,00	1,17
5 mars 1862	Fontaine de la place Saint-Sulpice.	33,84	2.20

On accueillit avec empressement, presque avec enthousiasme, l'idée de la congélation des eaux minérales ; une
société d'exploitation se forma, ayant pour titre : *Compagnie
de concentration des eaux minérales naturelles ;* elle s'occupa d'abord des eaux de Vichy, et fit préparer, avec elles,
un sirop alcalin.

Quant au procédé employé pour congeler l'eau, Ossian
Henry se servit de l'ingénieux appareil de Carré, produisant
le froid à l'aide de l'ammoniaque.

Les avantages attribués à la méthode de concentration
sont résumés en ces termes par Pétrequin : « Cette troisième méthode semble de beaucoup préférable aux deux
autres : 1° Même en supposant l'eau réduite à l'état d'extrait
humide, elle conserve les sels naturels mieux que l'ébullition,
et au moins aussi bien que l'évaporation dans le vide.
Comme la seconde, elle n'altère pas la matière organique
que la première désorganise ; elle a l'avantage de conserver
une grande partie des gaz qui sont perdus dans les deux
autres cas ; elle réunit les conditions désirables pour satisfaire à toutes les indications que j'ai signalées à propos de
l'évaporation dans le vide (1). »

Malgré ces assertions et l'autorité des noms qui les défendent, la concentration des eaux minérales par la congélation ne tarda point à rencontrer des adversaires, et, parmi
ceux-ci, il faut signaler Sales-Girons : il a résumé ses opinions dans une lettre rendue publique (2).

Pour Sales-Girons, « ce n'est pas la matière plus ou moins
minime qui forme ce qu'on appelle la minéralisation des
eaux, qui est le médicament.

« Ceux qui pensent ainsi ne sont que des chimistes, et ce
titre ne suffit pas en thérapeutique.

(1) Pétrequin, *mém. cité.* (*Gaz. hebdom. de méd. et de chirurg. de Paris,*
31 juillet 1863, p. 501.)
(2) Voir la *Revue médicale,* n° du 15 juillet 1863, et la *Revue d'hydrol.
méd. franç. et étrang. de Strasbourg,* 6° année, n° 7 ; 1863.

« Les médecins qui penseraient ainsi s'exposeraient à dé-
choir en homœopathie pour les dix-neuf vingtièmes des
eaux, qui n'ont que des doses infinitésimales de matière
médicamenteuse.

« L'eau minérale donc, ni plus ni moins, telle que la
nature la fournit, est le médicament, ou le médicament est
l'eau minérale elle-même.

« J'entends que le médecin qui ordonne un verre d'eau
minérale de Vichy, du Mont-Dore ou de Pierrefonds, ordonne en réalité et en vérité un verre de ce médicament, et
non pas seulement les quelques fractions de gramme de la
minéralisation totale qui sont en dissolution dans ce verre
de liquide.

« On rapporte qu'Orfila, pénétré de cette manière de voir,
ne voulait pas qu'on lui servît l'eau minérale dans un verre ;
il voulait boire au robinet de la buvette, et il regrettait de ne
pouvoir le faire au griffon même de la source, de sorte qu'il
n'y eût rien entre lui et la nature elle-même. »

La formule de Sales-Girons est exprimée en ces mots :
« *Tout pour l'eau minérale naturelle.* » Voulant dire par
là que la médecine hydrominérale doit tout faire pour rapprocher le plus possible ses divers moyens d'administration des
modes qui conservent à l'eau sa plus grande intégrité native.

Nous verrons plus loin que ce principe est le seul vrai,
qu'il repose sur un état spécial des eaux minérales puisées
à la source, principe ignoré jusqu'à ce jour et dont la démonstration suffira pour juger définitivement la valeur de
tous les moyens qui facilitent ou provoquent des modifications dans la constitution naturelle des eaux minérales.

§ 4. — Des eaux pulvérisées.

Il nous reste, pour terminer cette première partie, à dire
quelques mots de la *Pulvérisation* des eaux médicinales et
médicamenteuses.

Sales-Girons a présenté à l'Académie impériale de médecine de Paris, séance du 27 mai 1856, un mémoire ayant pour titre : *Étude médicale sur les inhalations respiratoires d'eaux minérales à propos de la chambre de respiration instituée à l'établissement des eaux sulfureuses de Pierrefonds-les-Bains.* Ce mémoire fut l'objet d'un premier rapport lu par O. Henry, à l'Académie de médecine, dans la séance du 9 septembre 1856.

La question de la pulvérisation des eaux minérales ayant appelé l'attention de beaucoup de médecins, on vit surgir des travaux nombreux, parmi lesquels on remarque ceux de Auphan, de Pietra-Santa, Demarquay, Tampier, Tavernier, Briau, Champouillon, Delore et Moura-Bourouillou.

L'Académie de médecine, toujours préoccupée des progrès de la science, chargea la commission des eaux minérales de faire un nouveau rapport sur la question de la pulvérisation des eaux minérales et médicamenteuses. Poggiale fut l'organe de cette commission ; nous lui devons le remarquable travail lu à l'Académie dans la séance du 7 janvier 1862 (1).

Il étudie avec le plus grand soin les faits les plus importants, et il cherche à résoudre, autant que la science le permet aujourd'hui, les questions suivantes :

1° Les liquides pulvérisés pénètrent-ils dans les voies respiratoires ?

2° Éprouvent-ils un refroidissement, en sortant des appareils pulvérisateurs ?

3° Les eaux sulfureuses sont-elles modifiées dans leur composition chimique par la pulvérisation ?

4° Peut-on, dans l'état actuel de nos connaissances, préciser les effets thérapeutiques de l'inhalation des liquides pulvérisés ?

(1) Rapport sur diverses communications relatives à la question de la pulvérisation des eaux minérales et médicamenteuses, par Poggiale. (*Bulletin de l'Académie impériale de médecine*, t. XXVII, p. 267. Paris, 1861-1862.)

La question la plus importante, incontestablement, est celle qui se rapporte aux modifications produites dans la composition des eaux minérales par la pulvérisation.

Nous avons vu que le principe auquel Sales-Girons rattache la puissance médiatrice des eaux, c'est leur unité, *leur intégrité native.* Eh bien, comme si tout devait être contradiction dans l'histoire des eaux minérales, il se trouve que la pulvérisation enlève à l'eau la plus grande partie de ses principes actifs.

Voici quelques exemples donnés par Poggiale, indiquant la perte de sulfure de sodium.

EAU DE LABASSÈRE.

Avant la pulvérisation...................... 0,021
Après la pulvérisation...................... 0,005
Perte.'.................................. 0,016

EAU DE BARÈGES.

Avant la pulvérisation...................... 0,025
Après la pulvérisation...................... 0,007
Perte................................... 0,018

Les résultats n'ont pas toujours été aussi défavorables ; après un grand nombre d'expériences sur des eaux de diverses natures, Poggiale arrive à conclure :

1° Que la solution d'acide sulfhydrique perd par la pulvérisation une proportion notable de ce gaz, même quand elle est peu concentrée ; mais cette perte est due en partie au dégagement de l'acide sulfhydrique dans l'air ambiant ;

2° Que l'eau d'Enghien et probablement toutes les eaux qui contiennent de l'acide sulfhydrique perdent, en moyenne, 60 pour 100 de ce principe sulfureux ;

3° Que les eaux qui renferment du sulfure de sodium, comme celles des Pyrénées, ne sont point altérées, ou n'éprouvent qu'une légère altération par la pulvérisation.

En résumé, les effets thérapeutiques des eaux pulvérisées ont donné lieu, comme toujours, à des opinions contradic-

· toires. Le professeur Champouillon a combattu énergiquement dans plusieurs articles les applications thérapeutiques
qu'on a voulu faire des liquides pulvérisés.

Sales-Girons, Auphan et Demarquay déclarent, au contraire, qu'ils ont employé avec succès les eaux minérales
pulvérisées. Enfin Poggiale, parlant au nom de la Commission des eaux minérales, termine ainsi son rapport :

« On voit que les salles de respiration sont considérées,
par les uns, comme un traitement puissant dans les maladies de poitrine, et, par les autres, comme nuisibles, dans la
plupart des cas. Il y a donc une grande incertitude sur les
effets thérapeutiques des eaux minérales pulvérisées. De
nouvelles recherches, des faits bien observés par des médecins autorisés, sont nécessaires pour que la Commission
des eaux minérales et l'Académie puissent se prononcer sur
cette importante question. »

Tel est actuellement l'état de la science !

Il est donc permis d'en conclure que, malgré les efforts et
les recherches des médecins et des chimistes les plus distingués, la plus grande incertitude règne encore sur la
cause véritable de l'activité et des effets curatifs des eaux
minérales ;

Qu'il est démontré que les éléments minéralisateurs, variables par leur nature et par leur quantité, n'expliquent
pas l'identité d'action des eaux minérales dans un grand
nombre de maladies diverses ;

Qu'il doit y avoir une autre cause, entrevue par des
observateurs habiles, qui l'ont nommée *Vie des eaux*, sans
en assigner ni le principe ni l'origine ; que la connaissance
de cette cause est de la plus haute importance ;

Qu'elle doit actuellement nous préoccuper, et comme nos
recherches tendent à faire admettre qu'elle est due à l'électricité, c'est ce sujet que nous allons aborder.

DEUXIÈME PARTIE

DES PHÉNOMÈNES ÉLECTRIQUES

CHAPITRE Ier

APERÇU HISTORIQUE.

On chercherait en vain un article sur l'électricité dans les traités généraux d'hydrologie médicale de Rotureau, Durand-Fardel, Pétrequin et Socquet, etc. ; le mot n'y est même pas prononcé.

L'omission est moins complète dans l'excellent rapport de Patissier, lu à l'Académie Royale de médecine de Paris le 5 février 1839 ; l'auteur, cherchant à expliquer l'effet des bains, dit : « Une preuve des effets toniques des bains minéraux, c'est que leur usage, quoique répété tous les jours pendant un mois, au lieu d'affaiblir les malades comme les bains d'eau commune, les fortifie et communique une nouvelle énergie à toutes leurs fonctions, ce qui dépend sans doute de la combinaison des éléments constituants des eaux, de leur calorique, et *peut-être du fluide électrique* (1). »

Après cette simple indication, plus rien : le silence est encore plus complet dans les rapports présentés à la même compagnie savante en 1841, 1846, 1849, etc. (2).

---

(1) Rapport fait au nom de la Commission des eaux minérales pour l'année 1837, par Ph. Patissier. (*Bulletin de l'Académie royale de médecine de Paris*, t. III, p. 482.)

(2) *Bulletin de l'Académie*, etc., t. VI, p. 951 ; t. XI, p. 437 ; t. XIII, p. 499.

Plusieurs médecins, cependant, avaient déjà supposé que
le fluide électrique peut contribuer à augmenter l'action
favorable des eaux minérales dans le traitement des maladies.
Renard, médecin-inspecteur des eaux de Bourbonne en 1827,
écrivait à cette époque : « Plusieurs médecins, frappés de
certains phénomènes occasionnés par l'état électrique de
l'atmosphère sur les eaux thermales, ont été conduits à
présumer que le fluide électrique y jouait un rôle important. On a jusqu'à présent fort peu de données sur ce point.
Quant à l'existence présumée du fluide électrique à l'état
libre dans les eaux thermales, il paraît, d'après les expériences tentées l'année dernière à Bourbonne par Sabatier,
descendant du célèbre chirurgien du même nom, expériences
auxquelles il a bien voulu m'admettre, que cette question
doit être résolue négativement (1). »

En 1831, Ballard reproduisait la même opinion sans
fournir un document nouveau (2) ; les travaux plus récents
de Villaret n'ont rien ajouté à ce qu'on avait dit précédemment.

Guersent, médecin fort distingué, admet aussi, sans
preuve, que l'électricité de l'atmosphère et du globe agit
sur les eaux minérales et leur communique une partie des
propriétés qu'elles possèdent. Voici comment il expose son
opinion : « Ces substances (salines, alcalines, etc.), se rencontrent en si grande proportion dans la plupart des eaux
minérales naturelles, qu'elles changent complétement les
propriétés de l'eau qui leur sert de véhicule.

« Mais, indépendamment des principes fixes dont on peut
déterminer d'une manière exacte les quantités et la nature
des fluides incompressibles, quelquefois variables dans leurs

(1) Renard, Supplément à l'ouvrage intitulé : *Bourbonne et ses eaux ther-*
males, 1827, p. 9.

2) J. J. Ballard, *Précis sur les eaux thermales de Bourbonne-les-Bains;*
1831.

proportions, se combinent avec les eaux minérales naturelles, et en modifient beaucoup les propriétés. Elles s'électrisent évidemment plus ou moins, suivant l'état particulier
de l'atmosphère et du globe en filtrant à travers des terrains
de densité et de nature différentes. Les médecins des eaux
minérales ont souvent remarqué que celles qui sont chaudes
semblent bouillonner au moment des orages, que leur
température s'élève alors quelquefois et que les malades
sont désagréablement affectés de ces changements électriques (1). »

Barreau (2) rapporte que Thouvenel, qui fut jadis chargé
de l'analyse des eaux minérales de la France, et qui,
pendant fort longtemps, étudia celles d'Italie, prétend que le
secret de la minéralisation et de la thermalité des sources
gazeuses ou salines tient absolument au *mécanisme de l'é-
lectricité minérale souterraine*, comme les secousses de
tremblements de terre, les explosions volcaniques, qui in-
fluent si manifestement sur les phénomènes des eaux minérales, le prouvent (3).

Plusieurs auteurs ont attribué le blanchiment des eaux de
Bagnères de Luchon, le bleuissement des eaux d'Ax, la
lactescence des eaux de Cadéac, le louchissement des eaux
de Molitch, etc., phénomènes qui se manifestent lors des
changements de temps et surtout à l'approche des orages ; ils
les ont attribués, disons-nous, à l'influence de l'électricité.
M. Fontan repousse cette idée, et Filhol explique les faits
en chimiste ; il les attribue à l'action de la silice en excès
contenue dans l'eau minérale, d'où résulte un dégagement
de gaz sulfhydrique, lequel, par son contact avec l'oxygène

(1) *Diction. de médecine* en 30 vol., t. II, p. 93 ; 1835, art. EAUX MINÉ-
RALES.

(2) J. B. Barreau, *Manuel ou Vade-mecum du baigneur*, 1 vol. in-8. Saint-
Gaudens, 1836.

(3) Thouvenel, *Mélanges d'histoire naturelle, de physique*, etc., t. III,
p. xx de l'Introduction.

de l'air, est décomposé en soufre et en eau; c'est ce soufre à l'état naissant qui communique à l'eau son apparence laiteuse (1). C'est sans doute fort bien d'avoir indiqué les phases du phénomène, mais pourquoi ne pas parler de la cause première qui les produit? Cependant on sait parfaitement qu'il n'existe ni composition ni décomposition chimiques sans manifestation électrique.

Gerdy repousse également avec vivacité l'intervention de l'électricité pour expliquer certains phénomènes que les sources minérales présentent au moment des perturbations atmosphériques; il pense qu'il faut les rapporter à la diminution de pression de la colonne d'air. « On a remarqué, dit-il, depuis longtemps, qu'à l'approche des orages certaines sources étaient plus agitées que de coutume et semblaient bouillonner davantage; que l'odeur hépatique des sources sulfureuses était plus forte et se répandait plus loin, etc. On a remarqué que, dans les temps d'orage, les malades soumis au traitement thermal éprouvaient souvent une excitation très-vive, des phénomènes nerveux plus ou moins prononcés; que, durant les étés très-chauds et orageux, les mêmes effets se produisaient d'une manière plus intense et parfois même presque habituelle, ce qui rendait les traitements plus pénibles et souvent infructueux. On a vu en tout cela des phénomènes extraordinaires, dans la production desquels l'électricité du globe devait jouer un grand rôle; on l'a fait en quelque sorte animer chaque source et lui communiquer une énergie variable. Est-il donc nécessaire de recourir à ces hypothèses (2) ? »

Le même auteur termine en disant : « Il n'y a donc, dans les faits dont je viens de parler, rien qui démontre que les eaux aient subi le moindre changement dans leur nature,

(1) Filhol, *Eaux miuérales des Pyrénées*, etc., p. 329.
(2) Vulf. Gerdy, *Études sur les eaux minérales d'Uriage*, 1849, p. 105 à 111.

sous l'influence des causes que l'on invoque. Laissons donc
de côté ces hypothèses, trop souvent destinées à masquer
notre ignorance ou notre peu de réflexion, et toujours accueil-
lies avec avidité par les esprits crédules, qui ne recherchent
rien tant que le merveilleux. Ne remplaçons pas les vertus
occultes, les propriétés surnaturelles que l'on admettait dans
les eaux, lorsque la science à son berceau ne pouvait rien révéler de leur nature, par une supposition d'électricité qui,
pour avoir un air plus scientifique, n'en est pas moins occulte
et pas plus rationnelle. »

Bertrand (1), ainsi que M. Gerdy, croyait erronée l'opinion qui attribue à l'électricité les perturbations éprouvées
par les eaux minérales au moment des orages.

Ces citations suffiraient peut-être pour constater que ce
sujet, ainsi que ceux précédemment examinés, n'ont pas
réuni l'opinion générale des médecins et qu'il n'en est sorti
aucun système solidement et scientifiquement établi ; poursuivons cependant, car l'histoire des erreurs anciennes peut
contribuer à en faire éviter de nouvelles.

Une des théories les plus récentes est celle du docteur
L. Turck, médecin non moins remarquable par les sentiments du cœur que par la variété de ses connaissances. S'appuyant sur des données émises par son frère dans un ouvrage
publié sur la goutte (2), maladie contre laquelle il dirige un
traitement fondé sur des combinaisons chimiques qui tiennent à des influences électriques, L. Turck émet en ces termes
l'idée fondamentale de sa doctrine : « Les sécrétions, soit
acides, soit alcalines, l'absorption, la nutrition elle-même,
ne peuvent exister qu'au moyen d'une influence électrique;
et, de plus, il est impossible qu'elle s'exécute sans qu'il y ait
un dégagement d'électricité positive ou négative, selon la

(1) Bertrand, *Recherches sur les propriétés des eaux du Mont-Dore*, p. 107.
(2) S. A. Turck, *Traité de la goutte et des maladies goutteuses*, in-8. Paris,
1837.

nature de la fonction ; c'est ce que nous allons tâcher de prouver. Mais, avant d'examiner quel rôle l'électricité joue dans l'économie animale, nous devons d'abord y démontrer sa présence. »

Partant de cette donnée, L. Turck cherche à faire jouer un rôle actif à l'électricité dans le traitement par les eaux minérales, mais, au lieu d'en rapporter la manifestation à l'eau elle-même, il l'attribue à la peau qui, selon lui et d'après les recherches de son frère, laisse dégager constamment l'électricité négative : c'est une théorie électro-chimique dont voici un court exposé emprunté à l'auteur :

« Chez l'homme en bonne santé, les sécrétions de la peau sont acides. Or les acides soumis à l'action d'une pile sont repoussés par le pôle négatif et attirés par le pôle positif, donc la peau qui sécrète et repousse de son tissu des acides est un organe doué d'électricité négative ; et ici remarquez bien que je ne discute pas cette loi, aujourd'hui admise par tous les chimistes, qu'il n'y a point de changement chimique sans dégagement d'électricité : remarquez bien aussi que je suppose également admise par mes lecteurs cette loi qui reconnaît l'électricité comme un des produits de la vie, et que mettent hors de doute les travaux des Cotugno, des Galvani, des Aldini, des Humboldt, et, en dernier lieu, ceux si importants de mon frère.

« La peau est donc un organe acide ou chargé de produire l'électricité négative du corps, avec les reins, les uretères, une portion de la vessie et la plus grande partie du tube intestinal. Mais, dans cette production d'électricité, la peau, à raison de sa grande étendue et de l'activité de ses fonctions, joue le premier rôle. Aussi le froid intense, en agissant sur elle, produit-il une véritable asphyxie en suspendant l'action d'un des pôles de la pile, dont les poumons, une partie des séreuses, le foie, la rate, les organes génitaux, le tissu cellulaire et les os constituent le pôle opposé ou le pôle positif. Ces organes sont liés entre eux par le moyen des nerfs et du cerveau. Le sang forme leur conducteur humide.

« Cependant l'électricité, produit le plus important des sécrétions animales, ne se comporte pas toujours comme celle qui est dégagée par une pile. Elle existe souvent à l'état de tension sur l'une des surfaces d'un organe membraneux ; elle attire sur l'autre l'électricité de nom opposé, et elles dissimulent l'une par l'autre, comme dans la bouteille de Leyde et dans l'électrophore.

« De toutes ces considérations on doit nécessairement induire que, si la peau ne fonctionne pas assez, que, si la transpiration cesse d'être acide ou ne l'est pas suffisamment, ou que si, au contraire, elle fonctionne avec trop d'activité, il y aura trouble dans le reste de l'économie : d'un côté, une tension morbide dans les organes alcalins, de l'autre, une consommation trop rapide des deux électricités, qui pourra amener plus ou moins promptement la mort (1). »

Cette théorie, avant d'être admise, aurait besoin d'être fondée sur des preuves expérimentales; aussi, malgré toute l'affection que nous éprouvons pour son auteur, sommes-nous amené à déclarer qu'elle n'est qu'une conception de l'esprit, n'ayant qu'un rapport éloigné avec la cause première de l'activité des eaux minérales.

Tout récemment, en 1858, Ossian Henry (2) ont cité A. Becquerel comme ayant signalé un état électrique dans plusieurs eaux minérales, ils indiquent la page 80 de son *Traité des applications de l'électricité médicale et chirurgicale;* j'ai vainement cherché ce passage dans l'édition de 1857 et dans celle de 1860, il ne s'y trouve pas un mot qui se rapporte à l'électricité propre aux eaux minérales.

Nous allons enfin pour la première fois trouver, dans un

(1) Léopold Turck, *Du mode d'action des eaux minéro-thermales de Plombières*, 1 vol. in-8, 4º édit., p. 8 et 9. Paris, 1847.

(2) Ossian Henry, père et fils, *ouvr. cité*, p. 21 et 22.

ouvrage français, un article scientifique sur l'électricité, mais, disons-le de suite, la question n'est pas traitée à notre point de vue; rapportons cependant ce passage du *Traité de chimie hydrologique de M. J. Lefort* (1), afin de ne rien omettre de ce qui touche notre sujet.

« Peu de savants, jusqu'à présent, ont cherché à apprécier la différence d'action qui pouvait exister entre les eaux douces et les eaux minérales lorsqu'on les soumettait à l'action d'un courant électrique.

« En 1828 Baumgartner et Marian Roller s'aperçurent que les eaux thermales des sources de Gastein se décomposaient par la pile d'une manière différente des eaux douces. Ainsi ils constatèrent que tandis qu'il se dégage, dans l'état ordinaire, deux volumes d'hydrogène au pôle négatif et un volume d'oxygène au pôle positif, la proportion du premier avec l'eau minérale était de trois atomes, et celle du second de un seulement, et enfin que la décomposition se faisait dans un temps juste moitié moindre. MM. Baumgartner et Roller, expérimentant avec des eaux d'autres stations, ne trouvèrent nulle part cette singulière propriété (M. Rotureau).

« Leconte, en 1853, a également exposé les eaux d'Enghien à un courant électrique produit par une pile à auge de trente éléments. Il vit alors se rendre au pôle négatif des bulles nombreuses qui s'élevaient au sommet du tube, sans changer de volume; au pôle positif, les bulles étaient moins nombreuses, et de plus elles diminuaient de volume pendant leur trajet du pôle au sommet du tube. Mais l'eau, après dix minutes seulement d'action de la pile, avait perdu la plus grande partie de son principe sulfureux, et était devenue légèrement verdâtre. Après trois heures, le tube du pôle positif contenait 2^{cc},3 d'oxygène, et celui du pôle négatif 15^{cc},6 d'hydrogène. Ce dernier résultat est non moins intéressant que celui de Baumgartner et Marian Roller, en ce qu'il

(1) Pag. 101, § 1, *Action de l'électricité.*

démontre, comme avec l'eau de Gastein, que le rapport de
l'oxygène à l'hydrogène n'est pas exactement dans le rapport
de 1 à 2.

« Leconte fait observer en outre que *l'eau seule* semble
décomposée; cependant les principes constituants sont certainement modifiés, car il se dépose du carbonate de chaux
sur les parois du tube du pôle négatif. Ce chimiste n'est pas
éloigné de croire que, « sous l'influence de l'électricité, il se
forme du monosulfure de calcium par la réaction de l'hydrogène sulfuré sur le bicarbonate de chaux, ce que semble
indiquer la modification profonde de l'odeur de l'eau minérale. Une portion de ce monosulfure se rendrait avec l'hydrogène au pôle négatif, dont l'eau acquiert alors la propriété
de conserver son odeur au moins quinze jours. La partie de
monosulfure de calcium contenue dans le tube du pôle positif
passerait peu à peu à l'état d'hyposulfite, sous l'influence de
l'oxygène à l'état naissant; de là, disparition de l'odeur de
l'eau de ce tube, et conservation de sa limpidité.

« Les expériences de Leconte sont intéressantes à plus
d'un titre, en ce qu'elles peuvent servir à faire reconnaître la
nature véritable des sels qui minéralisent les eaux, et déjà ce
chimiste a pu s'en aider pour démontrer que les eaux sulfurées d'Enghien contiennent de l'acide sulfhydrique et non du
monosulfure de calcium ou du sulfhydrate de monosulfure
de cette base.

« Guidé par l'action de l'électricité, que nous pourrions
nommer *artificielle,* nous avons cherché si les eaux minérales se formant par l'électricité *naturelle,* ainsi qu'on l'admet généralement, l'air qui se dégage des sources n'était pas
électrisé, ou mieux ozonisé. Pour résoudre en partie ce problème, nous avons exposé du papier ozonométrique à la surface des sources de Royat et de Néris; mais nous devons dire
que les résultats ont été complétement négatifs; toujours le
papier a conservé sa teinte blanche. »

Plus tard, en 1862, dans son travail avec Jutier sur les eaux de Plombières, Lefort dit encore :

« Nous avons soumis à l'action d'un courant électrique, formé par quatre éléments de Bunsen, les eaux de plusieurs sources thermales, ainsi que l'eau de la source ferrugineuse, et constamment nous avons observé qu'en effet le volume de l'hydrogène l'emportait sur le volume de l'oxygène, c'est-à-dire que le rapport du premier au second de ces gaz n'était pas exactement de 1 à 2.

« Mais si l'on réfléchit que les eaux minérales, comme celles de Plombières, ne sont jamais exactement saturées d'air, que l'intensité du courant électrique n'est pas assez grande pour réduire les oxydes et les acides minéraux, et que l'hydrogène et l'oxygène, doués d'une solubilité très-différente dans l'eau, se dégagent des conducteurs de platine à l'état de bulles très-ténues, et présentent par cela même une plus grande surface à l'action dissolvante de l'eau, on est amené à conclure que, dans l'origine, l'oxygène et l'hydrogène sont dans le rapport de 1 à 2, mais qu'une minime portion du premier reste en dissolution dans l'eau.

« Pour nous, sauf sans doute la décomposition des bicarbonates, les eaux de Plombières se comportent, au moyen de l'électricité, comme les eaux douces (1). »

Nous ne nous arrêterons pas sur ce passage, puisqu'il est facile de comprendre qu'il n'y est question que de la décomposition des eaux minérales par la pile, et nullement des propriétés spéciales que ces liquides peuvent acquérir sous l'influence de l'électricité.

Les médecins anglais ont peu écrit sur les eaux minérales; je n'ai rien trouvé, concernant l'électricité, dans leurs monographies écrites sur Bath, Buxton ou Harrowgate; la même omission existe dans l'ouvrage, beaucoup plus complet,

(1) Jutier et Lefort, *Études sur les eaux minérales et thermales de Plombières*, 1862, p. 140.

écrit par Sutro sur les eaux minérales de l'Allemagne (1).

Malgré l'abondance des publications faites sur les eaux minérales par les médecins allemands, ils n'ont que fort rarement et fort incomplétement parlé de l'électricité. On ne trouve quelques indications générales que dans l'*Introduction à l'étude sur les sources minérales* par Lersch (2) ; elles sont très-courtes, et empruntées d'ailleurs à plusieurs auteurs anciens, tels que Heidmann (1799), l'abbé Bertholon (1788), de Humboldt, etc. ; elles concernent principalement les propriétés conductrices de l'électricité, selon que l'eau est liquide, à l'état de glace ou de vapeur ; il n'y a qu'un passage qui se rapporte au sujet que nous traitons, mais c'est pour dire qu'on ignore complétement (*ist völlig unbekannt*) l'effet que la capacité conductrice de l'eau, sous une forme quelconque, bain d'eau ou bain de vapeur, peut exercer sur la personne qui est dans le bain.

Pour compléter ces indications, nous signalerons encore l'ouvrage du docteur H. Horn, publié à Munich en 1857, ayant pour titre : *De l'effet de l'électricité dans l'organisme* (10e livraison). Les opinions de ce savant sont indiquées par le docteur Herzog (3), de Posen, puis résumées par le docteur Hœrling (4). Nous allons reproduire ce dernier article, afin qu'on puisse en apprécier la véritable valeur.

« Horn appelle le gaz qui prend naissance à l'entour du conducteur négatif d'une machine électrique en activité,

(1) Sigismund Sutro, *Lectures on the German mineral Waters, and on their rational employment for the Cure of certain chronic Diseases.* London, 1851, gr. in-12, 431 pages.

(2) B. M. Lersch, *Einleitung in die Mineralquellenlehre*, in-8, *Dritte Lieferung.* Erlangen, 1853, p. 510.

(3) Docteur Herzog, *Observations sur les effets thérapeutiques de Lippspring (Gazette médicale de Prusse*, 4e année, n° 29.)

(4) Docteur Hœrling, *Archiv für Balneologie*, t. I, 1re livr., *De l'état électrique des eaux de la source d'Odile*, article traduit par M. Klein, pharmacien, et publié dans : *Revue d'hydrologie médic. franç. et étrang. de Strasbourg*, 25 janv. 1862.

iodosmone (de ἰώδης, poison, et de ὀσμὸς, souffle), et émet l'opinion que cet iodosmone (antiozone) n'est que de l'azote électrisé positivement, en opposition à l'ozone qui entoure le conducteur positif, et qui n'est autre chose que de l'oxygène électrisé négativement.

« La présence de l'iodosmone, entourant le conducteur négatif d'une machine électrique puissante en activité, est suffisamment prouvée par l'odeur désagréable, presque stupéfiante, qu'il répand et qu'il communique d'une façon très-intense à l'eau dans laquelle on fait plonger le conducteur de l'électricité négative. Cette eau iodosmonisée prend, en effet, une odeur et une saveur très-désagréables. L'ozone sent bien différemment, et l'eau ozonisée est rafraîchissante et vivifiante. Horn a établi des expériences multiples sur des organismes sains et malades, tant avec l'iodosmone par inhalation sous forme gazeuse, qu'avec des aliments et des boissons iodosmonisés, mais principalement avec l'eau iodosmonisée ingérée dans l'estomac. Il ne tarda pas à reconnaître que l'iodosmone est un médicament tout particulier, et ses observations sur cet agent concordent si singulièrement avec celles que nous avons faites nous-même relativement à l'effet de l'azote dans les eaux de l'Inselbad et de Lippspring, sur des personnes bien portantes ou malades, qu'on serait tenté de croire que nous nous sommes réciproquement copiés. Je puis cependant affirmer que ni mon collègue de Lippspring ni moi n'avions connaissance, en 1860, des expériences de H. Horn.

« C'est avec le concours de Giese jeune, pharmacien, et de Keinecke, ingénieur du télégraphe, tous deux habitant Paderborn, que j'entrepris, il y a peu de temps, mes expériences sur le gaz des sources d'Odile de l'Inselbad, au point de vue de son électricité et de la possibilité de le décomposer par l'électricité elle-même, et je m'empresse de communiquer les résultats suivants :

« La quantité de gaz que la source principale (la source
d'Odile est formée par deux sources très-rapprochées l'une
de l'autre) fournit en vingt-quatre heures est de 2,500 pieds
cubes. Ce gaz se compose, d'après une analyse antérieure, pour
100 parties, de 3 1/2 d'acide carbonique et de 96 1/2 d'a-
zote; les 2,500 pieds cubes de gaz sont conduits, par le moyen
d'un tube en cuivre dont la lumière est de 1 1/2 pouce, dans
les appartements à inhalation, de telle sorte qu'on peut disposer à tout instant de la totalité du gaz fourni. Nous suspen-
dîmes librement sous une cloche de verre, afin d'éviter tout
courant d'air, une aiguille aimantée, et nous plaçâmes tout
près de cette aiguille un rouleau de fil de cuivre isolé par du
fil de soie, l'un des bouts du fil de cuivre plongeant dans le
sol humide, et l'autre dans le gaz au moment de son dégagement. Afin de multiplier l'action du gaz sur cette dernière
portion du fil, nous y adaptâmes une pièce de monnaie de
cuivre, percée de quatre épingles également en cuivre. Aussitôt que cette pièce ainsi disposée fut mise en contact avec le
gaz, il y eut une assez forte déviation de l'aiguille, ce qui
démontre l'existence d'un courant électrique. La déviation
était telle que, si l'on imagine un petit personnage placé dans
le sens du courant (dans la direction du tuyau conducteur
du gaz et passant par le fil), la tête en avant et la figure tour-
née du côté de l'aiguille, ce personnage verrait le pôle nord
de l'aiguille dévié à gauche, et le pôle sud à droite. Or ce
phénomène, d'après la théorie d'Ampère, ne se produit que
lorsqu'un courant électrique se dirige du pôle positif vers le
pôle négatif, et nous en avons tiré la conclusion que l'électricité qui se manifestait dans notre expérience était de nature
positive et qu'elle devait nécessairement avoir sa source dans
le gaz azote, par la raison qu'il n'était pas possible d'en découvrir une autre origine. Cette expérience, souvent répétée
avec toutes les précautions possibles, nous a toujours conduits
au même résultat.

« Dès lors, le gaz de l'eau de la source de l'Inselbald serait effectivement, comme le suppose Herzog, de l'azote électrisé, l'iodosmone de H. Horn, et si les expériences de ce dernier sur l'iodosmone sont exactes, le gaz azote de l'Inselbald, en sa qualité de gaz électrisé positivement, aurait une action positive. Aussi, sans nul doute, l'eau de la source d'Odile, si riche en azote, doit être considérée comme une eau iodosmonisée.

« Nous avions constaté, antérieurement déjà, dans les salles à inhalation, dès qu'elles étaient remplies de gaz, une odeur particulière, désagréable, que nous ne pouvions nous expliquer ; cette odeur, comme nous en sommes convaincus à présent, a la plus grande analogie avec celle qui caractérise l'iodosmone.

« Nous fîmes encore quelques autres expériences, afin de nous assurer de la présence de l'électricité dans le gaz.

« Quand nous soumîmes à l'action du gaz du papier iodé-amidonné, coloré par l'ozone de l'air, le papier se décolora en très-peu de temps, mais prit, peu après, une coloration violette intense. On sait que, lorsqu'on soumet du papier iodé-amidonné à l'influence du conducteur positif d'une machine électrique en activité, le papier prend aussitôt, par l'effet de l'ozone, une coloration violette ; si maintenant on expose le papier ainsi coloré à l'action du conducteur négatif, le papier paraît, comme dans l'expérience à Inselbald, se décolorer, mais reprendre aussitôt une teinte violette plus foncée. Cependant, ces phénomènes de décoloration et de recoloration se succédaient si rapidement, qu'on ne pouvait pas les suivre de l'œil avec sûreté. Du reste, le papier iodé-amidonné se colore tout aussi bien au conducteur négatif qu'au conducteur positif, seulement la coloration qui se fait au conducteur négatif est plus foncée.

« Comme, en présence d'une grande quantité d'électricité dans l'air, il se produit de l'ammoniaque, nous cherchâmes

ce corps dans le courant du gaz. A cet effet, nous fîmes passer le gaz, à l'abri du contact de l'air, par de l'acide sulfurique étendu (1 : 13), et cela pendant vingt-quatre heures, et
nous sursaturâmes le liquide avec de l'hydrate de potasse; on
constata aussitôt une odeur d'ammoniaque, le papier de
tournesol rougi se colora en bleu, et, quand nous approchâmes
une baguette de verre trempée dans l'acide chlorhydrique,
il se forma des vapeurs blanches épaisses de sel ammoniac.

« La recherche du cyanogène resta sans résultat. »

Il est facile de reconnaître que ces recherches, quel que soit
le jugement qu'on veuille en porter, n'ont qu'un rapport
éloigné avec le sujet de nos études.

Il ne reste plus qu'à mentionner nos travaux personnels;
ils furent signalés à l'Académie des sciences par une note
mise sous pli cacheté et déposée le 18 septembre 1862. Le 6
octobre suivant, M. le Secrétaire perpétuel m'accusa récep-
tion et me fit connaître que le dépôt était accepté par
l'Académie.

Après avoir répété et multiplié mes expériences durant
toute une année encore, je crus pouvoir les signaler à l'attention publique et j'en fis un exposé rapide devant l'Académie
impériale de médecine de Paris, à la séance du 4 août 1863,
exposé qui est publié dans le bulletin de cette illustre Compagnie (1). Les journaux scientifiques reproduisirent les
faits, objet de ma communication, mais ils ne furent suivis
d'aucune discussion ni d'aucun travail important; ce qui va
suivre a donc le cachet complet de la nouveauté.

_____

(1) *Bulletin de l'Académie impériale de médecine*, t. XXVIII, n° 21, p. 947.
(Séance du 4 août 1863.)

CHAPITRE II

DES PHÉNOMÈNES ÉLECTRIQUES, PARTIE EXPÉRIMENTALE.

---

§ 1. — Des effets électriques produits au contact des eaux douces et des terres adjacentes.

Nous reproduisons ici le titre d'un remarquable mémoire publié par Becquerel père (1), parce qu'il a été le point de départ de nos recherches sur les eaux minérales. Il est indispensable que nous indiquions les faits principaux contenus dans ce travail qui nous a servi de guide.

Désormais les faits seuls parleront ; leur coordination constituera le système, il remplacera toutes les théories imaginaires qui occupent, malheureusement, une trop large place dans la médecine.

Becquerel débute ainsi : « On peut poser en principe qu'au contact de la terre et d'une nappe ou d'un cours d'eau, il y a production d'électricité ; la terre prend un excès notable de l'électricité positive ou négative, et l'eau un excès correspondant de l'électricité contraire, selon la nature des sels ou autres composés tenus en dissolution dans les eaux. C'est là un fait général qui ne souffre aucune exception. »

Cette assertion si nette, si positive, renferme deux faits : l'un, la manifestation électrique qui est incontestable, l'autre, l'explication qui est vraie dans certaines conditions déterminées, mais inexacte pour les autres cas.

Nous ne discuterons pas maintenant l'explication, ce sujet viendra plus tard, comme déduction naturelle des expériences lorsque nous les aurons exposées.

Rapportons d'abord quelques-unes de celles qui ont été

---

(1) Ce mémoire est inséré dans l'ouvrage de Becquerel père, et Ed. Becquerel, ayant pour titre : *Traité d'électricité et de magnétisme*, 3 vol. in-8. Paris, 1856. — Voir l'Appendice à la fin du vol. III, p. 394.

faites par Becquerel. « Pour bien se rendre compte, dit-il, des effets électriques produits au contact des eaux et des terres, nous rapporterons d'abord plusieurs expériences qui mettront en évidence quelques principes fondamentaux propres à faire connaître la cause qui peut les produire.

« On remplit une terrine de grès de terre végétale, dans laquelle on introduit un diaphragme poreux en porcelaine contenant de l'eau ordinaire; on prend ensuite deux lames de platine non polarisées, présentant chacune une surface de 18 centimètres carrés, et en communication avec le fil d'un multiplicateur ordinaire. L'une de ces lames est mise dans l'eau du diaphragme, et l'autre dans la terre; aussitôt que le circuit est fermé, il se produit un courant qui fait dévier l'aiguille aimantée dans un sens indiquant que la terre a pris un excès d'électricité positive, et l'eau un excès d'électricité négative.»

Plus loin l'auteur dit : « Les appareils étant disposés comme dans la première expérience, le diaphragme ne renfermant que de l'eau, si l'on ajoute à cette eau une seule goutte d'ammoniaque, l'aiguille aimantée est projetée dans le même sens, c'est-à-dire que l'eau est toujours négative, seulement à un degré plus fort; tandis que si l'on ajoute une seule goutte d'acide nitrique, sulfurique, ou chlorhydrique, l'aiguille est projetée également avec force, mais en sens inverse, l'eau devenant alors positive. »

Nous avons répété ces expériences un très-grand nombre de fois, elles sont parfaitement exactes. Comment Becquerel les explique-t-il? Le voici :

« En comparant les effets électriques produits dans les premières expériences avec ceux qui se manifestent dans la réaction les unes sur les autres des dissolutions neutres, acides ou alcalines, on trouve qu'ils sont dus à la même cause, c'est-à-dire à la réaction ou au mélange des liquides contenus dans le diaphragme sur les liquides humectant la terre environnante. En effet, au contact des dissolutions acides et de l'eau, celle-ci,

se comportant comme base par rapport aux premières, rend
libre de l'électricité négative, tandis qu'elle joue le rôle d'a-
cide par rapport aux dissolutions alcalines. De même, au contact des dissolutions concentrées neutres avec l'eau, les premières, jouant le rôle d'acide par rapport à celle-ci, dégagent
de l'électricité positive. Il est donc naturel que dans la réaction de l'eau du diaphragme sur celle qui humecte la terre,
et qui est chargée de sels qu'elle lui a pris, la dernière rende
la terre positive, comme l'expérience, du reste, le prouve (1).»

Cette explication est juste, si on la borne à des expériences
de laboratoire ; on ne peut méconnaître en effet que les acides
dégagent l'électricité positive lorsqu'ils réagissent sur les alcalis. Cependant, là n'est pas toute la question, nous la re-
prendrons un peu plus loin.

Nous venons de voir que lorsqu'on enfonce un vase poreux
rempli d'eau dans de la terre de jardin, contenue dans un
pot, celle-ci fournit l'électricité positive et l'eau l'électricité
négative ; il va en être tout différemment au contact de l'eau
des rivières ou des nappes d'eau douce avec les terres adjacentes. Laissons encore parler M. Becquerel.

« On a introduit dans de la terre de jardin, de nature ar-
gilo-siliceuse, à quelques mètres d'une rivière, une lame de
platine de 6 centimètres carrés renfermée dans un sachet de
toile rempli de poussière de charbon préparé comme il a été
dit. Une autre lame semblablement disposée fut plongée dans
l'eau de la rivière, puis l'une et l'autre furent mises en relation avec un multiplicateur ordinaire, après, toutefois, que
l'on se fut assuré qu'elles n'étaient pas polarisées. L'aiguille
aimantée fut déviée de 56 degrés ; mais elle rétrograda peu
à peu, par suite de la polarisation des lames, et, une heure et
demie après, la déviation n'était plus que de 52 degrés. Le
circuit ayant été interrompu pendant deux heures, puis rétabli, la déviation redevint ce qu'elle était primitivement. Le

(1) Becquerel, *ibid.*, p. 396, 397.

sens de la déviation indiquait que l'eau, dans son contact
avec la terre, avait pris un excès d'électricité positive; résultat inverse de celui que l'on avait obtenu en opérant dans une
terrine de grès (1). »

Au lieu d'opérer en ne mettant que quelques mètres de
distance entre les deux électrodes, on peut les éloigner, et les
résultats seront encore les mêmes; il m'est arrivé plusieurs
fois de les séparer par un intervalle de 100 mètres et plus, et
les résultats de l'expérience n'ont pas été modifiés; M. Becquerel a été plus loin encore : « Une lame, dit-il, fut maintenue dans l'eau et l'autre mise dans la terre à 500 mètres de
distance, sur un monticule élevé de 25 mètres au-dessus de
la vallée; le phénomène fut semblable (2). »

Voilà donc deux expériences analogues entre elles et qui
donnent des résultats différents; en voici une troisième qui
ne concorde pas avec les deux premières.

Les expériences, dit M. Becquerel, ont été répétées en plaçant une des électrodes dans un des puits du Jardin des Plantes,
ayant une profondeur de 11 mètres environ, l'autre dans le
sol à $0^m,33$, ou dans une cave, en tassant avec soin la terre
qui la recouvrait, pour mieux établir le contact. Les électrodes étaient des lames de platine ou des plaques de charbon
de cornue; les premières avaient une surface de 72 centimètres, les secondes une surface de 50 et 140 centimètres carrés. Les lames de platine avaient été traitées préalablement
avec de l'acide nitrique bouillant, puis exposées à la température rouge. Les plaques de charbon, après avoir été traitées
par l'acide chlorhydrique étendu bouillant, ont été aussi
chauffées au rouge dans des creusets de terre remplis de charbon. Malgré ces précautions, les lames n'étaient pas parfaitement dépolarisées. Pour ne pas être induit en erreur, on
mettait chaque électrode tantôt dans l'eau, tantôt dans la

(1) Becquerel, *ibid.*, p. 398.
(2) *Ibid.*, p. 399.

terre. Aux lames de platine et aux plaques de charbon étaient
fixés des fils de platine de 0^m,66 de longueur, qui servaient à
les faire communiquer avec les fils de cuivre recouverts de
gutta-percha et en relation avec les multiplicateurs ou la
boussole des sinus, distants de 20 mètres ou de 100 mètres
du puits sur lequel on opérait ; la cave n'en était éloignée que
de 5 mètres. Toutes les précautions avaient été prises pour que
l'électricité ne s'écoulât pas dans le sol par les points d'attaque. Les choses disposées ainsi, on a obtenu les résultats suivants :

« En opérant avec deux lames de platine, l'une placée dans
un puits, l'autre dans la cave, la première a pris l'électricité
négative contrairement à ce que l'on avait obtenu avec le
cours d'eau ; il en a été de même avec deux plaques de charbon de cornue. En changeant de place les deux lames de platine ou les deux plaques de charbon, les résultats ont été
semblables, avec cette différence, toutefois, qu'avec les lames
de platine, leur polarisation immédiate n'a pas permis de
mesurer l'intensité des courants produits, tandis qu'avec les
plaques de charbon, la polarisation a été lente à s'effectuer,
comme on pourra en juger par les résultats obtenus avec les
plaques présentant chacune une surface de 11 centimètres
carrés et un multiplicateur ordinaire :

Déviation de l'aiguille aimantée, dans les premiers instants... 81°,75
Une heure après... 80°,00
    Idem.. 79°,50
    Idem.. 79°,00
Dix-sept heures après .... 78°,50

« On voit que pendant 20 heures le courant est resté sensiblement constant (1). »

Nous avons vu comment Becquerel explique chimiquement, c'est-à-dire par la réaction des acides sur les alcalis,
les manifestations électriques qui se produisent lorsqu'un

(1) Becquerel, *ibid.*, p. 402.

vase poreux rempli d'eau ordinaire est enfoncé dans la terre
végétale contenue dans une terrine de grès. Rappelons maintenant l'explication donnée par l'auteur pour rendre raison
des résultats opposés observés dans les deux expériences;
pour la comprendre, il faut remonter à la première page du
mémoire, il y dit : « Ampère est le premier qui ait émis l'i-
dée, en exposant sa théorie électro-dynamique des aimants,
qu'il pourrait bien se faire que le magnétisme terrestre fût
dû à des courants électriques circulant de l'est à l'ouest dans
des plans perpendiculaires à l'aiguille d'inclinaison. L'un de
nous, en discutant cette question, avança, sans le prouver
toutefois, que, s'il existait dans la terre des courants électriques, ces courants devaient avoir une origine chimique, et
qu'ils circulaient dans toutes sortes de directions ; M. Barlow
vint ensuite, et rendit probable, au moyen d'une expérience
intéressante, la présence dans le globe de semblables courants, mais sans dire également quelle était la cause de leur
production (1). »

Ce principe admis, voici les conséquences déduites par
l'auteur pour donner l'explication des faits :

« On vient de voir que dans le contact de l'eau et de la
terre il se produisait des effets électriques très-marqués; mais,
si l'on établit la communication entre l'une et l'autre avec
une corde humide ou une longue mèche de coton, au lieu
d'un fil métallique et de deux lames de platine, la recomposition des deux électricités s'effectue également par l'intermédiaire du conducteur humide. En effet, si l'on applique deux
aiguilles ou deux lames de platine non polarisées et en relation avec un multiplicateur d'une très-grande sensibilité,
en deux points quelconques de la corde et à une distance de
$0^m,03$ à $0^m,04$ l'une de l'autre, l'aiguille aimantée est déviée
d'un certain nombre de degrés, en vertu d'un courant dérivé
provenant du courant qui parcourt la corde. La lame la plus

(1) Becquerel, *ibid.*, p. 395.

rapprochée de la terre prend un excès d'électricité négative, et l'autre un excès égal d'électricité positive.

« Substituons par la pensée à la corde des radicelles de plantes en décomposition et amenées à l'état de matière carbonacée, et, par conséquent, conductrice de l'électricité : ces radicelles deviendront le siége de courants électriques circulant de la terre à l'eau dans toutes sortes de directions (1). »

Sans méconnaître l'existence des courants électriques formés dans le sein de la terre par les innombrables combinaisons chimiques qui s'y produisent incessamment, nous pensons cependant que les réactions électriques produites au contact de l'eau et de la terre tiennent à des causes plus simples et dont la démonstration est plus facile.

Personne n'ignore que l'eau de rivière, celle des lacs ou de la mer, qui sont constamment en contact avec l'atmosphère, absorbent une quantité notable d'air; les deux gaz qui constituent ce fluide, l'oxygène et l'azote, s'y dissolvent facilement, mais dans des proportions différentes. D'après les expériences de Gay-Lussac et de Humboldt, l'eau de rivière tient en dissolution de l'air formé de 31 à 32 parties d'oxygène et de 68 à 69 parties d'azote, tandis que sur 100 parties l'air atmosphérique normal est composé de 21 parties d'oxygène et de 79 parties d'azote.

D'après Morren, les eaux douces dissolvent plus d'air atmosphérique que l'eau de la mer; résultat qu'explique la saturation de cette dernière par les principes salins.

Les eaux douces, en contact avec l'air, en renferment généralement 40 centimètres cubes par litre; l'eau de la mer en contient seulement 20 centimètres cubes en moyenne; mais l'air contenu dans l'eau de la mer est plus oxygéné que celui des eaux de rivière. Morren, en opérant avec l'eau de la Manche, est arrivé au résultat suivant :

---

(1) Becquerel, *ibid.*, p. 401.

POUR UN LITRE.

	Oxygène.
Mer haute à six heures du matin............	33,3 p. 100
— à six heures du soir..............	33,4 —
Mer basse à midi..........................	36,2 — (1)

Il faut encore noter que l'oxygénation de l'eau varie selon une foule de circonstances : la température atmosphérique, la pression thermométrique, le soleil ou la pluie, l'heure de la journée contribuent à augmenter ou à diminuer la quantité d'oxygène tenue en dissolution, tandis que l'azote s'échappe dans des proportions sensiblement moins fortes : voici d'ailleurs des chiffres fournis par Poggiale à la suite d'expériences faites sur l'eau de la Seine.

A la température de 1, 2, 3, et 5° au-dessus de zéro, un litre d'eau de la Seine tenait en dissolution 9, 10, 11, 12 millilitres d'oxygène, et 22, 23, 24 millilitres d'azote : la température s'étant élevée à 19, 22, 25 et 26° au-dessus de zéro, la quantité d'oxygène avait notablement diminué, elle n'était plus que de 5 à 6 millilitres, celle de l'azote de 11, 16 et 18 millilitres.

Dans les eaux qui ne sont point à la surface de la terre, comme celle des puits, les eaux de source ou les eaux minérales, l'oxygène libre y est encore dans de plus faibles proportions, il manque même quelquefois tout à fait ; c'est ce qu'on observe à Bourbonne et dans beaucoup d'autres eaux thermales.

Or la présence de l'oxygène dans l'eau joue un rôle important dans les manifestations électriques, et ce fait ne paraît pas avoir été pris en considération dans les explications théoriques données par Becquerel. Il existe cependant en physique une loi que Gavarret a formulée en ces termes :

« Deux corps qui se combinent *prennent des états électriques contraires, et les conservent tant que dure la réac-*

(1) J. Lefort, *ouvr. cité*, p. 190.

tion chimique : celui qui joue le rôle de l'*oxygène* ou de l'*acide* prend la *tension positive ;* celui qui joue le rôle du *métal* ou de la *base* prend la *tension négative* (1). »

En nous appuyant sur cette loi nous pouvons établir en principe que, en ce qui concerne les eaux, qu'elles soient minérales ou ordinaires, l'électricité positive sera toujours fournie par le corps où l'oxygène libre sera en plus grande proportion.

Dès lors on se rend facilement compte des phénomènes, contradictoires en apparence, présentés par les expériences de Becquerel.

Dans la première, on remplit une terrine de grès de terre végétale, dans laquelle on introduit un vase poreux en porcelaine contenant de l'eau ordinaire ; celle-ci fournit l'électricité négative, et la terre l'électricité positive.

Dans la seconde expérience, une électrode en platine est mise dans l'eau de la rivière, et l'autre est enfoncée dans la terre à une distance de 100 mètres et plus de la première : dans ce cas, l'eau de la rivière est *positive*, et la terre *négative.* Pourquoi ces résultats opposés ?

C'est que, dans la première expérience, en mettant dans un vase de la terre légère de jardin, on emprisonne beaucoup d'air, qui, par suite, contient proportionnellement plus d'oxygène qu'il ne s'en trouve dans l'eau ; conséquemment c'est la terre, placée dans cette condition exceptionnelle, qui doit donner l'électricité positive, et l'eau l'électricité négative.

Dans la seconde expérience, l'eau de la rivière contient une notable quantité d'oxygène, la terre, qui a été tassée par les pluies, renferme peu d'air ; par suite, les manifestations électriques sont en sens contraire de celles précédemment observées.

(1) J. Gavarret, *Traité de l'électricité*, 2 vol. in-12, t. I, p. 401. Paris, 1858.

En plongeant une électrode dans un puits, on y trouve une eau contenant peu ou point d'air en dissolution et l'électricité qu'elle fournit donne le signe négatif, tandis que l'électricité de la terre redevient positive.

La quantité de sels dissous dans une eau naturelle n'influe en rien sur la déviation de l'aiguille aimantée ; l'eau de mer, qui est la plus minéralisée de toutes les eaux connues, mais qui contient de l'oxygène en dissolution, donne, dans son contact avec la terre, la réaction positive, ainsi que le constate l'expérience.

Quant aux changements de direction de l'aiguille, lorsqu'on ajoute à l'eau de l'ammoniaque ou un acide, ils sont faciles à comprendre, puisque l'ammoniaque, qui est un alcali, prend le signe négatif et accentue la déviation de l'aiguille dans l'expérience indiquée, tandis que l'acide, agissant comme l'oxygène, détermine une direction contraire.

Ces faits et beaucoup d'autres que nous rapporterons bientôt nous conduisent à penser que ce n'est point à des courants électriques souterrains, comme le supposait Becquerel, qu'il faut attribuer la déviation négative de l'aiguille aimantée produite par le contact d'une eau souterraine avec la terre adjacente, mais bien à l'absence ou à la faible quantité d'oxygène tenue en dissolution. Toutes les anomalies apparentes s'expliquent par ce fait fondamental.

§ 2. — Des effets électriques produits au contact des eaux en général et des terres adjacentes.

Avant d'aborder la difficile question du dégagement d'électricité produit par les eaux minérales au contact des terres adjacentes, il fallait se munir des instruments indispensables aux expériences. Je fis choix d'un galvanomètre de Nobili, dont le fil de cuivre enroulé de soie faisait dix mille tours sur le châssis ; l'aiguille aimantée, parfaitement astatique, était d'une grande sensibilité.

Les électrodes étaient des lames de platine de 12 centimètres carrés de surface ; elles étaient attachées aux fils conducteurs en cuivre par des fils de platine de $0^m,30$ de longueur.

Du charbon de sucre, bien préparé, servait à frotter et à nettoyer très-exactement les lames de platine après chaque expérience, quelquefois même à les envelopper totalement à l'aide d'un petit sachet de toile, afin de diminuer et même d'éviter les effets de la polarisation.

D'excellents thermomètres à mercure, sortant de la maison Deleuil, de Paris, servaient à indiquer, selon les circonstances, les températures de l'atmosphère et de l'eau.

Le choix de la station thermale n'était point indifférent pour le début des expériences ; il me sembla qu'il était utile d'en adopter une qui possédât des sources de températures diverses et d'une faible minéralisation, présumant que, si j'obtenais des résultats évidents, les phénomènes se produiraient avec plus de puissance en agissant sur d'autres eaux plus fortement minéralisées.

Je choisis Plombières qui possède neuf sources, en y comprenant celle qui est ferrugineuse, et dont les températures diffèrent depuis 8 jusqu'à 72 degrés centigrades, cette dernière étant celle de la source de Bassompierre à son point d'émergence. Quant à la minéralisation, elle est très-faible ; elle varie, selon les sources, de $0^{gr},20$ à $0^{gr},37$ de principes fixes, chiffre inférieur à celui donné par l'eau de beaucoup de rivières.

J'arrivai à Plombières le 19 août 1862 : avant d'opérer sur les eaux minérales, je jugeai nécessaire de répéter les expériences de Becquerel sur les eaux douces, constatant que *l'eau et la terre adjacente sont constamment dans deux états électriques contraires* (1).

_____

(1) Becquerel, *ibid.*, p. 405.

1re *Expérience.* — Température atmosphérique, à 2 heures après-midi, + 22° centigrades à l'ombre.

Un vase en terre cuite, de 4 litres de capacité, fut rempli de terre végétale prise dans un jardin ; nous plaçâmes au milieu, en l'enfonçant profondément, un diaphragme poreux en porcelaine contenant de l'eau d'une fontaine voisine ; deux lames de platine, préalablement frottées avec du charbon de sucre, furent mises, l'une dans la terre, l'autre dans le vase poreux contenant l'eau : dès que le circuit fut fermé, l'aiguille du galvanomètre se porta vivement à la droite du spectateur, indiquant ainsi le signe de l'électricité positive pour la terrre ; l'aiguille se fixa quelques instants au 50e degré du cadran, puis elle descendit en oscillant et atteignit le 40e, le 35e, le 20e, et même le 10e degré où elle se maintint longtemps : décroissance progressive qui doit être attribuée à la *polarisation*, phénomène que nous expliquerons plus loin.

Cette expérience fut répétée en changeant les électrodes de position, c'est-à-dire en mettant dans la terre celle qui était dans l'eau, etc. ; l'aiguille marcha en sens contraire, atteignit le 55e degré, puis elle descendit, comme précédemment, par des oscillations successives.

Nous renouvelâmes cette expérience dans plusieurs localités, par conséquent avec des terres de nature différente, et les résultats furent identiquement les mêmes ; il est donc incontestable que l'eau de fontaine contenue dans un vase poreux, et placée dans les conditions indiquées, laisse dégager l'électricité négative, tandis que la terre légère contenue dans un vase donne l'électricité positive : ces résultats sont parfaitement conformes à ceux indiqués par Becquerel.

Il était utile de comparer les effets obtenus dans l'expérience précédente avec ceux produits par le contact de l'eau courante avec le sol adjacent ; cette recherche fut faite.

2me *Expérience*. — Température atmosphérique à 9 heures du matin, + 16° centigrades à l'ombre.

Le galvanomètre fut transporté près d'un cours d'eau, au bas du parc de Plombières ; lorsque l'instrument fut bien orienté au nord et l'aiguille en équilibre parfait, une des électrodes en platine fut enfoncée dans la terre à 50 mètres du ruisseau ; la seconde électrode suspendue, à l'aide du fil conducteur, à l'extrémité d'un bâton bien sec et dépouillé de son écorce, fut plongée dans l'eau courante à l'abri de tout contact avec des plantes ou avec le sol ; immédiatement l'aiguille dévia fortement à 70 degrés, donnant le *signe positif* pour l'eau ; la terre, dans ce cas, devenant *négative*. Ces électrodes ayant été changées de position, l'aiguille dévia en sens contraire, ce qui était prévu, et, en outre, conforme à ce principe énoncé par Becquerel, que *la terre donne l'électricité négative au contact des cours d'eau adjacents.*

Nous avons répété un très-grand nombre de fois cette expérience sur les rivières, notamment sur la Moselle, les ruisseaux et les nappes d'eau douce, les résultats furent constants et parfaitement identiques.

Nous ne reviendrons plus sur ce fait désormais acquis, et nous aborderons immédiatement l'étude des eaux minérales.

§ 3. — Des effets électriques produits au contact des eaux minérales avec les terres adjacentes.

Les premières expériences furent faites à Plombières ; je répétai d'abord celle qui consiste à mettre de la terre de jardin dans un vase en terre et de l'eau dans un diaphragme poreux, seulement, au lieu d'employer de l'eau de fontaine comme dans notre première expérience, ce fut de l'eau minérale provenant du *Bain Romain*, dont la température est de 50 degrés centigrades. Dès que le circuit fut fermé, l'eau thermale donna le *signe négatif*, et la terre resta *positive*.

L'expérience fut répétée avec l'eau de toutes les sources de Plombières, et le résultat fut identiquement le même : dans ce cas, l'eau minérale se comporte exactement comme l'eau ordinaire.

Il ne suffisait pas d'opérer dans ces conditions restreintes et exceptionnelles, il fallait se placer dans la situation vraie qui permet de constater les réactions des eaux minérales sur les terres adjacentes et adhérentes aux autres parties du globe : cette proposition devint le sujet de nombreuses observations faites sur des eaux de températures et de minéralisations différentes et dans des contrées éloignées les unes des autres.

1re *Expérience.* — Elle fut faite à Plombières le 1er septembre, à 3 heures après-midi ; température atmosphérique, + 18° centigrades ; l'eau minérale était celle de la source de Bassompierre, dont la température était de 70° centigrades au point où l'électrode en platine fut plongée ; la seconde électrode fut enfoncée dans la terre de la colline qui borde la route de Luxeuil, à 50 mètres de distance horizontale et 20 mètres de hauteur verticale ; les fils conducteurs, bien recouverts de soie, avaient une longueur proportionnelle aux distances. Dès que le circuit fut fermé, l'aiguille du galvanomètre fut lancée vivement contre l'arrêt du cadran, et, après plusieurs oscillations, elle se fixa au 80e degré : l'eau minérale donnait un excès d'*électricité négative*, et la terre restait *positive*.

La même expérience fut répétée avec l'eau du bain Romain, dont la température n'est que de 50° centigrades, plus tard avec celle du bain des Capucins ; les résultats furent identiquement les mêmes, l'eau fut constamment *négative* et la terre *positive*.

La minéralisation des eaux de Plombières est très-faible, elle ne donne que quelques centigrammes de matières fixes ; nous avons déjà présenté (page 33) l'analyse de l'une d'elles, nous ne la répéterons pas. Il était nécessaire de comparer l'eau minérale de cette station à l'une de celles dont la minéralisation est beaucoup plus forte ; je me transportai à Bourbonne-les-Bains.

Les eaux thermales de Bourbonne ont une forte minéralisation ; elles contiennent $7^{gr},646$ de matières fixes par litre d'eau ; celles de Plombières ne renferment que $0^{gr},30$, celles de Bourbonne sont donc 25 fois plus fortes sous le rapport de la minéralisation. Voici d'ailleurs l'analyse des eaux de Bourbonne, faite en 1848 par Mialhe et Figuier, et répétée plus tard, en 1860, par Pressoir, pharmacien en chef de l'hôpital militaire ; elles concordent parfaitement, quant à la composition chimique, elles ne varient que de quelques centigrammes qui constituent la différence entre le chiffre déjà indiqué et celui qui va être donné.

ANALYSE DE L'EAU MINÉRALE DE BOURBONNE.

Température + 53° centigrades.

MATIÈRES FIXES POUR 1 000 GRAMMES D'EAU.

Chlorure de sodium.	5,783
Chlorure de magnésium	0,392
Carbonate de chaux.	0,108
Sulfate de chaux.	0,899
Sulfate de potasse.	0,149
Bromure de sodium.	0,065
Silicate de soude.	0,120
Alumine.	0,130
Iode. Arsenic. Fer. Manganèse.	traces.
TOTAL.	7,646

Il faut y ajouter le lithium, le strontium, le cœsium et le rubidium découverts récemment par Grandeau, enfin des traces de cuivre dans les boues.

2° *Expérience*. — Tout étant disposé pour l'expérience, elle fut faite le 15 septembre, en présence de Walferdin, de Cabrol, médecin-chef de l'hôpital militaire de Bourbonne, de Bougard, sous-inspecteur et d'un grand nombre d'autres personnes.

Nous allâmes dans le jardin du Docteur Cabrol, où notre galvanomètre fut installé, et dans la terre duquel une des électrodes en platine fut enfoncée : l'autre électrode fut plongée dans un puits d'eau minérale obtenue à l'aide d'un forage ; la température de cette eau est de 50° centigrades ; des fils métalliques, dont l'un, celui qui tenait suspendue l'électrode plongeant dans le puits, avait 40 mètres de longueur ; tous deux avaient été préalablement fixés au galvanomètre.

Il était neuf heures du matin ; le thermomètre placé à l'air libre marquait 18° centigrades.

Aussitôt que le circuit fut fermé par l'introduction de la seconde électrode dans l'eau du puits, l'aiguille dévia vivement, indiquant que l'eau minérale fournissait un excès d'*électricité négative* et que la terre était *positive*.

La même expérience fut répétée le même jour, à l'hôpital civil, dans deux sources différentes ; une des électrodes était enfoncée dans la terre d'un monticule du jardin public, à une hauteur verticale de 10 mètres au-dessus du sol ; l'électrode plongeant dans l'eau minérale était à 60 mètres de distance du galvanomètre. Dès que le circuit fut fermé, la réaction fut très-vive, l'aiguille alla frapper l'arrêt de l'instrument et se maintint au 80° degré donnant toujours le signe de l'électricité *négative* pour l'eau minérale.

3° *Expérience.* — Elle fut faite à Luxeuil, en présence de Chapelain, médecin inspecteur, de La Porte, médecin sous-inspecteur ; Michel, chimiste, et ancien collaborateur de Braconnot, du docteur Turck et de plusieurs autres personnes. Il était 2 heures après-midi ; température de l'air atmosphérique, à l'ombre, 16° centigrades.

Le bel établissement de Luxeuil, d'une architecture intérieure fort élégante, renferme un grand nombre de sources, divisées en deux groupes : 1° les eaux ferro-manganifères carbonatées, au nombre de trois; 2° les eaux salines au nombre de treize; toutes ces eaux sont faiblement minéralisées; d'après Braconnot qui fit, en 1838, l'analyse de toutes ces sources, l'eau de celle dite du Grand Bain, qui est la plus chargée de matières fixes, contient :

Chlorure de sodium.....................	0,7471
— de potassium.................	0,0239
Sulfate de soude.....................	0,1468
Carbonate de soude..................	0,0355
— de chaux...................	0,0850
— de magnésie................	0,0030
Alumine, oxyde de fer et de manganèse.	0,0033
Silice............................	0,0659
Matière animale.......................	0,0025
TOTAL des matières fixes..........	1,1130

Une nouvelle étude chimique des eaux minérales de Luxeuil a été faite par Leconte (1); elle diffère sensiblement de celle de Braconnot, mais le chiffre total des matières fixes n'est pas notablement augmenté. La minéralisation de presque toutes les sources ne dépasse pas 1 gramme par litre. La température de la source du Grand Bain est la plus élevée, elle est de 49°,9 centigrades; celle de la source ferrugineuse est de 25°,5 centigrades; les autres ont des températures intermédiaires entre ces deux extrêmes.

Notre première expérience fut faite sur l'eau de la source du Grand Bain dans laquelle plongeait une des électrodes pendant que l'autre était enfoncée dans la terre du jardin de la promenade; la réaction fut vive au début, mais bientôt l'aiguille se fixa au 60ᵐᵉ degré du cadran du galvanomètre indiquant un excès d'*électricité négative* en faveur de l'eau minérale.

Il en fut de même pour plusieurs autres sources qui furent successivement examinées.

4° *Expérience.* — Le 4 septembre 1862, je me rendis à Bains-en-Vosges, accompagné du docteur Liétard, jeune mé-

---

(1) *Annales de la Société d'hydrologie médicale,* t. VI, et tirage à part. Paris, 1860.

decin distingué, d'une érudition variée et fort étendue.
M. Bailly, médecin inspecteur, prévenu de notre visite, nous
attendait, et aussitôt, avec une obligeance parfaite, il se mit à
notre disposition. Nos expériences commencèrent à 10 heures
du matin.

Les établissements de Bains-en-Vosges qui, pendant longtemps, laissèrent à désirer, ont été très-heureusement res-
taurés et améliorés depuis 1844 ; ils possèdent onze sources ;
les eaux sont peu minéralisées ; la plus chargée de matières
fixes contient, d'après l'analyse faite en 1840, par M. Poumarède, $0^{gr},49$ centigrammes. L'eau la moins chargée, dite
source des Promenades, ne contient par litre que $0^{gr},20$ de
matières fixes. M. le docteur Bailly a découvert la présence de
l'arsenic dans l'eau de toutes les sources.

Les eaux de Bains, de Luxeuil, de Plombières, ont entre
elles les plus grandes analogies de composition chimique.

La température des sources varie de 29° à 50° centigrades.

Nous nous plaçâmes dans la salle du bain romain, où sont
plusieurs piscines, elles furent étudiées successivement ; toutes
nous donnèrent le signe de l'électricité *négative* relativement
à la terre qui était *positive*.

Les résultats obtenus avec les eaux thermales ne laissant
aucun doute, il devenait nécessaire de s'assurer des effets électriques produits par les eaux minérales froides dans leur contact avec les terres adjacentes ; dans ce but je me rendis à
Contrexéville et à Vittel.

5ᵉ *Expérience.* — Les sources minérales de Contrexéville
sont au nombre de trois ; elles sont connues sous les noms
de source du *Pavillon*, source du *Prince*, source du *Quai*.
Ces sources sont froides, leur température moyenne est de
10° centigrades ; elles laissent échapper, au point d'émergence, des bulles d'azote ; elles contiennent du gaz acide
carbonique libre et rougissent un peu le papier bleu de tournesol. D'après les analyses de M. Ossian Henry, ces trois

sources ont une très-grande analogie de composition ; toutefois la source du *Pavillon* est plus ferrugineuse et moins
calcaire que les deux autres ; en voici l'analyse faite en 1853 :

Analyse de l'eau de la source du Pavillon.

			litres.
Principes volatils...	Acide carbonique libre...........................		0,019
	Azote avec un peu d'oxygène.....................		indéterminé.

			grammes.	
Principes fixes.....	Bicarbonates.	de chaux...........................	0,675	} 0,89
		de magnésie........................	0,220	
		de soude anhydre..................	0,197	
		de fer et de manganèse.............	0,009	
		de strontiane, sans doute carbonatée.	indices	
	Sulfates anhydres..	de chaux...........................	1,150	
		de magnésie........................	0,190	
		de soude.	0,130	
		de potasse.........................	indices	
	Chlorures.	de sodium.........................	} 0,140	
		de potassium......................		
		de magnésium......................	0,040	
	Iodure-bromure...	alcalins ou terreux.................	indices	
	Silicates.	silice.............................	} 0,120	
		alumine............................		
	Azotate.............		indices	
	Phosphate de chaux ou d'alumine...............		} 0,070	
	Matière organique azotée......................			
	Principe arsenical uni au fer sans doute........			
	Perte...			

Principes minéralisateurs.....................	2,941	} 1,000
Eau pure......................................	997,059	

Nos instruments ayant été installés dans une galerie vitrée,
une des électrodes fut plongée dans le bassin de la source du
Pavillon, et l'autre, enfoncée dans la terre d'un jardin avoisinant. L'aiguille du galvanomètre indiqua aussitôt que
l'eau minérale froide avait un excès d'électricité *négative*,
et que la terre était *positive*, mais la réaction était plus faible
qu'avec les eaux chaudes, l'aiguille ne dépassait pas le
40me degré du cadran. La même expérience fut répétée un
grand nombre de fois, en variant souvent la position des
électrodes, le résultat fut constamment le même.

6me *Expérience.* — De Contrexéville nous allâmes à
Vittel, le 16 septembre 1862, en compagnie de M. le docteur
Godot, médecin-major très-instruit ; c'est un bel établissement distant du premier de 5 kilomètres. Il y existe plusieurs sources froides de minéralisations différentes : 1° Eau

ferro-magnésienne contenant 1^{gr},739 de matières fixes et 1/10 en volume d'acide carbonique libre ; 2° eau magnésienne calcaire, contenant 3^{gr},280 de matières fixes et très-peu d'acide carbonique libre ; 3° eau ferrugineuse bicarbonatée contenant 2^{gr},301 de matières fixes et 0^{gr},080 d'acide carbonique libre.

La température moyenne de ces différentes sources est de 11°,30 centigrades.

L'eau de ces sources, dans son contact avec les terres adjacentes, donne aussi l'électricité *négative* et dans la même proportion que celles de Contrexéville, c'est-à-dire que l'aiguille du galvanomètre ne dépasse pas le 40me degré du cadran de l'instrument.

Des expériences semblables furent répétées en 1863, à Aix-les-Bains, en Savoie, dont les eaux sont chaudes et sulfureuses, et à la Bonne-Fontaine, source ferrugineuse froide située à 2 kilomètres de Metz : cette dernière a été analysée par mon excellent ami, le professeur Langlois ; il a trouvé qu'elle contient 0^{gr},89 de matières fixes (1). Ces recherches, répétées un très-grand nombre de fois, ont constamment démontré que l'eau minérale, chaude ou froide, manifeste un excès d'*électricité négative* dans son contact avec la terre adjacente.

De ces recherches comparatives on peut donc conclure 1° que les eaux de la mer, des rivières, des nappes ou des petits cours d'eau, dans leur contact avec les terres adjacentes, donnent constamment un excès d'*électricité positive* par rapport à la terre qui devient *négative ;*

2° Que les eaux minérales, chaudes, tempérées ou froides, alcalines, neutres ou acides, examinées dans les mêmes conditions, prennent, au contraire, le signe *négatif*, tandis que la terre devient positive.

(1) *Recueil de mémoires de médec., de chirurg. et de pharm. militaires,* 2e série, vol. X, p. 347; Paris, 1853.

Voilà un premier fait important découvert ; les eaux minérales, dans leur contact avec la terre, ne se comportent pas, sous le rapport électrique, comme les eaux des rivières, des lacs, etc. Ce caractère suffit-il pour faire distinguer à l'instant une eau minérale d'une autre eau qui ne l'est pas ? Non ; il ne donne qu'une présomption ; d'autres signes, que nous indiquerons plus loin, sont indispensables pour faire classer une eau souterraine parmi les véritables eaux minérales.

Il faut se rappeler en effet que M. Becquerel a trouvé *négative* l'eau d'un puits du Jardin des Plantes, par rapport à la terre adjacente qui devenait *positive ;* observation que j'ai eu occasion de faire moi-même plusieurs fois, notamment à Bourbonne, où l'eau des puits, qui contient très-peu d'air, est chargée de sels calcaires, ce qui s'explique par la formation géologique du pays ; Bourbonne étant assis sur un plateau ondulé composé de Muschelkalck sur lequel est superposé un banc calcaire d'environ 15 mètres d'épaisseur.

Ce fait, loin d'offrir une anomalie, confirme au contraire l'explication que nous avons déjà donnée (page 138), qui tend à attribuer à la présence de l'oxygène la manifestation électrique *positive* dans les eaux ; les expériences qui vont suivre appuieront encore cette opinion.

CHAPITRE III

DES EFFETS ÉLECTRIQUES PRODUITS AU CONTACT DES EAUX ENTRE ELLES.

§ 1. — Effets du contact des eaux minérales avec les eaux de rivière ou de source.

Nos premières expériences eurent lieu à Plombières ; elles furent répétées pendant vingt-cinq jours consécutifs à différentes heures de la journée et de la nuit.

1re *Expérience*. — Trois heures après-midi ; température atmosphérique, à l'ombre, + 16° centigrades.

Une électrode fut plongée dans l'eau thermale du bain des Dames, près du lieu d'émergence ; la seconde électrode fut mise dans l'eau courante de la petite rivière appelée l'Eaugronne, ayant soin de la préserver de tout contact avec le sol ou les corps avoisinants ; le fil conducteur allant à la rivière avait 60 mètres de développement ; dès que le circuit fut fermé, l'aiguille du galvanomètre alla frapper vivement l'arrêt du cadran indiquant un excès d'électricité positive en faveur de l'eau de la rivière.

2me *Expérience*. — Elle eut pour objet de comparer les effets produits par l'eau de la fontaine, adossée au bain des Capucins, avec l'eau thermale de ce bain ; l'eau de la source, qui coule sans cesse, est reçue dans une auge exposée à l'air ; l'eau thermale arrive à une piscine située dans l'intérieur de l'établissement ; la température, qui est primitivement de 50° centigrades, était abaissée à 34 degrés ; l'eau de la source a une température constante de 12° centigrades.

Après avoir pris toutes les précautions nécessaires au succès de l'opération, le circuit fut fermé, aussitôt l'aiguille dévia vivement jusqu'au 70me degré du cadran, indiquant un excès d'électricité *positive* pour l'eau froide de la source.

3me *Expérience*. — Elle fut faite à Bains-en-Vosges ; nous nous installâmes dans la salle du Bain-Romain et nous comparâmes l'eau de la Grosse Source (température, 50° centigrades), à l'eau d'une fontaine, adossée à l'établissement, dont la température est de 13° centigrades. Aussitôt que les électrodes furent plongées dans l'une et l'autre eau, l'aiguille du galvanomètre indiqua un excès d'électricité *positive* en faveur de l'eau de source froide allant au 60me degré du cadran.

4me *Expérience*.— A Contrexéville nous comparâmes l'eau courante de la petite rivière, appelée le Vair, avec l'eau minérale de la source du Pavillon, dont le bassin est situé à 40 mètres de distance ; l'eau de la rivière manifesta aussitôt un excès d'électricité positive qui alla jusqu'à 40 degrés du cadran du galvanomètre.

5ᵐᵉ *Expérience.* — Nous obtînmes les mêmes résultats à Vittel en comparant l'eau des trois sources minérales froides avec l'eau courante du ruisseau de Lignéville, mais la déviation *positive* de l'aiguille n'alla pas au delà de 30 degrés.

Ces expériences furent encore répétées dans plusieurs autres localités, et toujours l'eau de rivière ou de source coulant à l'air manifesta un excès d'*électricité positive* par rapport à l'eau minérale qui était *négative.*

§ 2. — Effets électriques produits par le contact des eaux de différentes sources thermales réagissant l'une sur l'autre.

Il était intéressant de comparer entre elles les différentes sources d'une station, afin d'apprécier les effets produits par la thermalité, la minéralisation plus ou moins forte, la présence des gaz et surtout celle de l'oxygène à l'état libre. Nos premières recherches commencèrent par les eaux de Plombières.

Comme la quantité d'oxygène libre dans les eaux nous paraît jouer le rôle le plus important dans les manifestations électriques, nous allons présenter, d'après Jutier et Lefort, un tableau indiquant la quantité des gaz qui s'échappent spontanément des eaux de Plombière.

	Températ. moyenne.	Acide carboniq.	Oxygène.	Azote.
Sources très-chaudes.....	69°,49	0,7	1,1	97,32
— chaudes.	56°,82	0,7	5,2	94,01
— tempérées.	29°,61	1,2	17,4	81,04

Tandis que l'eau de l'Eaugronne contient 32,4 pour 100 d'oxygène et 67,6 d'azote, l'eau de la source thermale la plus chaude et la plus minéralisée ne contient que 1,1 pour 100 d'oxygène : « Ainsi, disent les auteurs cités, l'étude des gaz spontanés ou à l'état de dissolution vient confirmer ce principe établi par l'analyse chimique, d'après lequel les sources minérales de Plombières formeraient une seule série passant par gradations insensibles de l'eau ordinaire à l'eau de la source Vauquelin, la plus chaude et la plus minéralisée (1). »

Si nous possédions beaucoup d'études aussi bien faites sur les gaz libres contenus dans les eaux minérales que celles de Jutier et Lefort, nous pourrions, en lisant un tableau indicatif, connaître immédiatement la nature de l'électricité qui serait produite au contact des eaux des différentes sources d'une même station, malheureusement il nous reste beaucoup à désirer sous ce rapport, nous pourrions même dire que presque tout est à faire.

Quant à la minéralisation, elle décroît également depuis $0^{gr},37$ pour l'eau la plus chaude, jusqu'à $0^{gr},19$ pour l'eau tempérée de la source 5 de la galerie des Savonneuses.

1re *Expérience*. — Température extérieure à l'ombre et au nord, $+ 18°$ centigrades, temps couvert.

Deux litres d'eau furent puisés à la source de Bassompierre, dont la température est de 70° centigrades ; une partie de cette eau, refroidie par le trajet et ne marquant plus que 60° au moment de l'expérience, fut versée dans une cuvette en faïence ; on y plongea un vase poreux contenant de l'eau de la source des Dames, dont la température initiale est de 51° centigrades, et qui, au moment de l'expérience, ne marquait plus que 43 degrés : les électrodes en platine, bien dépolarisées, furent introduites lentement dans l'eau de l'une et de l'autre source ; aussitôt l'aiguille du galvanomètre se porta vivement au pôle négatif, atteignant le 60me degré et s'y

(1) Jutier et Lefort, *ouvr. cité*, p. 158 et 160.

fixant pendant quelques instants. Ainsi, l'eau de la source de Bassompierre, qui contient à peine des traces d'oxygène, manifeste un excès d'électricité *négative* et rend l'eau des Dames *positive.*

Les électrodes ayant été changées de position, c'est-à-dire la lame de platine qui plongeait dans l'eau de Bassompierre étant mise dans l'eau des Dames, l'aiguille dévia en sens contraire, preuve évidente de l'exactitude de l'expérience précédente.

2ᵐᵉ *Expérience.* — Nous comparâmes successivement, en suivant le même procédé, l'eau de chacune des sources thermales à l'eau de Bassompierre qui resta constamment négative, puis à l'eau de la rivière et à celle de la fontaine qui furent invariablement *positives;* mais il n'en est plus de même lorsqu'on compare entre elles les eaux des différentes sources, les résultats varient selon le degré d'oxygénation : voici le tableau que nous avons pu établir :

1° Eau de la source de Bassompierre, constamment négative;

2° Eau de la source des Dames, température de 51° centigrades, *positive* au contact de l'eau de Bassompierre, *négative* au contact de l'eau de la source des Capucins, température de 49° centigrades;

3° Eau de la source du Crucifix, température de 43° centigrades, faiblement négative au contact de l'eau des Dames qui devient positive ;

4° L'eau des Dames devient négative au contact de l'eau de chacune des sources de la galerie des Savonneuses, dont les températures sont dans l'ordre suivant : source n° 1, 15° centigrades; — source n° 2, 29°; — source n° 3, 22°; — source n° 4, 27°; — source n° 5, 40° centigrades ;

5° Les sources savonneuses les plus chaudes sont négatives au contact de l'eau de la rivière ou de la fontaine ; les eaux savonneuses les moins chaudes, c'est-à-dire celles qui sont à 27° et au-dessous, réagissent très-faiblement sur l'eau de la fontaine, c'est à peine si l'aiguille dévie de 10 à 12 degrés de l'échelle du galvanomètre, et même, après quelques oscillations, elle tend à se rapprocher du zéro ;

6° L'eau froide de la source ferrugineuse est *négative* au contact de l'eau de la rivière, de celle de la fontaine et de toutes les sources des Savonneuses.

Ces résultats intéressants me firent entrevoir de suite la possibilité d'employer ce nouveau moyen d'analyse pour découvrir, parmi plusieurs eaux, celle qui contient le plus d'oxygène libre, et même de déterminer la valeur relative de plusieurs eaux minérales d'une même station. Je n'hésite pas à affirmer qu'il est facile d'indiquer immédiatement, d'après la nature de la réaction électrique, quelle est l'origine de plusieurs eaux présentées en même temps. L'expérience fut faite, en effet, à Plombières ; M. Gentilhomme jeune, pharmacien, fit remplir huit bouteilles d'eaux puisées à différentes sources ; chacune d'elles portait une marque distinctive qui m'était inconnue ; toutes furent successivement comparées entre elles, et, selon la réaction positive ou négative qu'elles manifestaient, je parvins promptement à en déterminer la provenance.

3ᵉ *Expérience.* — La même série d'expériences fut recommencée à Luxeuil, le 1ᵉʳ septembre 1862. Nous constatâmes d'abord que toutes les eaux thermales de Luxeuil sont négatives au contact de l'eau ordinaire ; mais il nous fut facile de faire une expérience plus complète et plus décisive. A peu de distance d'un vaste réservoir voûté où arrive l'eau de la source du Grand Bain, se trouve un cours d'eau qui sert à faire marcher une turbine. Dès que les électrodes furent plongées dans l'un et dans l'autre liquide, l'aiguille du galvanomètre fut projetée avec violence contre l'arrêt, donnant le signe négatif pour l'eau thermale ; elle se maintint à 90 degrés de l'échelle aussi longtemps que dura l'expérience, c'est-à-dire six minutes. Ce fait sert encore à démontrer combien il est avantageux d'opérer sur de grandes masses d'eaux, si l'on veut obtenir une manifestation énergique de l'électricité.

J'avais annoncé aux médecins qui m'entouraient que je pouvais, à l'aide du galvanomètre, indiquer à l'instant, sans thermomètre et sans connaître les analyses des deux eaux qu'on me présenterait et que je ne toucherais pas, laquelle contiendrait le moins d'oxygène, serait la plus chaude et la plus minéralisée. Naturellement le doute s'éleva ; j'insistai, et l'expérience commença. On apporta, ce que je sus un peu plus tard, de l'eau de la source des Dames et de l'eau de la source du Grand Bain ; un des assistants fit l'expérience sous mes yeux ; l'eau du Grand Bain étant positive et celle des Dames négative, je déclarai alors que cette dernière devait être la moins oxygénée, la plus chaude et la plus minéralisée ; l'exactitude de cette assertion fut confirmée aussitôt par Michel, le chimiste.

4ᵉ *Expérience.* — Je répétai également à Bains-en-Vosges la même série d'expériences avec des résultats identiques. L'eau de la Grosse Source étant toujours restée négative au contact de toutes les autres sources d'eau minérale, je voulus constater l'énergie des effets électriques produits par une masse d'eau, indiquée comme provenant de cette source et qui remplissait une grande piscine, en la faisant réagir sur l'eau d'une piscine voisine ; mon étonnement fut grand en voyant l'aiguille du galvanomètre dévier en sens contraire, indiquant que cette eau, prétendue de la Grosse Source, était positive. Cette anomalie apparente donna lieu à de longues explications qui firent enfin découvrir que le garçon de bains, étant en retard pour remplir les piscines, avait amené, à l'aide d'un tuyau, l'une des eaux les plus faibles dans le bassin destiné à contenir l'eau de la Grosse Source.

Des expériences du même genre furent répétées à Bourbonne, Contrexéville, Vittel, Aix en Savoie, etc. ; toujours et partout les résultats furent semblables.

Il doit être actuellement bien démontré que les eaux se comportent entre elles comme le font deux liquides, l'un acide, l'autre alcalin mis en contact; si l'acide est en excès, la réaction est positive, si le contraire a lieu, la réaction est négative. Ainsi se confirme la loi que nous avons précédemment signalée (page 136) et qui est formulée en ces termes :

« Deux corps qui se combinent prennent des états électriques contraires, et les conservent tant que dure la réaction chimique ; celui qui joue le rôle de l'oxygène ou de l'acide prend la tension positive; celui qui joue le rôle du métal ou de la base prend la tension négative. »

§ 3. — Définition des termes positif et négatif.

En nous servant constamment, comme nous l'avons fait, des termes *positif* et *négatif*, nous avons suivi le langage admis, ce qui veut dire que nous avons signalé un fait apparent, dont l'explication repose sur une expérience qui démontre que, lorsque deux plaques métalliques, d'espèce différente, sont mises dans un liquide acide, les métaux prennent des *tensions électriques opposées*, à la condition que l'acide employé agisse chimiquement sur l'une des deux plaques en présence.

Dans cette expérience le métal *non attaqué* prend la tension positive, et le métal *attaqué* la tension négative.

Si l'on opère sur deux dissolutions salines de composition chimique différente, les faits se passent de même, seulement, l'une agira comme alcali et sera la *base* qui, se comportant comme le métal attaqué, prendra par conséquent la *tension négative* ; l'autre sera acide, ou se comportera comme tel, et prendra la *tension positive*.

S'il ne se manifeste aucune action électrique, c'est qu'il n'y a point de réaction chimique.

Lorsque le spectateur est en face d'un galvanomètre bien construit, il remarque que l'aiguille aimantée dévie à l'instant où les électrodes, reliées à l'instrument par les fils conducteurs, plongent en même temps dans les deux liquides hétérogènes mis en contact.

L'un joue le rôle de l'acide, l'autre celui de la base.

Le courant marche de la base à l'acide dans l'intérieur de la pile, et de l'acide à la base à travers les fils conducteurs du galvanomètre. — On appelle *interpolaire* cette partie du courant comprise entre les deux pôles de l'instrument et en dehors de la pile.

L'aiguille aimantée du galvanomètre déviera à droite ou à gauche, selon la marche du courant : cette déviation n'a aucune valeur par elle-même, elle n'indique que la position relative des liquides.

Supposons que le liquide acide entoure le vase poreux qui contient le liquide appelé à jouer le rôle de base; l'aiguille aimantée déviera aussitôt à droite si l'électrode est fixée au bouton droit du galvanomètre. Le contraire aura lieu, c'est-à-dire que l'aiguille déviera à gauche, si l'électrode plongeant dans le liquide acide est attachée au bouton gauche de l'instrument : le même phénomène se produira encore, si le liquide acide, au lieu d'entourer le liquide alcalin, est entouré par lui; d'ailleurs, pour éviter toute erreur, il faut, avant l'expérience, s'assurer de la disposition des fils enroulés sur le châssis du galvanomètre.

Dans tous les cas, le courant part de la *base* pour aller au *liquide acide*.

Très-souvent, pour compléter une expérience, on change les électrodes de position, c'est-à-dire qu'on plonge dans le liquide acide celle qui était dans le liquide alcalin, et on fait de même pour l'autre électrode. L'aiguille change nécessairement de direction, mais la réaction électrique s'établit toujours dans le même sens, ce qui veut dire que le courant

part constamment de la base pour aller à l'acide à travers les
éléments constitutifs de la pile.

Lorsque le corps de l'homme, ou celui d'un animal, constitue la pile, la réaction électrique obéit à la loi générale;
l'aiguille dévie à droite ou à gauche selon la position des
électrodes dans les liquides ou les tissus qui jouent le rôle de
base ou d'acide.

Nous ajouterons, pour compléter ces remarques, que les
fils conducteurs, au moment où l'on plonge les électrodes
dans les liquides, transmettent l'électricité au fil métallique
du galvanomètre; que, sous cette influence, la double aiguille
aimantée, suspendue à un fil de cocon de soie, est mise aussitôt en mouvement et que la déviation qu'elle éprouve indique
le sens du courant.

Ce phénomène se produit en vertu de la loi découverte par
Oersted (1), en 1820, démontrant l'influence des courants
électriques sur les déviations de l'aiguille aimantée.

Ampère a fait aussi de nombreux travaux dans cette voie
nouvelle, et il a déduit de ses recherches une théorie générale des phénomènes électrodynamiques (2).

CHAPITRE IV

PHÉNOMÈNES DIVERS SE RATTACHANT AUX MANIFESTATIONS ÉLECTRIQUES.

§ 1. — De la polarisation.

Lorsque deux eaux, de nature différente, sont mises en
contact et peuvent réagir l'une sur l'autre, elles constituent

---

(1) J. Chr. Oersted, *Experimenta circa effectum*, etc., c'est-à-dire *Expériences sur l'effet du conflit électrique sur l'aiguille aimantée*, trad. dans
Ann. de chimie et de physique, t. XIV, p. 417. Paris, 1820.

(2) Ampère, *Mémoire sur la théorie mathématique des phénomènes électrodynamiques uniquement déduite de l'expérience*, etc. (*Mémoires de l'Académie royale des sciences de l'Institut*, in-4°, t. VI, p. 175. Paris, 1827.

une véritable pile. Aussi longtemps que les réactions chimiques ne sont point activées par des conditions spéciales, nos instruments sont impuissants à constater les phénomènes qui se produisent en silence ; mais vient-on à unir les deux liquides par un fil métallique, il s'établit un courant électrique qui parcourt indéfiniment le cercle formé par les liquides et par le métal, et qui opère des modifications promptes dans la composition chimique des corps soumis à l'action de l'électricité.

Les eaux placées dans cette dernière condition subissent une décomposition dans leurs éléments, l'oxygène et l'hydrogène se séparent, l'oxygène se porte au pôle positif et l'hydrogène au pôle négatif.

Ces gaz, en s'échappant, se portent vers les électrodes métalliques, y adhèrent et constituent le phénomène appelé *Polarisation*.

La polarisation est donc le changement qui s'opère à la surface de l'électrode métallique sur laquelle le liquide soumis à l'expérience dépose des éléments gazeux et quelquefois des molécules métalliques, effets inévitables de la décomposition produite sous l'influence du courant électrique.

On a constaté depuis longtemps que, à mesure que la polarisation se produit, l'intensité du courant diminue, qu'il finit par s'éteindre et que même il se manifeste un courant secondaire inverse du premier.

C'est à ces causes qu'il faut rapporter les oscillations fréquentes de l'aiguille du galvanomètre, l'affaiblissement du courant et l'abaissement du nombre des degrés primitivement indiqués sur le cadran de l'instrument : phénomènes que nous n'avons pas signalés jusqu'à présent, mais qu'il est indispensable d'indiquer afin d'éviter des erreurs en répétant mes expériences.

Si la réaction produite par les eaux mises en contact est énergique, l'aiguille aimantée se fixe à un chiffre élevé et s'y maintient fort longtemps.

Les inconvénients déterminés par la polarisation nous ont fait chercher un procédé pour absorber les gaz à mesure qu'ils se forment, nous y sommes parvenus en partie, nous décrirons le moyen un peu plus loin.

§ 2. — Force électromotrice des liquides.

Nous avons déjà dit que, lorsque nous mettons en contact, au moyen d'un vase poreux, deux liquides de nature hétérogène, nous constituons une pile électrique. L'électricité qui se développe dans cette circonstance a été attribuée par Volta à l'effet du contact, explication reconnue inexacte, mais qui, malgré l'erreur, a continué à être appelée par les physiciens *électricité voltaïque.*

Sans s'occuper des actions chimiques, Volta a donné le nom de *force électromotrice* à la cause inconnue qui agit à la surface de séparation de deux corps, et qui décompose le fluide neutre en *fluide électrique positif* et en fluide *électrique négatif.*

Cette force qui décompose le fluide électrique neutre s'oppose encore à la recomposition des deux fluides à travers la surface de contact : son intensité varie selon qu'elle s'exerce 1° au contact des solides entre eux, 2° des solides avec les liquides, 3° des liquides entre eux.

Volta, prenant en considération l'intensité des effets produits, divisa tous les corps conducteurs en deux grandes classes. La première classe comprend les corps conducteurs parfaits électromoteurs, tels sont les métaux et le charbon calciné. La deuxième classe renferme les corps imparfaits électromoteurs; tels que les liquides, l'eau pure, les dissolutions acides, alcalines, salines, etc.

La force électromotrice développée à la surface de contact de deux corps de la deuxième classe est très-faible.

Ainsi, lorsque deux liquides sont en contact par leur surface, la force électromotrice opère la division de l'électricité produite ; l'un des liquides prend la *tension positive*, l'autre la *tension négative;* mais il faut, pour que le mouvement s'entretienne et que la force électromotrice soit satisfaite, qu'il y ait une différence de tension entre les deux liquides, et qu'à mesure que les tensions contraires se neutralisent dans l'intérieur du liquide, elles soient instantanément reproduites par l'action de la *force électromotrice* développée au contact des fluides. Aussi longtemps que ces phénomènes s'accomplissent, la pile hydro-électrique fonctionne régulièrement.

Lorsqu'on opère sur des liquides, il se présente deux phénomènes qu'on ne rencontre pas lorsqu'on agit sur les solides : l'un est la *polarisation*, dont nous avons déjà parlé ; l'autre est la *résistance au passage*.

On donne le nom de *résistance au passage* à l'effort que le fluide électrique doit faire, en quelque sorte, pour passer du liquide, où s'est développée l'électricité, à l'électrode en métal qui termine le fil conducteur, ou bien, en sens contraire, du métal au liquide.

§ 3. — Conductibilité des corps pour l'électricité.

Parmi les questions qui intéressent directement le sujet que nous traitons, il en est une qui a été longuement étudiée par les physiciens, c'est la *conductibilité des corps pour l'électricité.*

Priestley est le premier qui ait tenté de déterminer le pouvoir conducteur des métaux pour l'électricité statique ; Davy voulut résoudre la question à l'aide de l'électricité voltaïque ; il parvint, malgré des procédés jugés imparfaits par les savants, à établir que les pouvoirs conducteurs sont *en raison inverse des longueurs, et en raison directe des sections des fils métalliques qui conduisent l'électricité.*

M. Edm. Becquerel, qui s'est beaucoup occupé de cette question, a recherché si la loi, trouvée pour les métaux, s'appliquait aussi aux liquides ; il a reconnu que « lorsqu'un courant électrique circule dans un liquide homogène, les lois de la résistance à la conductibilité sont les mêmes dans tout le trajet du circuit que dans les solides, c'est-à-dire en raison directe de la longueur et inverse de la section (1). »

A ces recherches il faut ajouter l'étude des lois de Ohm appliquées aux piles hydro-électriques.

La conductibilité des liquides est bien inférieure à celle des solides ; M. Edm. Becquerel a démontré que la dissolution saline qui conduit le mieux les courants électriques les conduit encore *environ un million de fois moins bien que l'argent* (2).

Cette dissolution, prise pour type, était formée de 30 grammes de protochlorure d'antimoine, 120 centimètres cubes d'eau et 100 centimètres cubes d'acide chlorhydrique. Parmi d'autres dissolutions, on peut encore citer l'eau saturée de sulfate de cuivre qui conduit l'électricité vingt-deux millions de fois moins bien que l'argent.

Il n'existe aucune eau minérale qui, par la quantité de principes minéralisateurs tenus en dissolution, soit comparable aux liquides indiqués. Aucune expérience directe n'ayant été faite sur ce sujet, nous ne pouvons préciser un chiffre de comparaison ; on sait seulement que l'eau distillée conduit très-mal l'électricité, que les eaux qui s'en rapprochent, qui sont privées de gaz et peu minéralisées, sont

---

(1) Edm. Becquerel, *Recherches sur la conductibilité électrique des corps solides et liquides*, 2e mémoire. (*Ann. de chim. et de physique*, 3e série, t. XX, p. 53.)

(2) Edm. Becquerel, *Recherches sur la conductibilité électrique*, etc., 1er mémoire. (*Ann. de chim. et de phys.*, 3e série, t. XVII, p. 290.) — Voir encore du même auteur : *Recherches sur le dégagement de l'électricité dans les piles voltaïques*. (*Ann. de chim. et de phys.*, 3e série, t. XLVIII, p. 200 ; 1856.)

également mauvais conducteurs. Ces faits ont une importance de premier ordre pour expliquer les effets produits par les eaux thermales selon le degré et la nature de leur minéralisation.

« La détermination des pouvoirs conducteurs des liquides, dit M. de la Rive, a été obtenue en suivant les mêmes procédés que pour les solides ; il faut seulement avoir égard à deux circonstances qui ne se présentent pas quand il s'agit des solides. La première, c'est la résistance au passage qui a lieu dans la transmission du courant électrique à la surface de contact du liquide et de l'électrode de métal, résistance tout à fait indépendante de la conductibilité électrique proprement dite du liquide ; la seconde, c'est l'altération que subit très-promptement le liquide soumis à l'expérience par l'effet de la décomposition chimique qu'il éprouve. Pour obvier à ce dernier inconvénient, il faut opérer le plus vite possible et disposer l'appareil de manière que les substances dégagées par la décomposition n'altèrent pas le liquide ; dans ce but, on cherche à les absorber, si elles sont gazeuses, par la substance même des électrodes', lorsque c'est possible, comme pour l'oxygène, ou bien on les laisse se déposer, si elles sont solides, dans la partie du liquide qui est au fond du vase et qu'on a soin de ne pas mettre dans le circuit (1). »

§ 4. — Influence de la thermalité sur la conductibilité électrique.

L'élévation de température augmente le pouvoir conducteur des liquides, tandis qu'elle le diminue dans les métaux. Cette augmentation a été déterminée pour divers liquides ; on a trouvé que, passant de 0 à 100 degrés, la con-

_____

(1) De la Rive, *Traité d'électricité théorique et appliquée*, 3 vol. in-8. Paris, 1856, t. II, p. 49.

ductibilité s'accroît dans une proportion égale à 3 ou 4 fois la
valeur de cette même conductibilité à zéro.

J'ai fait quelques expériences directes sur les eaux minérales.

1re *Expérience.* —Le 26 août 1862, je fis prendre de l'eau
thermale du bain Romain, à Plombières ; la température du
liquide est de 50 degrés à la source ; dans son contact avec
l'eau froide de la fontaine voisine, la réaction électrique était
de 60 degrés de l'échelle du galvanomètre ; cette eau, ayant
passé la nuit dans un vase en faïence exposé à l'air, n'avait
plus, à 6 heures du matin, que la température de 14° centigrades ; mise de nouveau en contact avec l'eau de la fontaine, qui a une température constante de 13° centigrades,
la déviation de l'aiguille du galvanomètre n'allait plus qu'à
22 degrés.

Le changement de température n'avait pas modifié le caractère de l'électricité, l'eau du bain Romain avait conservé
le signe négatif.

2e *Expérience.* — Afin d'éviter l'objection qu'on pouvait
tirer du contact de l'eau avec l'air pendant toute une nuit,
ce qui permettrait de supposer qu'une certaine quantité d'air
atmosphérique avait pu être absorbée par le liquide, je fis
l'expérience suivante :

De l'eau thermale, prise également au bain Romain, fut
mise dans une bouteille, bien bouchée, puis entourée de
glace pilée, mêlée avec du sel. Après une heure et demie de
refroidissement, la température de l'eau était descendue de
50° à 5° centigrades. L'eau de la fontaine fut conservée à
13°, sa température normale. Dès que les deux liquides furent mis en contact, l'eau de la fontaine étant dans le vase
poreux, les électrodes placées et le circuit fermé, l'aiguille
indiqua que l'eau minérale conservait le signe négatif ; mais
elle n'atteignit plus que le dix-huitième degré de l'échelle
du galvanomètre.

3ᵉ *Expérience.* — L'épreuve contraire devait nécessairement être faite; au lieu d'abaisser la température de l'eau minérale, ce fut la température de l'eau de la fontaine qui fut
élevée à 50° centigrades. Le thermomètre ayant constaté une
égalité parfaite de chaleur entre les deux eaux, le circuit fut
fermé; l'aiguille du galvanomètre atteignit alors, et très-
précipitamment, le soixante-cinquième degré de l'échelle,
le signe de l'électricité étant toujours le même.

Ces expériences, qui furent souvent répétées, constatent
que l'élévation ou l'abaissement de température ne changent
pas le caractère de l'électricité, mais modifient sensiblement
l'intensité du courant.

§ 5. — Changement de signe de l'électricité selon que l'eau perd ou absorbe de l'oxygène.

1ʳᵉ *Expérience.* — L'eau de la fontaine de la place de Plombières, qui contient 32,8 pour 100 d'oxygène, et qui constamment donne le signe positif dans son contact avec les
eaux thermales, fut soumise à l'ébullition pendant deux heures; toutes les précautions avaient été prises pour que rien
ne pût troubler la pureté de l'eau. On la laissa refroidir dans
un cruchon en grès parfaitement bouché. Le lendemain,
11 septembre 1862, à 7 heures du matin, cette eau fut
versée dans une cuvette en faïence; la température de l'air
de la chambre était alors à 17° centigrades; le vase poreux,
qui contenait de l'eau du bain Romain à 42° centigrades, fut
mis dans cette eau de fontaine refroidie, les électrodes, soigneusement frottées avec le charbon de sucre, furent plongées dans les deux liquides, et aussitôt nous constatâmes que
les signes électriques habituels étaient intervertis, l'eau de
la fontaine était devenue négative et l'eau thermale positive.

2ᵉ *Expérience.* — L'eau thermale de la source de Bassompierre, qui est constamment négative par rapport à toutes les

autres eaux de Plombières, devient positive lorsqu'elle est aérée.

Plusieurs litres de l'eau de Bassompierre furent exposés à l'air libre dans des vases à large ouverture; chaque jour, une partie de cette eau était comparée à l'eau thermale des Capucins, ramenée à une égale température : pendant trois jours, l'eau de Bassompierre resta négative; le cinquième jour, l'aiguille du galvanomètre oscillait à peine; le septième jour, l'eau de Bassompierre donnait le signe positif.

On peut, ainsi que je l'ai fait, hâter ce résultat, en battant l'eau minérale pour y introduire l'air atmosphérique.

Ces faits me paraissent justifier pleinement la pensée qui attribue à l'oxygène la manifestation du signe positif de l'électricité dans les eaux.

§ 6. — Influence de la minéralisation sur les manifestations électriques.

L'eau distillée, chimiquement pure, est très-mauvais conducteur de l'électricité; lorsqu'on la met en contact avec une eau minérale sortant de la source, c'est à peine si l'aiguille du galvanomètre oscille de quelques degrés.

Si on ajoute une petite quantité d'un sel soluble quelconque, la conductibilité augmente sensiblement; elle atteint son maximum lorsque l'eau minérale contient des sulfates en même temps que de l'acide sulfhydrique; l'expérience m'a démontré que les eaux sulfureuses produisent les réactions les plus énergiques.

La minéralisation de plusieurs eaux, notamment celles de Plombières, décroît en proportion régulière en même temps que la température des sources s'abaisse, « en sorte que, dit M. Jutier, si l'on examinait des échantillons d'eau minérale refroidie, il suffirait de faire évaporer chacun d'eux et de peser la quantité de résidu fixe, pour savoir quelle était la thermalité des sources d'où ils provenaient. »

CHAPITRE V

PROCÉDÉS POUR APPRÉCIER LA FORCE ÉLECTRIQUE DES EAUX. —
DES EAUX MINÉRALES TRANSPORTÉES. — DES EAUX MINÉRALES
ARTIFICIELLES. — ACTIONS ÉLECTRIQUES DES EAUX SUR LE CORPS
DE L'HOMME.

––––––

§ 1. — Procédés pour apprécier la force électrique des eaux.

Lorsqu'on ne peut plus agir sur les eaux minérales prises
à la source, lorsqu'il est impossible de les mettre en contact
avec la terre adjacente, les eaux minérales voisines, ou avec
l'eau d'une fontaine ou d'une rivière, il faut chercher un
nouveau moyen pour apprécier la réaction électrique d'une
eau transportée ou d'une eau minérale artificielle.

Les principaux instruments sont ceux que nous avons déjà
indiqués : 1° un bon galvanomètre sur le châssis duquel le fil
métallique, entouré de soie, doit faire dix mille tours. Celui
de Nobili me paraît mériter la préférence, parce qu'il est le
plus simple, et il est d'une grande sensibilité lorsque l'aiguille est bien astatique; 2° les fils conducteurs en cuivre
doivent avoir, au plus, un millimètre de section; leur longueur ne doit pas dépasser un mètre; 3° un bon thermomètre à mercure, marquant 100 degrés centigrades; 4° un
vase en verre ou en porcelaine, à large ouverture, pouvant
contenir deux litres de liquide; 5° un vase poreux en porcelaine, d'une capacité suffisante pour recevoir deux cents centimètres cubes de liquide; 6° deux lames de platine de six
centimètres carrés de surface; 7° des fils de platine, de trente
centimètres de longueur, servant à rattacher les électrodes
aux fils conducteurs en cuivre; 8° d'un liquide spécial, destiné à être versé dans le vase poreux et à réagir sur l'eau
minérale.

La nature de ce liquide a varié; lorsque j'étais au début de mes recherches, je prenais, un peu au hasard, l'eau de fontaine ou de rivière qui se présentait; mais je n'ai pas tardé à comprendre qu'il était indispensable d'avoir un liquide-étalon, d'une composition chimique constante, afin que les résultats obtenus pussent être comparables.

J'ai d'abord employé l'eau distillée, dans laquelle j'introduisais de l'oxygène par le battage; mais, en agissant ainsi, je ne pouvais pas connaître exactement la quantité d'oxygène dissous dans l'eau. Voulant éviter cet inconvénient, je songeai à remplacer l'oxygène par une quantité déterminée et constante d'acide acétique, attendu que l'*oxygène* et l'*acide* jouent le même rôle en ce qui concerne les manifestations électriques.

La quantité d'acide devait être nécessairement très-faible; après quelques essais, je m'arrêtai à $\frac{1}{0002}$; ainsi un litre d'eau distillée contenait un demi-gramme d'acide acétique titré à 10 degrés de l'aréomètre de Baumé.

Ce procédé, quoique plus sûr que le précédent, avait l'inconvénient d'activer la décomposition chimique de l'eau, de favoriser la polarisation des électrodes et d'enlever à l'aiguille la fixité nécessaire pour faire des observations exactes, bien qu'on obtînt parfaitement le sens du courant.

Il faut ajouter que l'acide, augmentant la conductibilité de l'eau, favorisait des réactions sur les sels contenus dans le liquide soumis à l'observation.

Il fallait évidemment faire encore de nouvelles recherches; je suis enfin arrivé, après des essais infructueux de plusieurs genres, à adopter, quant à présent, l'iode dissous dans l'eau distillée.

Ce réactif offre plusieurs avantages incontestables; d'abord, on sait que l'eau ne dissout l'iode que dans la proportion de $\frac{1}{0,007}$, environ, de son poids; ainsi, 1,000 grammes d'eau distillée dissoudraient $0^{gr},14$ d'iode; cette proportion, quoique très-faible, rend le liquide suffisamment actif.

Cette dissolution offre quelques avantages faciles à comprendre. Voici, en effet, ce qui se produit : lorsque le courant électrique est établi dans la pile liquide, l'eau se décompose, l'hydrogène naissant se combine avec l'iode, forme de l'acide iodhydrique, la lame de platine ne se polarise pas, ou du moins très-faiblement, et le courant reste constant pendant un temps suffisant pour en apprécier l'intensité.

Cette dissolution a besoin d'être renouvelée assez fréquemment, car elle ne tarde pas à s'affaiblir par la vaporisation d'une partie du métalloïde, et à modifier son action par la formation de l'acide iodhydrique résultant de la combinaison de l'hydrogène avec l'iode.

Si l'on parvient un jour à détruire toutes les difficultés qui entourent ces expériences, si l'on arrive à mesurer exactement l'intensité des courants déterminés par les eaux minérales comme on est parvenu à doser la quantité de soufre et la quantité de sels de chaux et de magnésie à l'aide de la *sulf-hydrométrie*, inventée par M. Dupasquier, et de l'*hydroti-métrie*, découverte par MM. Boutron et Boudet (1), on pourra alors avoir l'*hydrotymésie* électrique, mots qui, d'après l'étymologie grecque, signifieraient *estimation, vérification* de l'eau sous le rapport électrique (2).

Comme il est parfaitement démontré que la température exerce une influence très-notable sur la conductibilité électrique des liquides, il faut avoir la précaution constante de ramener à une température identique les eaux minérales qu'on veut étudier ; si elles étaient trop chaudes, la conduc-

(1) Boutron et F. Boudet, *Hydrotimétrie ;* nouvelle méthode pour déterminer les proportions des matières en dissolution dans les eaux de sources et de rivières ; in-8°, 52 pages. Paris, 1856.

(2) M. René Briau a vivement critiqué dans la *Gazette hebdomadaire* (5 fév. 1864, n° 6, p. 96), le mot *hydrotimétrie*, qu'il trouve incorrect et barbare ; il propose, pour des raisons grammaticales parfaitement justifiées, de lui substituer l'expression *hydrotimésie*, et d'appeler hydrotimète l'instrument propre à la vérification de l'eau.

tibilité serait augmentée du double et peut-être du triple ; si elles étaient trop froides, la conductibilité serait affaiblie, elle diminuerait jusqu'au passage à l'état de glace où la conductibilité disparaît presque entièrement.

§ 2. — Des eaux minérales transportées. — Examen comparatif avec les mêmes eaux prises à la source.

1re *Expérience.* — Dix litres de l'eau de la source de Bassompierre, à Plombières, furent mis en bouteilles le 22 septembre 1862, bouchées et emballées avec le plus grand soin par M. Gentilhomme, pharmacien, et expédiées à Metz. Sept mois plus tard, le 1er mai 1863, cette eau était dans un état parfait de conservation : limpidité complète, nulle odeur, aucun dépôt. La température atmosphérique s'élevait à 16° cent.; la température de l'eau n'était que de 14°, elle fut élevée à 20°.

Deux litres de ce liquide furent versés dans un grand vase en verre, au milieu fut placé le vase poreux contenant l'eau distillée iodée, température de 20°. Les électrodes, bien frottées avec le charbon de sucre, sont plongées dans l'un et l'autre liquide ; la réaction est très-faible, c'est à peine si elle donne 12° de l'échelle du galvanomètre, encore l'aiguille oscille-t-elle et tend-elle à tomber à zéro.

2me *Expérience.* — Connaissant la réaction produite par l'eau transportée de la source la plus chaude et la plus minéralisée de Plombières, je voulus la prendre pour terme de comparaison de l'eau de la Moselle, puisée à l'instant à la rivière ; la température fut élevée à 20 degrés, et deux litres de cette eau furent versés dans le vase en verre ; puis la même eau iodée et les mêmes instruments furent employés pour compléter l'expérience.

La réaction fut également très-faible ; elle alla à 11 degrés, c'est-à-dire la même, à très-peu près, que celle de l'eau de Plombières.

La même expérience fut répétée quatre fois de suite afin de bien contrôler les résultats et d'éviter toute cause d'erreur.

Ainsi l'eau de Plombières, qui est très-active à la sortie de la source, qui marque 65 ou 70 degrés à l'échelle du galvanomètre, ne donne plus que 11 à 12 degrés sept mois après son transport, malgré tous les soins pris pour sa bonne conservation.

L'eau de Plombières est donc redevenue une eau ordinaire n'ayant pas plus d'activité que l'eau de la rivière.

3me *Expérience.* — Pour rendre l'expérience complète, il fallait ramener l'eau de Plombières à une température se rapprochant de celle de la source ; dans ce but, l'eau fut chauffée au bain-marie à 50° centigrades ; le vase poreux y fut plongé afin de le mettre en équilibre de température. Dès que les électrodes furent introduites dans les deux liquides, la réaction fut d'abord assez vive, mais après plusieurs oscillations l'aiguille se fixa à 30 degrés avec tendance à descendre.

La même expérience fut répétée avec l'eau de la rivière chauffée également à 50 degrés ; après quelques oscillations vives l'aiguille se fixa à 28 degrés. Ces deux eaux étaient donc devenues d'égale force électrique ; les seuls effets variables avaient été produits par les différences de température selon la loi connue.

4me *Expérience.* Eau de Bourbonne. — J'avais fait transporter de cette station thermale des eaux puisées à diverses sources ; plusieurs bouteilles étaient remplies de l'eau provenant du puisard de l'hôpital militaire ; d'autres, des forages nos 1 et 10. Examinées sept mois après leur arrivée, l'eau du forage n° 10 contenait une foule de petits cristaux brillants qui nageaient dans le liquide ; ils furent soumis à quelques réactifs et reconnus pour être formés de sulfate de chaux.

Les autres bouteilles ne contenaient qu'un faible dépôt

sans cristallisation apparente : on doit se rappeler que toutes ces eaux contiennent 7 grammes 591 de principes fixes.

Les eaux minérales de Bourbonne, étudiées près de la source, leur température étant ramenée à 40 degrés centigrades, donnaient des réactions énergiques ; l'aiguille partait avec vivacité, frappait avec violence l'arrêt du cadran du galvanomètre, et, après quelques oscillations, se fixait à 80 degrés ; l'abaissement de température à 20 degrés ne faisait tomber l'aiguille qu'à 70 degrés.

5ᵐᵉ *Expérience.* — Après sept mois de bouteille l'eau du puisard de l'hôpital militaire, portée à la température de 20° centigrades, mise en contact avec le vase poreux contenant l'eau iodée, ne donne plus qu'une réaction qui porte l'aiguille à 18 degrés du galvanomètre, où elle se fixe, mais avec tendance marquée à descendre.

6ᵐᵉ *Expérience.* — La même eau, chauffée à 40° centigrades, imprime à l'aiguille une impulsion qui la porte à 70 degrés du galvanomètre, mais elle oscille beaucoup et ne se fixe que pour quelques instants à 32 degrés avec tendance manifeste à descendre.

7ᵐᵉ *Expérience.* — Les eaux de Bourbonne, des forages 1 et 10, furent soumises aux mêmes épreuves et donnèrent exactement les mêmes résultats.

Les expériences faites ainsi sur des eaux thermales refroidies, puis réchauffées, peuvent donner lieu à des objections fondées ; il est évident, en effet, que ces liquides soumis à des épreuves diverses, ne sont plus dans leur état d'intégrité native, et que les comparaisons établies dans ces conditions ne sont pas d'une rigoureuse exactitude. Il nous fut facile, fort heureusement, de lever cette difficulté en utilisant une eau ferrugineuse froide dont la source existe à deux kilomètres de la ville de Metz.

8ᵐᵉ *Expérience.* — Elle fut faite sur les lieux le 5 mai 1863, à 3 heures après midi ; température atmosphérique,

18° centigrades; température de l'eau sortant de la source, 9°,1 centigrades. Deux litres de cette eau furent mis dans un grand vase en verre, et au milieu le vase poreux contenant l'eau iodée.

Aussitôt que les électrodes furent plongées dans l'un et l'autre liquide, l'aiguille du galvanomètre reçut une vive impulsion qui la porta contre l'arrêt du cadran, elle oscilla, revint à 80 degrés, descendit encore, et se fixa définitivement à 30 degrés.

Cette expérience fut répétée dix fois de suite, en une heure, et toujours avec les mêmes résultats.

Après ces expériences, huit bouteilles soigneusement lavées, furent remplies de cette eau ferrugineuse, puis mises en caisse pour être transportées à Metz.

Le lendemain, 6 mai, à 4 heures du soir; température atmosphérique à 18° centigrades, eau minérale à 16° centigrades. L'eau de la première bouteille fut examinée par les procédés habituels; les électrodes sont plongées dans les liquides, et l'aiguille du galvanomètre monte lentement à 60 degrés, elle oscille, puis tombe promptement à 15 degrés où elle se fixe, mais avec tendance à descendre.

Le 7 mai, l'eau de la deuxième bouteille est un peu troublée par de l'oxyde de fer insoluble qui se précipite sous forme de pellicules très-minces.

La température atmosphérique et celle de l'eau sont exactement les mêmes que celles de la veille.

Lorsque les électrodes furent plongées dans les liquides, la première impulsion ne porta l'aiguille qu'à 50 degrés du cadran; les oscillations qui suivirent la ramenèrent à 11 degrés, où elle se fixa, mais avec tendance à se rapprocher du zéro.

Les mêmes expériences furent répétées huit jours de suite, jusqu'à épuisement de l'eau des bouteilles; lorsque l'eau fut arrivée à 11 degrés du galvanomètre, il n'y eut plus de changement, l'aiguille se maintint constamment à ce chiffre.

Il résulte de ces expériences que l'eau de la Bonne-Fontaine, près Metz, prise à la source, possède une activité qui favorise les réactions électriques ; que cette même eau, transportée et soigneusement conservée, perd promptement de sa force , qu'elle était de moitié le lendemain, et des deux tiers les jours suivants.

Il convient encore de noter que l'eau étudiée à la source, n'avait que 9°,1 ; que sa température s'était élevée à 16 degrés dans le laboratoire, et qu'en tenant compte de la loi de conductibilité de l'électricité dans les liquides selon les degrés de température, on doit être porté à admettre que l'eau de la Bonne-Fontaine transportée perd encore plus que les expériences ne l'indiquent.

Des expériences du même genre furent faites sur un grand nombre d'eaux minérales transportées, notamment sur celles des sources dont les noms suivent :

Sulfureuses.	Ferrugineuses.	Salines.	Bicarbonatées.	Acidules gazeuses.
Baréges.	Bussang.	Kissingen.	Alet.	Condillac.
Bonnes.	Luxeuil.	Hombourg.	Cusset.	Grandrif.
Cauterets.	Rippoldsau.	Marienbad.	Ems.	Renaison.
Enghien.	Schwalbach.	Mondorff.	Pougues.	Saint-Galmier.
Labassère.	Spa.	Niederbronn.	Vichy.	Seltz.
Weilbach.	Vittel.	Pullna.	Hauterive.	Soultzmatt.
	Contrexéville.	Saldschutz.		

§ 3. — Des eaux minérales artificielles.

Il était indispensable de porter encore notre attention sur les eaux minérales artificielles ; nous examinâmes successivement l'eau bicarbonatée, dite de Vichy, l'eau de Seltz artificielle, les eaux purgatives de Sedlitz, de Saidschutz, l'eau de Baréges artificielle, préparée d'après la formule qui doit être insérée dans le nouveau codex (1) ; toutes ces

(1) Voir le *Journal de pharmacie et de chimie*, 3e série, t. XLI, p. 389. Paris, 1862.

eaux se comportèrent exactement, sous le rapport électrique, comme les eaux minérales transportées ; elles donnaient de 10 à 12 degrés de l'échelle du galvanomètre, excepté l'eau sulfureuse qui, comme toutes celles de même nature étudiées précédemment, réagissait avec une grande énergie ; l'aiguille du galvanomètre était lancée avec vivacité, rebondissait contre l'arrêt, puis, après quelques oscillations, descendait à 65 ou à 60 degrés où elle se fixait. Les eaux sulfureuses à la source, notamment celle d'Aix-en-Savoie, que j'ai examinée, se maintenaient à 90 ou 85 degrés.

Le résultat de ces recherches démontre : 1° que les eaux minérales prises à la source jouissent d'une activité qui se révèle par de vives réactions produites sur les corps avec lesquels on les met en contact ; que cette activité faiblit peu de temps après qu'elles ont été au contact de l'air, qu'elle s'éteint après quelques jours de mise en bouteilles, quels que soient les soins pris pour sa conservation ;

2° Que ces eaux minérales transportées n'ont plus alors d'autre valeur que celle qu'elles peuvent devoir aux substances médicamenteuses qu'elles contiennent ; .

3° Que les eaux artificielles partagent ce dernier mérite lorsqu'elles sont bien préparées et soigneusement conservées.

§4. — Actions électriques des eaux sur le corps de l'homme.

Quelque perfectionnés que soient aujourd'hui nos instruments de physique, ils sont loin d'avoir la sensibilité du corps de l'homme pour rendre manifestes les actions électriques : des expériences multipliées m'ont appris que le contact d'un liquide, quelle qu'en soit la nature, pourvu qu'elle soit conductrice de l'électricité, suffit pour déterminer une réaction appréciable par le galvanomètre ; il ne faudra donc point s'étonner des effets produits sur la peau par les eaux minérales employées en bains. Ce fait, d'ailleurs, va recevoir une démonstration complète par les expériences suivantes.

1re *Expérience.* — Elle fut faite à Plombières, le 30 août 1862, à 3 heures après-midi, en présence de MM. les docteurs Turck et Liétard, et de plusieurs autres personnes instruites dans les sciences physiques.

La température de l'atmosphère était de 20° centigrades, au nord et à l'ombre ; temps variable, vent du nord-est.

L'eau thermale provenait de la source des Capucins, dont la température, au point d'émergence, est de 49° centigrades ; versée à 10 heures du matin dans une grande baignoire en cuivre étamé, elle se refroidit lentement ; après cinq heures de repos, elle marquait encore 36° centigrades, ce fut à ce moment que j'entrai au bain.

La baignoire, bien que cela ne fût pas indispensable, était éloignée du sol par des pieds en verre de 0ᵐ,15 de hauteur ; le galvanomètre, placé en dehors de la chambre, dans un corridor parfaitement sec, ayant l'aiguille dirigée vers le nord, correspondant au zéro, fut mis à l'abri de toute cause pouvant amener des perturbations accidentelles.

Les fils conducteurs, complétement entourés de soie, furent bien assujettis aux boutons du galvanomètre ; tous deux étaient terminés par des fils de platine, dont l'un portait à son extrémité libre une lame de platine de 0ᵐ,10 carrés de surface, enfermée dans un petit sac en toile rempli de charbon de sucre soigneusement préparé ; la lame occupait le centre, et le sac était fermé par une ficelle, précautions prises pour éviter la polarisation de l'électrode au contact de l'eau minérale.

Le second fil de cuivre se terminait également par un fil de platine auquel était suspendue une épingle en or fin, destinée à être enfoncée dans la peau et les tissus sous-jacents.

Tout étant ainsi disposé, je me mis avec précaution dans l'eau en laissant l'épaule gauche en dehors ; M. le docteur Liétard m'y enfonça l'épingle d'or en frappant à petits coups avec un couteau en bois ; l'épingle traversa toute l'épaisseur de la peau et pénétra dans les fibres du muscle deltoïde à la profondeur d'un centimètre et demi.

Dès que le petit sac contenant la lame de platine entourée de charbon de sucre fut plongé dans l'eau du bain, l'aiguille du galvanomètre se porta vivement contre l'arrêt, rebondissant jusqu'à l'arrêt opposé ; après plusieurs oscillations fortes, l'aiguille se fixa au 85ᵉ degré du galvanomètre où elle resta sans déviation aucune pendant un quart d'heure, temps que dura l'expérience.

La direction du courant était positive, ce qui indiquait que l'électricité partait de l'eau pour pénétrer dans le corps.

2ᵉ *Expérience.* — Le 18 septembre 1862, je voulus rendre témoins des résultats obtenus par mes recherches, Malgaigne, professeur à la Faculté de médecine de Paris, Fée, professeur à la Faculté de Strasbourg, et plusieurs autres savants.

Toutes les précautions précédemment indiquées furent prises, la même épingle en or fut enfoncée de nouveau dans mon épaule gauche, et cependant lorsque l'électrode platine fut plongée dans l'eau du bain, le courant électrique ne se produisit pas.

Surpris de cet insuccès, j'en recherchai la cause et ne tardai point à m'apercevoir qu'elle était due à une inadvertance ; j'avais pris moi-même le fil avec la main droite plongée peu d'instants auparavant dans l'eau du bain ; la soie entourant le fil conducteur étant mouillée par mes doigts, le courant fut interrompu, et l'aiguille du galvanomètre resta immobile.

Ce fait, que je rapporte avec intention, prouve la nécessité de prendre les soins les plus minutieux pour ne pas s'exposer à des insuccès regrettables.

Cette expérience, répétée plus tard avec les modifications que je ne tarderai point à indiquer, n'a plus manqué.

Ce procédé d'expérimentation n'était point à l'abri d'objections ; on pouvait remarquer, avec juste raison, que l'ai-

guille en or était un métal contenant du cuivre, que cet al-
liage en contact avec les vapeurs d'une eau saline suffisait
pour produire de l'électricité, qu'il n'y avait pas certitude
que les effets constatés fussent dus à l'action de l'eau minérale sur le corps.

Afin d'éviter ces causes d'erreurs, j'abandonnai l'aiguille
en or pour adopter le platine ; je fis faire, avec ce métal, trois
aiguilles de $0^m,06$ de longueur, réunies entre elles, à $0^m,02$
de distance, par des fils transversaux également en platine,
l'ensemble formant ainsi une sorte de trident qui fut recouvert, excepté aux parties qui devaient pénétrer dans les tissus, d'un vernis épais de gutta-percha. Ces précautions prises, l'expérience réussit constamment sans même avoir recours à la précaution d'enfermer l'électrode de platine dans
un sachet rempli de charbon de sucre.

Ces expériences devaient être nécessairement répétées avec
d'autres eaux afin de pouvoir comparer les résultats déterminés par la composition chimique des liquides : je commençai par le bain simple.

3e *Expérience.* — Eau de la rivière Moselle ; température
du bain, 36° centigrades ; baignoire en cuivre étamé, supportée par des roulettes en bois ; les trois aiguilles en platine
sont enfoncées dans l'épaule gauche à la profondeur de
$0^m,015$, pénétrant dans les fibres du muscle deltoïde ; l'autre
électrode, formée d'une lame en platine de 10 centimètres
carrés plonge directement dans l'eau du bain ; aussitôt le
circuit fermé, la réaction se produit, elle est faible, ne dépas-
sant pas 10° de l'échelle du galvanomètre ; le courant est
positif, c'est-à-dire se dirigeant de l'eau vers le corps qu'il
traverse pour atteindre le galvanomètre.

4e *Expérience.* — Les dispositions préalables, précédemment indiquées, étant régulièrement faites, les trois aiguilles
en platine me furent enfoncées dans l'épaule gauche, à $0^m,015$
de profondeur.

L'eau du bain tenait en dissolution 500 grammes de bi-carbonate de soude provenant de l'établissement de Vichy; c'était, autant que le cachet peut servir de garantie, un bain d'eau de Vichy artificielle, préparé avec le sel naturel.

Nous pouvons dire, sans intention critique, que les bains pris à Vichy ne contiennent jamais de l'eau minérale pure, elle est toujours coupée avec moitié d'eau ordinaire; les baignoires sont grandes; le mélange des deux liquides forme environ 250 litres : la quantité de bicarbonate qui s'y trouve est donc de 500 grammes, puisque chaque litre d'eau de Vichy tient en dissolution 4 grammes de ce sel.

Ainsi le bain que j'allais prendre, ne contenant que 180 litres d'eau, renfermait une quantité proportionnelle de sel plus grande que le véritable bain de Vichy.

La température de l'eau est à 36° centigrades, j'entre dans le bain avec précaution afin de ne pas mouiller l'épaule dans laquelle les aiguilles en platine vont être enfoncées : la lame de platine, constituant la seconde électrode, est plongée dans le bain; aussitôt le circuit fermé, la réaction se manifeste, elle est *positive*; l'aiguille du galvanomètre atteint le 20ᵉ degré, elle oscille, descend et remonte au même chiffre.

Je conservai les aiguilles, enfoncées dans l'épaule, pendant 35 minutes; la lame de platine, formant électrode, fut enlevée de l'eau plusieurs fois, essuyée, puis replongée; les résultats furent toujours les mêmes, l'aiguille atteignait le 20ᵉ degré, oscillait et ne se fixait pas d'une manière permanente.

Les aiguilles me furent enfoncées dans l'épaule par mon gendre, médecin-major; tous les incidents de l'expérience étaient notés immédiatement.

5ᵉ *Expérience.* — Bain d'eau salée; 1,500 grammes de sel de cuisine dissous dans 200 litres d'eau de rivière; température du liquide à 36° centigrades à mon entrée dans le bain : baignoire en cuivre étamé, supportée par des roulettes en bois.

Le galvanomètre était à 4 mètres de la baignoire, placé dans une chambre dont la température s'élevait à 18° centigrades; l'électrode platine plongeait librement dans l'eau; les fils conducteurs, bien isolés, étaient soutenus par des supports en bois très-sec. Toutes ces précautions prises, les aiguilles en platine me furent enfoncées dans l'épaule gauche; dès que le circuit fut fermé, la réaction électrique se produisit, elle était positive; l'aiguille atteignait le 25ᵉ degré de l'échelle galvanométrique; l'expérience répétée plusieurs fois, pendant une demi-heure, en enlevant et replongeant dans l'eau du bain l'électrode bien essuyée, donna des résultats constants.

Les fils conducteurs furent changés de position, celui du pôle positif fut mis au pôle négatif, et la déviation de l'aiguille fut inverse de celle de la première expérience, preuve évidente que le courant partait de l'eau pour traverser le corps.

En opérant ainsi que je l'avais fait jusqu'à présent, j'avais eu constamment en vue de faire réagir l'eau du bain sur le sang; mais, réfléchissant aux effets de la dispersion de l'électricité dans toutes les parties du corps, je pensai que l'eau du bain réagirait de la même manière en mettant une des électrodes en contact avec un liquide quelconque du corps : je fis donc retirer les aiguilles enfoncées dans l'épaule pour y substituer une lame de platine de 6 centimètres carrés de surface; cette lame, introduite dans la bouche, fut maintenue appliquée contre le palais par la langue humide; les phénomènes électriques devinrent alors plus prononcés que précédemment, l'aiguille se fixa au 40ᵉ degré de l'échelle du galvanomètre et s'y maintint avec fermeté; ce résultat est conforme à la loi qui établit que la production d'électricité est proportionnelle aux surfaces des corps subissant des actions chimiques.

Toutes ces expériences ont été faites avec le concours d'un médecin et d'un chimiste.

6ᵉ *Expérience.* — Bain d'eau artificielle de Baréges; eau

sulfureuse préparée d'après la dernière formule adoptée pour
le nouveau codex, composée de :

Monosulfure de sodium cristallisé..........	60 grammes
Chlorure de sodium......................	22 —
Silicate de soude........................	30 —
Eau distillée............................	1 bouteille.

La quantité d'eau est de 200 litres, j'entre dans le bain peu
d'instants après que le mélange est opéré, température du liquide, 36° centigrades ; je reste tranquille pendant vingt minutes avant de commencer l'expérience ; ce temps écoulé, les
trois aiguilles en platine me sont enfoncées dans l'épaule à la
profondeur de $0^m,015$; la seconde électrode est plongée dans
le bain ; la déviation positive de l'aiguille se produit aussitôt
avec force ; la première impulsion atteint l'arrêt du galvanomètre, après plusieurs oscillations l'aiguille se fixe à 26° du
cadran du galvanomètre.

Cette expérience, continuée pendant vingt minutes, donna
des résultats constants.

Les aiguilles furent alors retirées, et l'électrode en platine de
6 centimètres carrés de surface fut mise dans la bouche ; la
réaction fut fort vive ; l'aiguille alla battre l'arrêt plusieurs
fois de suite, elle se fixa enfin au 60e degré du galvanomètre.

§ 5. — **Actions électriques produites par les eaux minérales prises à l'intérieur.**

Il ne suffisait pas d'avoir étudié les effets électriques produits par les eaux sur l'homme plongé dans le bain, il était
utile de constater aussi les phénomènes déterminés par l'introduction de l'eau dans le corps. Ce genre d'expérience présente
des difficultés de plus d'un genre ; pour opérer régulièrement,
il faudrait en effet que l'électrode ne fût en contact qu'avec l'eau
et que celle-ci conservât sa pureté ; or il est impossible
que l'électrode ne touche pas la membrane muqueuse, et

que les fluides qu'elle sécrète ne se mêlent pas à l'eau minérale; ajoutons qu'on ne peut agir que sur une petite quantité
de liquide contenu dans la bouche, opposée à la masse totale
du corps. Quoi qu'il en soit, voici le résultat des expériences :

1° *Réactions de la sueur sur l'eau minérale dans la bouche.*

Les dispositions générales de l'expérience sont toujours les
mêmes; le galvanomètre est orienté au nord, l'aiguille répon-
dant exactement au zéro; les deux électrodes sont en platine,
ayant 6 centimètres carrés de surface. L'eau minérale est
tenue dans la bouche et l'électrode y est introduite.

La seconde électrode est appliquée contre la peau, en la
tenant dans la main fermée, ou bien sous l'aisselle par le
bras rapproché du corps, soit encore à la partie supérieure et
interne des cuisses, enfin sur le milieu des membres par un
ruban de soie qui la fixe. Après chaque expérience, nous
avons pris le soin de rincer la bouche avec de l'eau distillée,
de bien nettoyer les électrodes et d'attendre un temps assez
long avant de recommencer de nouveaux essais, afin d'éviter le mélange des molécules aqueuses d'espèce différente qui
auraient pu rester dans la bouche.

Nous avons successivement examiné les eaux minérales salines, ferrugineuses, sulfureuses dont les noms suivent :

Eau de la rivière Moselle,
— de Bourbonne, puisard de l'hôpital,
— — forage n° 1,
— de Seidlitz naturelle,
— de Vichy, grande grille,
— — source des Célestins,
— ferrugineuse de la Bonne-Fontaine,
— — gazeuse de Rippoldsau,
— gazeuse de Soultzmatt,
— sulfureuse naturelle de Barèges,
— Bonnes,
— de Labassère,

Toutes ces eaux, de composition chimique si différente,

ont constamment donné le signe positif : il faut en excepter les eaux sulfureuses de Baréges, de Bonnes, de Labassère qui, au contraire, étaient négatives ; ainsi, dans le premier cas, le courant s'établit de la peau humectée par la sueur à l'eau minérale tenue dans la bouche, dans le second cas, c'est l'inverse qui a lieu.

Si l'on change les électrodes de position, il y a nécessairement changement de signe, mais les réactions conservent le même caractère, c'est-à-dire qu'à l'exception des eaux sulfureuses, toutes les eaux jouent le rôle de l'acide par rapport à la sueur qui devient la base. A quelle cause rapporter la différence d'action des eaux sulfureuses ? Tout porte à croire que c'est à l'affinité, pour l'oxygène, des substances qu'elles contiennent. On sait qu'on construit des couples très-énergiques au moyen des sulfures alcalins et de l'acide azotique.

2° *Réactions de l'urine hors de la vessie sur les eaux minérales tenues dans la bouche.*

L'urine est chaude, récemment expulsée, faisant passer rapidement au rouge le papier bleu de tournesol ; l'électrode en platine qui plonge dans ce liquide est maintenue par plusieurs doigts de la main, mais elle peut être tenue à distance sans que cela influe sur le résultat de l'expérience ; l'eau minérale remplissant la bouche, la seconde électrode y est introduite ; les résultats de l'expérience ont été les suivants :

Eau de Rippoldsau......................	réaction positive
— de Soultzmatt.....................	réaction positive.
— de Vichy........................	réaction positive.
— Bonnes.........................	réaction *négative.*
— de Labassère....................	réaction *négative.*

Il en fut de même pour toutes les autres eaux minérales précédemment indiquées. On peut répéter la même expérience avec l'eau contenue dans un vase poreux qui plonge dans l'urine, le résultat sera le même. Ainsi, nous voyons encore le courant s'établir, de l'urine qui est acide, à l'eau mi-

nérale contenue dans la bouche, excepté pour les eaux sulfureuses ; le courant est sensiblement plus fort que celui provoqué par la sueur.

3° *Réaction de l'urine contenue dans la vessie.*

L'expérience qui précède peut faire naître plusieurs objections fondées : l'urine expulsée du corps, contenue dans un
vase, n'est plus dans les conditions normales ; sa température,
sa composition chimique, peut-être, éprouvent au contact de
l'air des modifications susceptibles de changer les manifestations électriques. Pour lever les doutes qui pouvaient naître,
il était nécessaire de faire une expérience directe ; je l'ai faite
sur moi-même.

Quelques précautions étaient utiles pour éviter le contact
du métal avec la membrane muqueuse de l'urètre constamment humide, il fallait un conducteur imperméable et un
mandrin en gros fil de platine. Je fis fabriquer une sonde
avec du caoutchouc de choix, les yeux étaient supprimés, il
n'y avait qu'une ouverture à l'extrémité inférieure. Le mandrin était terminé par un bouton arrondi, concave intérieurement, embrassant bien l'extrémité de la sonde ; la longueur
totale du mandrin était de $0^m,45$; l'extrémité libre fut attachée au fil conducteur du galvanomètre.

Toutes ces dispositions étant prises, j'introduisis lentement
la sonde dans la vessie ; lorsqu'elle y fut parvenue, je poussai
le mandrin qui pénétra de $0^m,10$, plongeant ainsi dans l'u-
rine sans toucher aucune des parties du corps.

La seconde électrode était dans la bouche remplie d'eau
de Vichy (Hauterive) ; lorsque le courant fut fermé, l'aiguille
dévia vivement dans le sens positif, indiquant encore que le
courant s'établissait de l'urine à l'eau contenue dans la bouche. La même expérience, répétée plusieurs fois avec des eaux
de composition diverse, donna invariablement les mêmes résultats, excepté pour les eaux sulfureuses.

De l'ensemble de ces recherches, il faut conclure :

1° Que toutes les eaux, même celles de rivière, réagissent sur le corps de l'homme en produisant des actions électriques d'une intensité variable, et en déterminant un courant appréciable par les instruments;

2° Que l'intensité de ce courant varie selon la nature de la minéralisation, la température du liquide et surtout son origine;

3° Que les eaux depuis longtemps exposées au contact de l'air agissent faiblement, que les eaux qui surgissent des profondeurs de la terre jouissent de propriétés actives exceptionnelles;

4° Que les réactions électriques, lorsque l'homme est au bain, déterminent un courant positif, c'est-à-dire que le courant part de l'eau, qui devient négative, pour se diriger vers les liquides du corps : dans ce cas, l'eau joue le rôle de la base, et nos liquides celui de l'acide; aucune eau ne fait exception;

5° Que la réaction se fait en sens contraire lorsque l'eau minérale est introduite dans la bouche, et probablement dans l'estomac, qu'alors le courant part de la sueur pour se diriger vers l'eau contenue dans la bouche, conséquemment la sueur joue le rôle de base, et l'eau celui d'acide; mais il y a exception pour les eaux sulfureuses qui agissent en sens inverse.

Lorsque l'urine est substituée à la sueur, les réactions se produisent avec les mêmes caractères; l'urine joue le rôle de base, et l'eau minérale celui d'acide : il faut encore ici excepter les eaux sulfureuses qui déterminent un courant en sens opposé.

Cette étude serait incomplète, si, après avoir constaté l'action produite sur le corps de l'homme par les eaux agissant extérieurement ou intérieurement, nous ne nous demandions pas si les liquides sécrétés par quelques-uns de nos organes, ou circulant dans nos vaisseaux, ne déterminent pas aussi des réactions électriques qu'il est possible d'apprécier. Cette pensée nous a conduit à de nouvelles recherches, longues et difficiles, mais d'une grande importance pour obtenir la solution du problème qui nous préoccupe.

TROISIÈME PARTIE

RECHERCHES ÉLECTRO-PHYSIOLOGIQUES

CHAPITRE Ier

RÉACTIONS PRODUITES PAR LES LIQUIDES NATURELS DU CORPS DE L'HOMME LES UNS SUR LES AUTRES.

---

§ 1. — Réactions produites par les liquides sécrétés.

Les principaux liquides sécrétés sont la salive, la sueur, l'urine; les autres sont la bile, le fluide pancréatique, le suc gastrique, les sécrétions intestinales, les liquides des membranes séreuses de l'abdomen, de la poitrine, la synovie des articulations, etc., etc.

Les trois premiers liquides peuvent être étudiés facilement, les autres, étant soustraits à notre action directe, nécessitent, pour être atteints, des opérations douloureuses qui, en excitant la sensibilité nerveuse, peuvent amener une perturbation dans les phénomènes électriques normaux.

Voulant éviter toute cause d'erreur, nous n'avons expérimenté que sur les fluides sécrétés d'un accès facile.

1° *Réactions électriques entre la sueur et la salive.*

Les électrodes sont en platine; un fil de même métal, de $0^m,25$ de longueur, est soudé à la lame métallique qui a 6 centimètres carrés de surface : une des électrodes est introduite dans la bouche fortement humectée par la salive, l'autre est appliquée contre la peau de la paume de la main où elle est maintenue par les doigts fléchis.

Aussitôt le circuit fermé, l'aiguille dévie indiquant que le courant est positif, c'est-à-dire qu'il marche de la sueur à la salive, cette dernière jouant le rôle de l'acide.

Ce phénomène nous a singulièrement surpris; la salive étant alcaline, et la sueur acide, le contraire devait avoir lieu d'après la loi des réactions déterminées par les acides sur les alcalis. Nous avons donc dû répéter cette expérience un grand nombre de fois, et sur diverses personnes, pour nous assurer que nous ne commettions pas une erreur : nous nous sommes assuré d'abord que la salive ramenait au bleu le papier rouge de tournesol et que la sueur faisait passer au rouge le papier bleu.

Nos expériences ont été faites sur une jeune fille âgée de vingt ans, sur un homme de vingt-huit ans, un autre de quarante-trois ans, enfin sur un homme de soixante-cinq ans; le courant a été constamment positif, c'est-à-dire qu'il marchait de la sueur à la salive; l'intensité seule a présenté des différences : elle était faible lorsque la peau était presque sèche, prononcée quand une bonne moiteur existait; elle l'était moins lorsque la sueur était abondante, ce que j'attribue à la grande quantité d'eau qui délayait les sels.

Je me suis toujours assuré, à l'aide du papier bleu de tournesol, que la sueur était acide, ce caractère s'est manifesté partout; j'ai constamment trouvé, malgré l'assertion contraire de Donné, que la sueur est acide aux aisselles, à la partie supérieure des cuisses, entre les orteils, etc.

Dans cette circonstance, la salive joue donc le rôle de l'acide, et la sueur celui de la base. Pour se rendre compte de ce phénomène exceptionnel, il faut remarquer que la salive est spumeuse, qu'elle contient une quantité proportionnelle d'air considérable, que l'oxygène qui s'y trouve contenu réagit avec une force qui l'emporte sur celle de la sueur, et même de l'urine, comme nous allons le voir.

Ainsi se confirme encore la loi que nous avons posée en

comparant l'action réciproque des eaux sur la terre et des eaux entre elles ; c'est qu'alors l'oxygène joue toujours le rôle principal et détermine le sens du courant.

2° *Réactions électriques entre l'urine et la salive.* — L'électrode est dans la bouche pleine de salive, un vase en porcelaine contient de l'urine qui vient d'être expulsée ; un morceau de papier bleu de tournesol qu'on y plonge passe immédiatement au rouge; la seconde électrode, mise dans l'urine, est en contact avec la main droite; aussitôt le courant fermé, une vive réaction se produit, l'aiguille du galvano-mètre est projetée, à la première impulsion, à 60° et même à 70°; elle se fixe à 30° : la réaction est positive en faveur de la salive, c'est-à-dire que le courant marche de l'urine à la salive, résultat qui a été constant.

3° *Réactions électriques produites par l'urine sur la sueur.* — Une des électrodes est maintenue dans la main gauche fermée pendant que la main droite, en contact avec la se-conde électrode, plonge dans de l'urine récemment expul-sée, le courant s'établit encore dans le sens positif en faveur de la sueur, c'est-à-dire qu'il part de l'urine pour se diriger vers la sueur.

Il me parut nécessaire de recommencer l'expérience de la sonde introduite dans la vessie remplie d'urine : Lorsque le mandrin en platine eut pénétré dans la vessie à la profon-deur d'environ $0^m,10$ et que le circuit fut fermé par l'au-tre électrode tenue dans la main gauche, humide de sueur, le courant s'établit dans le même sens, c'est-à-dire qu'il partait de l'urine contenue dans la vessie pour se diriger vers la sueur qui donnait le signe positif.

Les résultats de ces expériences ne passeront pas sans être remarqués; l'urine chaude, expulsée du corps à l'in-stant, franchement acide, réagit sur la sueur, également acide, mais à un degré beaucoup plus faible, et c'est la sueur qui devient positive et l'urine négative.

A quelle cause faut-il attribuer cette anomalie apparente? C'est encore à l'action de l'oxygène; la peau absorbe ce gaz, fonction indispensable à l'oxygénation du sang ; si on la supprime, l'animal meurt par asphyxie. Or, la sueur, qui est déjà acide, étant mêlée à l'oxygène tenu dans les pores de la peau, produit, dans cette circonstance, une réaction qui l'emporte sur celle de l'urine.

§ 2. — Recherches historiques concernant les faits précédents.

Plusieurs expériences, analogues à celles que nous venons de présenter, ont été faites par Donné, elles furent exposées dans un mémoire présenté à l'Académie des sciences le 27 janvier 1834 (1) ; elles obtinrent une récompense de la commission instituée pour le concours du prix Monthyon. L'auteur tire de ses expériences des conclusions, qui ne sont pas toutes d'une parfaite exactitude.

Donné n'a fait qu'un petit nombre d'expériences dans le but de déterminer le sens des courants produits par la réaction de la salive sur la sueur, puis de la bile, qui est alcaline, sur les sécrétions acides des membranes muqueuses de l'estomac et des intestins, de l'urine, liquide acide, sur les humeurs alcalines sécrétées par les membranes séreuses et les synoviales.

Une partie de ces expériences n'a pu être faite sans mutiler les animaux, circonstance défavorable pour connaître le sens des courants à l'état physiologique, puisque la douleur détermine des perturbations qui peuvent troubler les manifestations électriques. Combien de fois n'a-t-on pas vu, chez l'homme, une émotion provoquer la sueur, la sécrétion

---

(1 Publiées, par extrait, dans les *Annales de chimie et de physique,* t. LVII, p. 398; 1834.

abondante d'urine, ou, au contraire, supprimer la salive et dessécher la bouche et la gorge ; eh bien, l'expérience nous a appris que les liquides sécrétés dans ces positions anormales, n'ont plus la même composition chimique, et par conséquent ne peuvent plus donner les mêmes réactions électriques.

Selon Donné, « le corps humain peut être considéré comme renfermé entre deux membranes, l'une extérieure acide, l'autre intérieure alcaline dans toute son étendue, sauf dans quelques points limités. Il se trouve dans les conditions d'une pile que l'on formerait en faisant communiquer un acide et un alcali par un corps intermédiaire humide.

« Que l'on mette donc l'un des pôles d'un galvanomètre très-sensible en contact avec la bouche (alcaline), et l'autre pôle en contact avec la peau (acide), on aura des courants très-manifestes, qui feront dévier l'aiguille de 15°, 20° et quelquefois 30°. La muqueuse buccale sera le côté négatif et la peau le côté positif ; par conséquent, le courant doit aller de la muqueuse à la peau, de l'intérieur à l'extérieur (1). » Selon Donné, il ne faut rien voir de vital dans ce phénomène ; c'est une action purement chimique.

Matteucci n'a pas partagé cette opinion, il la combat dans une lettre datée de Florence, 10 septembre 1834, et insérée dans les *Annales de chimie et de physique* (2) ; « Donné, dit-il, est enfin parvenu à démontrer l'existence de l'état électrique opposé de la peau et de la membrane muqueuse de la bouche : c'est aussi entre l'estomac et le foie de tous les animaux qu'il a trouvé des courants électriques extrêmement énergiques. Le fait est hors de doute et se reproduit toujours dans le même sens et dans le même degré que M. Donné l'a observé. Il est curieux cependant qu'il ait voulu expliquer ces courants par l'action des acides et des

---

(1) C'est le contraire qui a lieu.

(2) Ch. Matteuci, *Mémoire sur l'électricité animale.* (*Ann. de chimie et de physique*, t. LVI, p. 439 ; 1834.)

alcalis qui se séparent par les différents organes. C'est en réfléchissant à la faible alcalinité et acidité des liquides sécrétés, à l'imparfaite conductibilité du plus grand nombre des substances organisées que j'ai douté de la vérité de cette théorie, et que j'ai été plutôt conduit à regarder, comme dans le temps, ces substances alcalines et acides comme produites par l'état électrique propre des organes sécrétoires. Les sens du courant favorisaient, du reste, cette supposition. Mais, comme il était possible de décider cela par l'expérience, j'ai voulu l'essayer. Le raisonnement est simple : Si ce courant tient à l'action des acides et des alcalis sécrétés, il doit, sans doute, durer après la mort de l'animal, puisque ceux-là ne disparaissent pas. Sur un lapin, duquel, en touchant l'estomac et le foie avec les extrémités en platine d'un galvanomètre assez sensible, j'avais une déviation de 15° à 20°, j'ai coupé tous les vaisseaux sanguins, et avec eux les nerfs qui se rendent dans l'abdomen supérieurement au diaphragme. En renouvelant alors l'expérience, la déviation se trouve réduite à 3° ou 4° ; en coupant enfin la tête à l'animal, on cesse complétement de l'obtenir. Ce n'est qu'en introduisant dans la moelle épinière un fil métallique, et en excitant ainsi de fortes contractions, que j'ai pu quelquefois reproduire passagèrement la déviation. » — L'auteur conclut en disant : « C'est donc dans la vie et par la vie que ces états électriques existent et se produisent. »

Ainsi, Matteucci, au lieu d'attribuer les courants électriques qui, dans des conditions déterminées, s'établissent entre les organes, à la différence de leur composition chimique, à l'hétérogénéité de leurs parties constituantes ou à des produits de leurs sécrétions, les considère comme existant par eux-mêmes, indépendamment de toute influence physique, il les regarde comme cause et non comme effet; il en fait une *propriété vitale* appartenant au système nerveux.

Cette théorie n'est point acceptable dans l'état actuel de nos connaissances électro-physiologiques; elle a été combattue, dès son apparition, par Donné lui-même ; il a répété les expériences de Matteucci, ne les a point trouvées exactes, et il est resté convaincu qu'il est impossible de voir dans les courants qu'il a signalés, autre chose qu'un phénomène dépendant de l'action chimique qu'exercent l'une sur l'autre des parties hétérogènes ; qu'il n'y a là rien de vital. Cette dernière opinion a prévalu; elle est adoptée par MM. Becquerel qui, en parlant du résultat de ces expériences, disent : « Tous ces effets sont dus aux réactions chimiques qui ont lieu par l'intermédiaire des tissus, entre les liquides différents qui humectent les organes (1). »

Turck, pour appuyer sa théorie sur l'origine de la goutte, s'empare de tous les faits qui se rapportent à l'électricité animale ; il combat l'opinion de Galvani, qui tendait à admettre que l'électricité se forme exclusivement dans le cerveau, qu'il en est l'organe sécréteur, et que de là il se répand dans les différentes parties du corps. Ce n'est point ainsi que Turck comprend la question, et il dit avec raison : « Le fluide électrique se forme par tout le corps ; il n'est pas un tissu, pas une fibre, pas une molécule organique qui puisse vivre et exécuter les actes nécessaires à sa nutrition, sans dégager des quantités considérables de ce fluide. En absorbant les éléments qui lui sont indispensables, en repoussant ceux que la vie a usés et qui ne peuvent plus lui servir, chaque molécule doit dégager de l'électricité en quantité plus ou moins grande. Ce fait n'est pas seulement possible, il n'est pas seulement probable, il ne peut pas ne pas être, il est d'une nécessité absolue, d'une nécessité de tous les instants ; c'est la loi de la nature tout entière ! Point de modification dans les corps, et surtout point de composition ni de décomposition sans dégagement d'électricité. » Jusque-là les pen-

(1) Becquerel père et Edm. Becquerel, *Résumé de l'histoire de l'électricité et du magnétisme*, 1 vol. in-8, p. 178. Paris, 1858.

sées de Turck sont fort justes, et les savants les professent unanimement. Mais il ajoute : « Une fois produite, cette électricité s'écoule nécessairement par les nerfs et se rend en partie au cerveau, où elle peut s'accumuler, et, en partie, dans d'autres organes, où elle est appelée par une électricité contraire (1). »

Rien ne démontre que les faits se passent ainsi ; l'électricité ne reste, à l'état libre, dans aucune partie de notre corps, elle se recombine aussitôt pour revenir à l'état neutre ; s'il en était autrement, nous serions transformés en véritables bouteilles de Leyde, qu'on ne pourrait toucher, ni même approcher, sans provoquer une décharge violente.

Matteucci aborde cette délicate et difficile question dans le mémoire que nous avons cité ; il ne la résout pas, il dit, au contraire, que *c'est là une grande découverte à faire*. « Des états électriques opposés, ajoute-t-il, existent donc dans les organes vivants ; c'est à eux, qu'avec toute probabilité, les sécrétions sont dues ; mais aucun moyen connu ne nous montre par quels organes ils peuvent se transmettre et se produire. Cette électricité nous est cachée par l'organisation.»

Cependant Matteucci, convaincu de l'analogie qui existe entre les sécrétions et les décompositions électro-chimiques, a voulu essayer de compléter la théorie par quelques expériences.

Cet illustre physicien pratiqua deux plaies sur les parties latérales de l'abdomen d'un lapin, afin de mettre à nu le péritoine ; il fit ensuite communiquer par deux fils d'or les deux plaies avec les pôles d'une pile à colonne de quinze couples, et il ne tarda pas à apercevoir, autour du fil qui communiquait avec l'extrémité négative, un liquide jaunâtre dans lequel on voyait une quantité considérable de bulles d'air. Le liquide fut essayé avec le papier de curcuma et de tourne-

---

(1) S. A. Turck, *Traité de la goutte et des maladies goutteuses*, 1 vol. in-8, p. 190. Paris, 1837.

sol légèrement rougi : le premier rougissant et le second étant
ramené au bleu, il ne resta aucun doute sur la nature alcaline
du liquide (1).

Matteucci ajoute : « Si l'on suppose que les différents
viscères sécréteurs soient dans des états électriques extrêmement faibles, il est aisé de concevoir la production des substances acides et alcalines qui déterminent le caractère des
sécrétions, et, en outre, la formation de nouvelles substances
animales, par la raison que les molécules élémentaires sont
à l'état naissant et exposées, pour ainsi dire, à des contacts
réciproques. C'est dans ces conditions que s'effectuent les
combinaisons du règne inorganique, ce qui est prouvé par
les belles expériences de Becquerel ; et c'est dans ces mêmes
conditions, à peu près, que doivent sans doute s'effectuer les
produits organiques. »

Ainsi tous les auteurs s'accordent pour reconnaître la production de l'électricité par les fonctions organiques ; ils ne
diffèrent que par les idées théoriques qu'ils émettent, divergence qui tient évidemment à ce que l'étude des faits n'était
pas assez complète. Si nous ajoutons maintenant ceux que
nous avons présentés, on reconnaîtra qu'ils modifient ou détruisent les explications qu'on avait avancées.

Mais la question n'est pas épuisée ; les réactions produites
par les liquides que nous avons examinés n'ont qu'une importance secondaire ; le rôle principal appartient au sang, ou
plutôt aux deux espèces de sang ; le sang rouge et le sang noir
qui pénètrent tous les tissus de l'organisme, y apportent les
éléments réparateurs et tous les principes constituants des
liquides sécrétés.

C'est ce sujet important, qui n'avait jamais été étudié sous
le rapport électrique, que nous allons aborder.

---

(1) Ch. Matteucci, *Action de la pile sur les substances animales vivantes*
(*Ann. de chimie et de phys.*, t. XLIII, p. 256 ; 1830).

§ 3. — De l'électricité du sang chez les animaux vivants.

Exposons d'abord les faits avant d'aborder les vues théoriques.

Jusqu'à ces derniers temps, le sang n'avait jamais été étudié sous le rapport électrique; on s'est, au contraire, beaucoup préoccupé de sa composition chimique, mais il n'existe aucun travail ayant pour but de prouver la réaction électrique du sang rouge sur le sang noir et d'en déterminer le caractère.

Ce fait était digne cependant de la plus sérieuse attention, car, une fois démontré, il devait jeter un grand jour sur les phénomènes inexpliqués de la physiologie. Désirant m'éclairer moi-même et faire cesser les incertitudes, j'ai entrepris plusieurs expériences du plus haut intérêt pour la science.

Des précautions nombreuses étaient indispensables pour éviter les erreurs; il fallait prouver que c'était bien au sang et non à toute autre cause qu'était dû le dégagement du fluide électrique. Voici les dispositions qui ont été prises:

Première expérience. — Le 3 novembre 1862, un cheval âgé de quatorze ans, destiné à être abattu, fut mis à ma disposition; secondé par Demange, médecin vétérinaire distingué, l'artère carotide droite et la veine jugulaire gauche furent mises à nu et complétement isolées des parties environnantes. Deux ligatures, fixées par un nœud facile à détacher, furent placées sur l'un et l'autre vaisseau, laissant entre elles un intervalle de $0^m,12$ environ, précaution prise pour éviter toute perte de sang. La partie de l'un et de l'autre vaisseau comprise entre les deux ligatures fut ouverte longitudinalement dans l'étendue de $0^m,02$, afin de faire écouler la faible quantité de sang qui s'y trouvait contenue.

Arrivé à ce temps de l'opération, nous prîmes deux tubes

en verre destinés à être introduits dans les vaisseaux, et qui avaient été disposés comme il suit :

Ces tubes, longs de $0^m,10$ et de $0^m,01$ de diamètre, sont ouverts à chaque extrémité qui est arrondie et faiblement effilée pour pouvoir pénétrer plus facilement dans les vaisseaux. A l'extrémité de chacun de ces tubes est une lame en platine de 10 centimètres carrés de surface, pliée plusieurs fois sur elle-même, selon sa longueur, en forme d'éventail ; un fil en platine de $0^m,005$ de section est soudé à la lame ; ce fil, long de $0^m,25$, est enduit d'un vernis de gutta-percha, excepté à l'extrémité libre qui doit se rattacher au fil de laiton, lequel est entouré de soie et aboutit à un excellent galvanomètre de Nobili, dont les fils de cuivre, enveloppés de soie, font dix mille tours sur le châssis de l'instrument : celui-ci étant orienté et l'aiguille à zéro, l'opération fut continuée.

L'un des tubes fut introduit dans la veine, ce qui se fit très-aisément ; nous rencontrâmes plus de difficulté pour l'artère, dont le calibre est beaucoup moins grand que celui de la veine.

Les tubes étant en place, des ligatures nouvelles fixèrent sur leur circonférence, en haut et en bas, les parois de chaque vaisseau ; les ligatures premières étant alors enlevées, le sang put passer à travers les tubes, et, pour qu'on ne pût pas supposer l'existence de courants transmis par le tissu des vaisseaux artériels et veineux, il fut coupé circulairement ; les tubes furent ainsi totalement isolés, et aucun courant électrique, autre que celui fourni par le sang, ne pouvait parvenir au galvanomètre.

Dès que le circuit fut fermé, l'aiguille de l'instrument, chassée vivement contre l'arrêt, indiqua un courant positif pour le sang artériel, c'est-à-dire que le sens du courant intérieur allait du sang veineux au sang artériel. Le cheval ayant fait quelques mouvements qui dérangèrent les appa-

reils, il nous fut impossible de déterminer le degré auquel
l'aiguille se serait fixée.

Deuxième expérience. — La même expérience fut répétée, le 18 mai 1863, sur un cheval affaibli par l'âge et la
maladie ; toutes les précautions précédemment indiquées furent soigneusement observées. Dès que le circuit fut fermé,
l'aiguille du galvanomètre indiqua de nouveau que l'électricité positive s'échappait du sang artériel ; mais, cette fois,
il nous fut possible de déterminer la déviation : l'aiguille se
fixa au 55ᵉ degré.

Troisième expérience. — Cheval âgé, malade, ayant à
peine mangé depuis la veille, presque impassible à la douleur provoquée par les opérations ; nous pûmes facilement
constater le degré de déviation de l'aiguille ; elle se fixa au
50ᵉ degré positif du galvanomètre.

Quatrième expérience. — Le cheval est âgé de quinze
ans, il est vigoureux, et c'est pour cause de blessure à la
jambe qu'il est destiné à être abattu. Au lieu d'introduire
les tubes pour constater la réaction du sang rouge sur le
sang noir sur l'animal lui-même, nous nous proposâmes de
mettre les deux sangs en contact par l'intermédiaire d'un
vase poreux.

L'animal fut saigné, presque au même moment, à l'artère
carotide gauche et à la veine jugulaire droite, préalablement
mises à nu : les deux liquides furent reçus, le sang artériel
dans un vase en grès d'un litre de capacité, qu'il remplit aux
deux tiers ; le sang veineux dans un vase poreux n'ayant pas
encore servi : la quantité de sang désirée étant obtenue, les
deux vaisseaux furent liés.

Des électrodes en platine, de 10 centimètres carrés de surface, furent plongées dans l'un et l'autre liquide ; à l'instant
la réaction fut très-énergique : à la première impulsion l'aiguille alla bondir contre l'arrêt du galvanomètre. Bientôt
elle se fixa à 75 degrés et s'y maintint invariablement pendant

dix minutes. Lorsque le sang fut coagulé, mais non décomposé, elle marquait encore 70 degrés.

La direction du courant fut identiquement la même que celle remarquée dans les expériences précédentes, c'est-à-dire que le sang artériel donnait le signe positif, ce qui indiquait que le sens du courant s'établissait du sang noir au sang rouge. Cette dernière expérience, répétée plusieurs fois, donna des résultats constants quant à la direction et à l'intensité du courant.

Ces expériences doivent contribuer à éclairer plusieurs points obscurs de la physiologie; mais il nous est impossible, en ce moment, d'en déduire toutes les conséquences qu'on peut entrevoir: nous nous bornerons à indiquer les plus importantes.

Puisqu'il est démontré que le sang rouge et le sang noir, dans leur contact à travers les parois des vaisseaux, qui font l'office de véritables vases poreux, donnent des réactions électriques constatées par le galvanomètre, on doit admettre que, toutes les parties de notre corps étant parcourues par les fluides sanguins, il y a nécessairement dégagement constant d'électricité jusque dans la trame la plus déliée de nos tissus; que chaque molécule organique est sans cesse stimulée par le fluide électrique qui s'échappe, et que c'est principalement sous l'influence de cette excitation incessante que s'exécutent toutes les fonctions. C'est ainsi que l'oxygène contenu dans le sang rouge brûle les molécules organiques avec lesquelles il est en contact, et produit la calorification, merveilleuse fonction sans laquelle la vie est impossible. C'est également sous l'influence de l'électricité que s'opère, pendant la digestion, l'élection des molécules nutritives, et plus tard l'assimilation; il en est de même de la respiration, des sécrétions internes et externes, en un mot, de toutes les fonctions, quelque simples ou compliquées qu'elles soient. L'électricité est le moteur de tous les actes organiques; tout s'arrête lorsque le mouvement électrique cesse. Ajoutons que cette électricité dégagée se recompose à l'instant, et qu'il n'y a pas d'électricité libre s'échappant du corps (1).

Cette publication donna lieu à une longue controverse. On essaya d'abord de me contester la priorité de la découverte; le docteur Dechambre, dans un article inséré dans la *Gazette hebdomadaire de médecine et de chirurgie*, n° du 7 août 1863, voulait en reporter l'honneur à Bellingeri qui publia, en 1826, un mémoire dans lequel il s'est occupé, comme on pouvait le faire à cette époque, de l'électricité du sang, de l'urine et de la bile (2). Déjà, vingt ans auparavant, Vassali-Eandi avait fait quelques recherches analogues qui l'avaient conduit à attribuer au sang une électricité positive, mais qui, selon lui, pouvait devenir négative dans les maladies ; il attribuait aussi aux produits d'excrétion une électricité négative (3). Ces travaux furent analysés et reproduits en partie dans le journal d'Omodei, en 1827 (4).

Il ne fut pas difficile de démontrer que Bellingeri, pas plus que ses prédécesseurs Vassali et Pfaff, n'avait songé à opposer le sang rouge au sang noir pour apprécier la nature des réactions produites par ce contact, que les expériences qu'il avait faites avaient pour but la démonstration de l'*électricité libre* dans le sang ; idée tout à fait erronée ; aussi Dechambre dans sa réponse, en date du 17 septembre 1863 (*Gazette hebdomadaire*, tome X, n° 38), finit-il par reconnaître que l'opposition qui m'était faite n'était pas fondée, et

---

(1) Expériences insérées dans les *Comptes rendus hebdomadaires des séances de l'Académie des sciences* (Institut), t. LVII, n° 4, séance du 27 juillet 1863 ; et *Bulletin de l'Académie impériale de médecine de Paris*, t. XXVIII, p. 970 ; 1863.

(2) Voici le titre de ce Mémoire : *In electricitatem sanguinis, urinæ et bilis animalium experimenta habita* a C. F. *Bellingeri*; inséré dans *Memor. dell' Academ. di Torino*, t. XXXI, p. 295.

(3) Voir à ce sujet : le tome XIII des *Mémoires de l'Académie de Turin*, p. 41 de la partie analytique, et le t. XXIV du même ouvrage, p. 81, partie analytique.

(4) *Annali universali di medicina*, t. XLII, p. 45 ; 1827.

il termine en disant : « Je ne me fais aucunement prier pour ajouter avec vous que ces expériences ont perdu, par le progrès de la physique, toute leur valeur. »

Dans l'enquête scientifique que j'ai ouverte et dont je parlerai bientôt, les savants que j'ai consultés sur plusieurs points difficiles du sujet qui nous occupe ont exprimé leur opinion sur la *question de priorité ;* ils n'accordent aucune valeur aux expériences de Bellingeri ; plusieurs, surtout les physiciens italiens, les qualifient sévèrement ; Schœnbein et de la Rive les tiennent pour inexactes, le professeur de Genève a formulé publiquement son jugement dans les termes suivants : « Après avoir pris connaissance de la réponse de M. Scoutetten, nous sommes demeuré convaincu que l'on ne peut réclamer en faveur de Bellingeri la priorité de ces recherches. » Plus loin il ajoute : « Le physicien italien ne pouvait avoir, à l'époque où il faisait ses travaux, aucune idée de la force électromotrice provenant de la réaction chimique mutuelle des deux espèces de sang (1). »

Un savant français, Barral, après avoir longuement discuté ce sujet, termine sa lettre en disant : « C'est en outre la première fois qu'on opère vraiment sur du sang en pleine circulation dans l'animal vivant, et vous êtes bien le premier qui ayez démontré l'électricité du sang. »

Terminons cette question de priorité, qui n'est plus contestée, et arrivons à un point plus important de notre sujet.

La principale objection, la seule vraiment scientifique, adressée aux conséquences tirées de mes expériences, fut faite par M. le professeur Béclard ; selon lui, c'est à la composition chimique des gaz contenus dans le sang, déterminée par l'influence du platine, qu'il faut attribuer la production du courant électrique. « Vous savez, dit-il dans sa lettre à Dechambre (2),

(1) De la Rive. Bibliothèque universelle. — *Archives des sciences physiques,* 20 novembre 1863, p. 280.

(2) *Gazette hebdomadaire de médecine et de chirurgie,* t. X, 14 août 1863.

que c'est à l'oxygène très-faiblement uni aux globules que
le sang artériel doit sa couleur vermeille. Dans le sang artériel, il y a un mélange gazeux qui n'est pas le même que
celui du sang veineux ; le rapport proportionnel de l'oxygène avec l'acide carbonique est différent. Or, les gaz dissous
dans les liquides peuvent, sous l'influence du platine, donner
naissance à des courants. » Béclard ajoute : « De ce fait
capital en électro-dynamique, signalé pour la première fois
par Schœnbein, Grove a tiré une des plus heureuses applications de la théorie dans' la construction de sa pile à gaz.
Il est parfaitement établi aujourd'hui, je le répète, que l'action
des fluides élastiques, dans leur contact avec un fluide électrolytique, peut, sous l'*influence* du platine, développer des
courants électriques. Cet effet, produit par les lames de
platine, est dû au pouvoir que possède ce métal de condenser
les gaz à sa surface, et de prendre ainsi des états électriques
différents, ou, en d'autres termes, de se polariser. »

Béclard termine par la conclusion suivante : « En résumé, et jusqu'à démonstration contraire, nous inclinons à
penser que, dans les expériences de M. Scoutetten, de même
que dans celles de Bellingeri, le métal employé à la démonstration des courants n'en est pas seulement le *révélateur*,
mais le *producteur*.

Je répondis que les gaz contenus dans le sang, et qui sont
au nombre de trois : l'oxygène, l'azote et l'acide carbonique,
sont tenus dans ce liquide à l'état de dissolution, à peu près
comme l'air atmosphérique l'est dans l'eau ordinaire ; que ces
gaz, dans leur contact entre eux, ne déterminent aucune
action chimique, qu'il faut qu'ils soient placés dans des conditions toutes différentes pour qu'ils s'unissent ; or, l'oxygène,
l'azote et l'acide carbonique mis en présence, restant inactifs,
ils ne peuvent, conséquemment, déterminer un courant électrique (1). Plus tard, de la Rive, à l'occasion de la contro-

(1) Lettre à M. Béclard. — *Gazette hebdomadaire*, etc., t. X, 2 octobre 1863.

verse élevée entre Béclard et moi, a confirmé mon sentiment. « Les gaz dissous dans le sang, dit-il, ne peuvent pas
donner naissance à un courant, parce que la combinaison
chimique n'est pas possible. » (*Bibliothèque universelle de
Genève*, p. 281, 20 novembre 1863.)

Malgré mes arguments, je ne parvins pas à changer la
conviction de Béclard, et comme l'opinion d'un homme
d'une aussi grande valeur scientifique laissait les esprits incer-
tains, je compris que la dialectique, quelque sérieuse qu'elle
pût être, que les citations d'auteurs les plus autorisés ne suffiraient pas pour lever les difficultés et démontrer que la
vérité était de mon côté. Il fallait évidemment de nouvelles
expériences.

Mais, avant de me livrer à un nouveau travail, j'ai pensé
qu'il serait sage de provoquer le jugement des savants sur la
régularité de mes expériences et de les prier de m'indiquer
les rectifications qu'ils jugeraient nécessaire d'y apporter.

J'ai interrogé les physiciens et les chimistes les plus illustres de l'Angleterre, de l'Allemagne, de l'Italie, de la Suisse,
de la France ; ils m'ont répondu avec cette haute bienveillance qui caractérise les hommes éminents, et avec cette im-
partialité qu'imposent la vérité et le respect de la science (1).

Pour ne rien laisser ignorer, j'ai transmis les documents
de la controverse élevée entre mes adversaires et moi, les
accompagnant d'une lettre dans laquelle se trouvaient ces
deux interrogations :

1° Les expériences ont-elles été régulièrement faites ?

2° Le platine peut-il être considéré comme le producteur
du courant observé ?

_____

(1) Voici les noms des savants auxquels je me suis adressé : MM. Faraday,
à Londres ; — De la Rive, à Genève ; — Schœnbein, à Bâle ; — Matteucci, à
Turin ; — Marianini, à Modène ; — Buff, à Giessen ; — Bunsen, à Heidelberg ;
— Kirchhoff, à Heidelberg ; — Du Bois-Reymond, à Berlin ; — Liebig, à Mu-
nich ; — Barral, à Paris ; — Poggiale, à Paris ; — Malaguti, à Rennes ; —
Nicklès, à Nancy ; — Edm. Becquerel, à Paris ; — Fremy, à Paris.

Jamais enquête scientifique ne fut plus sérieuse, plus complète.

Les réponses que j'ai reçues contiennent l'approbation du procédé expérimental que j'ai adopté; toutefois, quelques-unes considèrent le platine comme pouvant jouer un rôle dans la production des phénomènes électriques observés.

Le platine, en effet, est un métal qui, par la prompte polarisation qu'il éprouve, modifie souvent les résultats d'une expérience délicate et peut même en changer totalement le caractère.

Pour éviter cet inconvénient, le professeur Buff, de Giessen, du Bois-Reymond, de Berlin, d'accord en cela avec Béclard (1), me conseillèrent de ne point mettre le platine en contact immédiat avec le sang; « car il serait d'un grand intérêt scientifique, dit Buff, d'étudier cette question indépendamment de l'influence perturbatrice des électrodes. » Dans ce but, ces deux savants professeurs m'engagèrent à modifier mes expériences de la manière suivante: l'appareil se composerait d'une auge en bois, divisée en quatre compartiments séparés par des membranes poreuses; dans les deux compartiments du milieu seraient le sang rouge et le sang noir mis en contact, mais séparés par la membrane; dans les compartiments extrêmes serait de l'eau faiblement salée; c'est dans ce dernier liquide que plongeraient les électrodes en platine.

Cette disposition évite, en effet, le contact du sang avec les électrodes, mais le platine reste avec tous les inconvénients qui lui sont inhérents.

De la Rive et d'autres physiciens illustres me proposèrent d'employer pour électrodes, des lames d'or ou d'argent qui se polarisent beaucoup moins vite que le platine.

Enfin Matteucci, prenant intérêt à la question, eut l'ex-

---

(1) Deuxième lettre du professeur Béclard. — *Gazette hebdomadaire*, t. X, p. 654.

trème obligeance de m'écrire plusieurs lettres; dans l'une
d'elles, en date du 23 octobre 1863, il me propose d'abandonner tout à fait le platine et de le remplacer par des électrodes en zinc amalgamé plongeant dans une dissolution de
sulfate de zinc saturé et neutre, procédé indiqué depuis
longtemps dans ses ouvrages (1). Voici la description de
l'appareil appuyée d'un dessin de sa main. Les électrodes sont
en zinc amalgamé; le sang rouge et le sang noir sont mis
dans un vase divisé en deux compartiments par une cloison
poreuse; deux autres vases contiennent une dissolution de
sulfate de zinc saturée et neutre; des mèches de coton plongent dans l'un et l'autre sang; deux autres mèches de même
nature plongent dans la dissolution de sulfate de zinc, ces
mèches sont rapprochées jusqu'au contact de celles qui sont
dans les deux sangs, les électrodes en zinc sont également
plongées dans la dissolution, un fil en laiton les relie au galvanomètre et le circuit est établi.

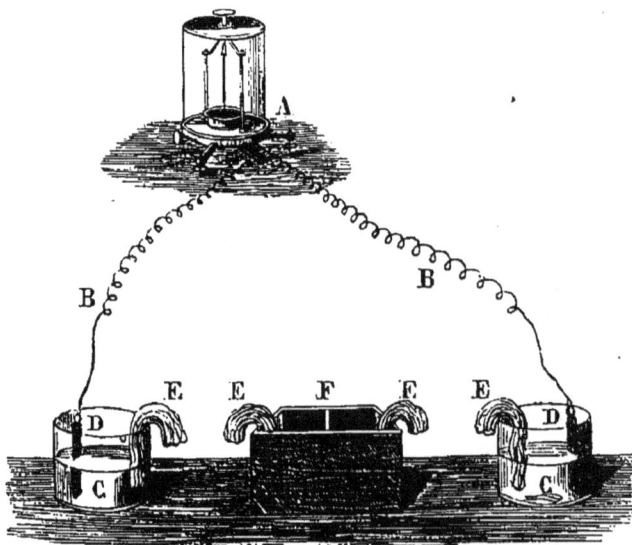

A, galvanomètre; B. fils conducteurs; C, C, vases contenant la dissolution de sulfate de
zinc; D, D, électrodes en zinc amalgamé; E, E, E, E, mèches en coton; F, auge en
bois à deux compartiments contenant les deux sangs séparés par une cloison poreuse.

(1) Ch. Matteucci, *Cours d'électro-physiologie*, p. 124. Paris, 1858, in-8.

Trouvant quelques inconvénients à plonger des mèches de coton dans des liquides qui se coagulent, nous les avons remplacées par de petits vases poreux contenant la dissolution de sulfate de zinc. Cette légère modification de l'appareil ne porte aucune atteinte au principe sur lequel il est établi, elle ne fait qu'en rendre l'application plus facile, elle évite ou diminue l'influence des phénomènes d'endosmose. Voici notre appareil simplifié.

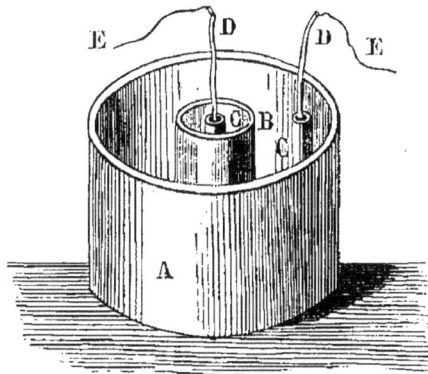

A, grand vase contenant le sang veineux ; B, vase poreux contenant le sang artériel ; C, C, petits vases poreux contenant la dissolution de sulfate de zinc ; D, D, électrodes en zinc amalgamé ; E, E, fils conducteurs se reliant au galvanomètre.

Un grand vase en porcelaine, à large ouverture, de la capacité d'un litre et demi, a été rempli, à moitié, de sang veineux ; au milieu de ce liquide plongeait le vase poreux contenant 400 grammes de sang artériel ; deux autres petits vases poreux, de 0^{mc},60 de capacité, contenaient la dissolution de sulfate de zinc. Ces petits vases plongeaient en même temps dans l'un et l'autre sang ; les électrodes de zinc plongeaient dans la dissolution et ne touchaient pas le sang.

Dès que les électrodes, rattachées préalablement au galvanomètre par des fils de laiton, pénétrèrent dans le liquide, le courant s'établit aussitôt. Nos expériences furent faites le 29 octobre 1863, à 7 heures du matin, en présence de chimistes, de physiciens et de médecins distingués.

Le sang était fourni par un cheval fort âgé, bien portant, mais destiné à être abattu dans la journée. Le sang artériel sortait de la carotide droite en même temps que le sang veineux s'échappait de la veine jugulaire gauche. Le vase poreux contenant le sang artériel fut plongé aussitôt dans le sang veineux et tout l'appareil fut entouré d'eau à la température de 40° centésimaux pour ralentir la coagulation. Les petits vases poreux, contenant la dissolution de sulfate de zinc, furent enfoncés jusqu'aux deux tiers de leur hauteur, dans l'un et l'autre sang, les électrodes en zinc amalgamé y furent plongées lentement et simultanément, et aussitôt le courant se manifesta par la déviation de l'aiguille ; il indiquait, comme dans les expériences antérieures, que le courant interpolaire était positif, allant du sang artériel au sang veineux à travers le galvanomètre.

L'aiguille alla d'abord frapper l'arrêt de l'instrument, puis elle oscilla et vint finalement se fixer au 66ᵉ degré, où elle se maintint près d'une heure, bien que le sang fût complétement coagulé : après ce temps l'aiguille descendit de 4° et nous cessâmes l'expérience. Le galvanomètre employé était celui de Nobili, la bobine portant dix mille tours.

D'autres expériences, faites le même jour, dans des conditions identiques, nous ont permis de mesurer la force électromotrice du sang ; travail qui nous a paru indispensable pour compléter la démonstration d'un fait contesté, mais qui, je l'espère, sera désormais acquis à la science.

Toutefois il reste une objection, déjà faite et qu'on renouvellera sans doute, c'est qu'il n'est pas évidemment démontré que les faits se passent à l'intérieur du corps comme nous les observons lorsque le sang est soumis à l'action de nos instruments. Cette remarque est juste, aussi d'autres expériences, déjà faites, devront-elles répondre à cette observation.

Les méthodes employées pour mesurer la force électromotrice ont beaucoup varié; en outre, jusqu'à ce jour, on s'est

rarement occupé d'apprécier l'intensité des forces électromo-
trices lorsqu'on n'avait pour but que de constater les phénomènes électriques obtenus dans des recherches spéciales ; on
se bornait à comparer, par les déviations de l'aiguille du galvanomètre, les effets produits par les corps mis en présence.
Sans doute on peut obtenir des effets comparables en se servant d'un galvanomètre à grande résistance, si les couples
composés pour l'observation sont bons conducteurs du courant, condition qui permet de considérer comme constante la
résistance des circuits.

Il en est tout autrement dans les expériences d'électro-physiologie ; on opère sur des liquides ou sur des substances ne
possédant qu'un faible pouvoir conducteur, ce qui fait que,
malgré l'emploi d'un galvanomètre à long fil, les effets accu-
sés ne sont pas indépendants de la nature des circuits.

En opérant dans ces conditions il est impossible de connaître la cause de l'intensité des courants, et cependant il est
essentiel de chercher à évaluer la force électromotrice qu'on
étudie.

D'après les méthodes adoptées par Fechner et Ed. Becquerel, dont le but est de rendre les résistances constantes
par l'emploi du galvanomètre ou de la balance électromagné-
tique à long fil, il se présente des difficultés qui rendent ces
méthodes difficilement applicables à des recherches d'électro-physiologie. Il en est de même du procédé de Wheatstone qui a l'inconvénient d'exiger l'emploi de rhéostats à
très-grande résistance.

Ces considérations ont conduit mon gendre, M. Bouchotte,
ancien élève de l'École centrale des arts et manufactures, à
préférer, dans ces recherches ainsi que dans d'autres qui lui
sont personnelles, l'emploi d'un mode d'évaluation emprunté
en partie à Poggendorff et à J. Regnauld. Il a composé des
couples types à courant constant, d'un pouvoir électromoteur
très-faible, couples formés d'étain plongeant dans une disso-

lution de protochlorure d'étain et de sel marin, puis de plomb dans un mélange de chlorure de plomb et d'eau salée.

Depuis ces expériences, Bouchotte a encore étudié le couple étain et plomb dans leur nitrate respectif, couple qui possède une puissance électromotrice remarquable par sa constance et par son peu de puissance, ce qui le rend éminemment propre à servir d'unité de mesure.

En comparant, par le procédé de Wheatstone, le couple type tel que nous l'avons composé, au couple de Daniell, nous avons trouvé que ce dernier ayant pour force électromotrice 58, le couple type possédait un pouvoir exprimé par 4,50.

Maintenant, pour calculer la force électromotrice produite au contact du sang artériel et du sang veineux, nous avons procédé comme il suit :

Du sang artériel étant versé dans un vase poreux, l'autre sang mouillait l'extérieur de ce vase ; les petits vases poreux contenaient la dissolution de sulfate de zinc pur ainsi que les deux lames de zinc amalgamé ; ce couple, mis en communication avec le galvanomètre de dix mille tours, a donné un courant constant, prouvant que l'électrode en rapport avec le sang artériel prend l'électricité positive. En mettant ce couple *en opposition* avec le couple type, le courant change de sens ; ce qui démontre que la force dégagée par la réaction des deux sangs est comprise entre 0 et 4,50 ; mais il nous fut facile d'arriver à une appréciation mieux déterminée de la force électromotrice. En effet, dans trois expériences successives, nous avons obtenu des résultats qui concordent d'une manière remarquable.

PREMIÈRE EXPÉRIENCE.

	Déviation de l'aiguille.
Couple de sang essayé seul...............	+ 67° tangente = 2,3559
Couple de sang en opposition avec un couple type..........................	— 59° id. = 1,6643

DEUXIÈME EXPÉRIENCE.

Couple de sang essayé seul............... + 65° tangente = 2,1445
Couple de sang en opposition avec un couple
type............................... — 55°   id.   = 1,4281

TROISIÈME EXPÉRIENCE.

Couple de sang essayé seul............. + 64°   id.   = 2,0503
Couple de sang en opposition avec un couple
type............................... — 56°   id.   = 1,4825

La moyenne des tangentes positives est 2,1839, et celle des tangentes négatives 1,5251. Il est évident que la force électro-motrice que l'on cherche est à celle du couple type comme le premier nombre 2,1839 est à la somme des deux tangentes

$$2,1839 + 1,5251 = 3,7090;$$

Ainsi :

$$\frac{1,5251}{3,7090} \times 4,50 = 1,82.$$

qui est la force électromotrice créée au contact des deux sangs, 58 étant celle du couple de Daniell. En d'autres ter-mes, la force électromotrice du zinc dans l'acide sulfurique au $\frac{1}{10}$ étant représentée par 100, le couple de Daniell aura pour expression 76,24, celui d'étain et plomb dans leur chlo-rure respectif 6, enfin celui des deux sangs 2,43.

Dans le cas particulier qui nous occupe, il n'y a pas lieu de craindre les erreurs résultant de grandes déviations de l'ai-guille aimantée, puisque les nombres positifs et négatifs sont peu différents.

Mais il n'en serait pas de même dans la plupart des expérien-ces, ce qui fait qu'il est essentiel de remarquer qu'en em-ployant, suivant les cas, des systèmes d'aiguilles plus ou moins astatiques, on n'obtiendrait que des déviations assez faibles pour être autorisé à considérer leurs tangentes comme l'expression des intensités des courants.

Nous n'avions ici à mettre en jeu qu'un seul couple type,

mais il est facile de concevoir que la manière de procéder serait la même, si la force qu'on veut évaluer était comprise entre les limites de n et $n+1$ couples types.

Exemple : Soient x la force électromotrice qu'il s'agit de mesurer, E celle d'un couple type, n et $n+1$ les nombres d'éléments entre lesquels est compris x, soient enfin P et Q la valeur des tangentes des déviations limites, on aura :

$$x - nE = P, \qquad x - (n+1)E = -Q$$

d'où

$$x = \left(\frac{P}{P+Q} + n \right) E.$$

Telle est l'expression générale de x.

Dans les expériences citées plus haut, comme $n = 0$, on aurait :

$$x = \frac{P}{P+Q} E.$$

Constatons enfin que, dans toutes ces expériences, la conductibilité des circuits ne varie jamais que de la quantité qui correspond à la résistance d'un seul couple type, résistance qui peut être considérée comme nulle, si on la compare à celle du long fil du galvanomètre et des couples qui agissent en permanence. Cette *méthode d'opposition*, ainsi modifiée, peut être considérée comme susceptible d'accuser des résultats d'une grande précision ; elle est, en outre, d'une application facile pour toutes les recherches qui se rapportent à des substances ne possédant qu'un faible pouvoir conducteur pour l'électricité.

Les expériences que nous venons de rapporter, démontrant désormais, sans objection possible, l'existence du dégagement d'électricité au contact des deux sangs, nous nous croyons définitivement autorisé à maintenir l'explication que nous avons donnée touchant l'origine du courant observé, c'est-à-dire que les deux sangs en contact, mais séparés par une cloison poreuse artificielle ou constituée par les parois des vaisseaux, représentent deux dissolutions conductrices d'électricité capables d'exercer mutuellement, l'une sur l'autre, une action chimique, principalement due à l'oxygène dont le sang artériel est chargé, gaz qui joue le rôle de combureur ou d'acide par rapport au sang veineux et qui détermine la direction du courant observé (1).

§ 4. — Réactions produites sur le corps de l'homme par les boissons.

Il n'était pas sans intérêt, ne serait-ce qu'au point de vue de compléter nos recherches, d'examiner la nature des réactions produites sur le corps de l'homme par les boissons ordinaires ou autres liquides ingérés.

Nous avons successivement expérimenté sur : 1° la bière, 2° le vin, 3° l'eau-de-vie de Cognac, 4° le café, 5° le thé, 6° le vinaigre de table, 7° l'huile.

1° *Réactions produites sur la salive dans la bouche tandis que la main plonge dans le liquide.*

(1) Voici les articles déjà publiés sur l'électricité du sang : 1° Mon premier Mémoire inséré dans les *Comptes rendus de l'Académie des sciences*, t. LVII, n° 4, et reproduit dans la plupart des journaux scientifiques. — 2° Les objections du docteur Dechambre, publiées dans la *Gazette hebdomadaire de médecine et de chirurgie*, t. X, 7 août 1863. — 3° Lettre de J. Béclard à Dechambre; — *Gazette hebdomadaire*, etc., t. X, 14 août 1863. — 4° Ma lettre à Dechambre; — *Gazette hebdomadaire*, etc., 11 septembre 1863. — 5° Lettre de Dechambre à Scoutetten; — *Gazette hebdomadaire*, etc., 18 septembre 1863. — 6° Ma lettre à J. Béclard; — *Gazette hebdoma-, daire*, etc., t. X, 2 octobre 1863. — Réponse de J. Béclard, même journal p. 651. — 7° Expériences nouvelles pour constater l'électricité du sang et pour en mesurer la force électromotrice; — *Comptes rendus de l'Académie des sciences*, t. LXII, n° 19, *extrait*, et le mémoire entier dans la *Gazette hebdomadaire*, etc., t. X, 11 décembre 1863. — 8° De la Rive; — *Bibliothèque universelle de Genève*, 20 novembre 1863, p. 279. — 9° Deuxième lettre à J. Béclard; — *Gazette hebdomadaire*, etc., 2° série, t. I, 1864. — *Presse scientifique des Deux-Mondes*, n° du 16 août 1863 et celui du 16 février 1864.

1° Vin ordinaire de table.............. courant positif.
  (Conséquemment la salive est négative
    et joue le rôle de base.)
2° Bière........................... courant positif.
3° Cognac vieux. .... courant positif faible.
4° Café .... courant positif.
5° Thé............................. courant négatif.
6° Vinaigre de table................ courant positif.
7° Huile d'olive.................... courant nul.

Dans toutes ces expériences, la salive a joué le rôle de base, excepté dans son contact avec le thé.

2° *Réactions des mêmes liquides, tenus dans la bouche, sur l'urine dans un vase où se trouve la main.*

1° Vin ordinaire..................... courant positif.
  (L'urine joue le rôle de base.)
2° Bière............................ courant négatif.
3° Cognac vieux..................... courant positif.
4° Café. .... courant positif.
5° Thé.............................. courant positif.
6° Vinaigre de table................ courant positif.
7° Huile d'olive.................... courant nul.

Nous avons terminé ces expériences par deux épreuves dont le résultat était prévu ; l'une avait pour objet de mettre en rapport la salive avec de l'alcool pur tenu dans un vase où la main plongeait ; l'aiguille aimantée n'a pas dévié ; on sait en effet que l'alcool pur est mauvais conducteur de l'électricité, qu'il intercepte les courants qu'on voudrait lui faire traverser.

L'autre épreuve consistait à enduire la main d'une couche légère de saindoux ; les courants n'ont pas été interrompus totalement, mais ils ont été sensiblement affaiblis ; les déviations de l'aiguille n'avaient ni force ni durée.

§ 5. — Lois de la propagation de l'électricité dans les solides et les liquides bons conducteurs.

En présence des faits nombreux que nous venons de présenter, il doit demeurer constant que le corps de l'homme est

soumis à l'action continuelle de l'électricité ; elle est produite
par l'action des agents extérieurs et par les fonctions qui
s'accomplissent à l'intérieur ; or, étant parfaitement démontré que toute action chimique est productrice d'électricité, il
faut nécessairement admettre que nos organes en produisent
constamment, puisqu'ils sont le siége incessant de compositions et de décompositions chimiques. Le doute ne peut plus
s'élever sur ce point, bien que cette électricité ne se manifeste pas à la surface du corps. L'illustre professeur Dumas a
résumé admirablement les phénomènes produits dans l'organisme à l'occasion de quelques travaux récents sur l'électricité, adressés à l'Académie des sciences (Institut), séance du
31 août 1863. « Toutefois, dit-il, de ce que l'on ne constate
aucune trace d'électricité à la surface du corps humain, il ne
faut pas en conclure qu'il n'en existe pas dans nos organes.
Ceci serait contraire aux théories les plus modernes. L'électricité n'est, sous une de ses formes, que la manifestation du
mouvement. Là où il y a mouvement, il y a production d'é-
lectricité. Sanna-Solaro et Ch. Musset pensent avoir démontré les propriétés électriques des rayons solaires ; il n'y a
là rien d'inadmissible. Un rayon calorifique ou lumineux
n'est, pour notre corps ou notre œil, que la traduction du
mouvement moléculaire ; pourquoi ce mouvement ne pro-
duirait-il pas aussi de l'électricité ? Or, tout est mouvement dans nos organes ; il est donc permis de croire à l'existence d'un flux électrique dans le corps des animaux ; M. le
docteur Scoutetten vient, du reste, *de mettre hors de doute
l'électricité du sang* (1). »

Il est donc incontestablement acquis à la science que le corps
humain et celui de tous les animaux sont un foyer permanent
de production d'électricité. Mais comment se comporte-t-elle
dans nos organes ? C'est ici que commence la difficulté de la

(1) *Cosmos*, revue encyclopédique hebdomadaire, 4 septembre 1863, p. 272.
— *Extrait textuel.*

question. Pour jeter quelque lumière sur ce sujet resté obscur jusqu'à ce jour, il faut que nous résumions les travaux de plusieurs physiciens célèbres.

Les principaux auteurs qui se sont occupés de la propagation de l'électricité dans les corps solides et liquides sont de la Rive (1), Kirchhoff (2), Matteucci (3), Marianini (4), Edm. Becquerel (5), etc.

La détermination de la conductibilité spécifique des différents corps est un problème difficile à résoudre. La conductibilité électrique n'est jamais absolue, elle varie avec les dimensions des corps, leur nature et différentes circonstances physiques, spécialement leur température.

On considère comme bons conducteurs les corps solides ou liquides qui permettent une propagation de l'électricité assez rapide pour que le courant produit puisse agir sur l'aiguille aimantée.

La première loi qu'on rencontre quand on étudie la propagation de l'électricité dans un conducteur, c'est la tendance qu'a le courant électrique à se disséminer dans toute l'étendue de ce conducteur. Cette loi a été établie par de la Rive en 1824 pour les conducteurs solides, et en 1825 pour les liquides.

Le courant électrique, en entrant dans un conducteur solide, se répartit dans toute l'étendue de ce conducteur par petits filets parallèles, tous d'égale intensité, d'où résulte néces-

---

(1) De la Rive. Distribution et lois de la propagation de l'électricité dynamique. — *Mém. de la Soc. de phys. et d'hist. nat. de Genève*, t. III, p. 109. — *Traité d'électricité*, t. II, p. 1 à 140; 1856.

(2) Kirchhoff. Lois de la distribution de l'électricité dans une plaque métallique. — *Annales de chim. et de phys.*, nouvelle série, t. XL, p. 115 et 327; t. XLI, p. 496.

(3) Matteucci. Propagation de l'électricité dynamique dans les liquides. — *Annales de chim. et de phys.*, t. LXIII, p. 256, et t. LXVI, p. 225.

(4) Marianini. Propagation de l'électricité dans les liquides. — *Annales de chim. et de phys.*, t. XXXIII, p. 141, et t. XLII, p. 131.

(5) Edm. Becquerel. Conductibilité des solides et des liquides. — *Annales de chim. et de phys.*, nouvelle série, t. XVII, p. 262, et t. XX, p. 53.

sairement que, moins cette étendue sera considérable, plus le
courant électrique sera condensé, et plus, par conséquent,
son intensité sera grande dans chaque tranche du conducteur.

L'électricité dynamique manifeste cette même tendance à
se disséminer dans un conducteur liquide susceptible d'être
décomposé ou bien de nature indécomposable, tel que le mercure. De la Rive s'est assuré du fait par des expériences
directes ; Matteucci a publié en 1839 des recherches sur le
même sujet.

La seconde loi, l'une des plus importantes à connaître pour
comprendre les phénomènes qui se produisent dans le corps
de l'homme, est exposée en ces termes par de la Rive :
« La seconde loi à laquelle est soumise la propagation de l'é-
lectricité dans un conducteur, c'est que deux ou plusieurs
courants électriques peuvent se propager dans le même conducteur sans se modifier mutuellement, et d'une manière,
par conséquent, tout à fait indépendante les uns des autres.
Marianini a constaté cette propriété en faisant passer à
travers un liquide placé dans un vase cubique deux courants
disposés de façon que les filets dont ils se composent se croi-
sent à angle droit, sans qu'il en résulte de variation dans
l'intensité de chacun d'eux, intensité qui reste la même, qu'ils
traversent chacun séparément ou tous deux ensemble la
masse liquide conductrice. Un troisième courant peut encore
être transmis à travers le même liquide qui transmet déjà
les deux autres et dans une direction qui leur est perpendicu-
laire, et cette transmission s'opère de la même manière que
si ce liquide n'était traversé par aucun courant. Cette indépendance dans la propagation des courants a été encore établie en faisant passer deux et même trois courants à travers
une colonne liquide dans des directions plus ou moins obli-
ques les unes aux autres, et même en les transmettant à travers le fil d'un même galvanomètre sur lequel l'effet observé

est toujours la somme ou la différence des effets individuels des courants partiels (1). »

Une troisième loi est la diminution d'intensité qu'éprouve l'électricité dans sa propagation à travers une masse liquide quand elle rencontre sur sa route des lames ou diaphragmes métalliques interposés dans ce liquide ; le courant éprouve une diminution d'intensité sensible par l'interposition d'un ou de plusieurs diaphragmes métalliques, lors même que le diaphragme est meilleur conducteur que la couche liquide qu'il remplace. Ainsi, un courant qui, par l'interposition de diaphragmes, n'est plus que de 75°, se trouve réduit à 73° seulement par l'interposition d'un troisième, tandis qu'un courant d'une intensité initiale de 75° est réduit à 67° par l'interposition d'un seul diaphragme.

C'est cette résistance particulière due au seul fait du passage d'un courant d'un solide dans un liquide ou d'un liquide dans un solide, qui est appelée par les physiciens *résistance au passage :* phénomène que nous avons déjà signalé.

Une quatrième loi qui régit la propagation de l'électricité, c'est que toutes les parties successives d'un circuit fermé, y compris l'appareil lui-même qui produit le courant électrique, sont parcourues dans le même temps par la même quantité d'électricité, quelle que soit la diversité de leur nature, de leur forme et de leur étendue.

Cette loi, admise implicitement par Ohm dans sa théorie de la pile, a été prouvée par une expérience directe faite par de la Rive. « Il a formé un circuit composé de bouts de tube, tous de même diamètre et parfaitement calibrés, qui sont unis les uns aux autres par des cylindres métalliques, soit pleins, soit creux, de même diamètre extérieur que les tubes, et présentant une face zinc à l'une de leurs extrémités et une face cuivre à l'autre. On remplit les tubes de verre

(1) De la Rive, *ouvr. cité*, t. II, p. 12.

de différents liquides conducteurs; on ferme le circuit au moyen d'un tube de verre toujours de même diamètre que les autres, rempli de mercure. On a ainsi un circuit composé de couples voltaïques, de liquides, de conducteurs métalliques vides et pleins, d'une colonne de mercure; en un mot de parties toutes conductrices et quelques-unes seulement actives, et dont la section transversale est la même. Si l'on dispose successivement les différentes parties du circuit de manière qu'elles soient parallèles au méridien magnétique, une aiguille aimantée délicatement suspendue au-dessus de chacune d'elles exécute le même nombre d'oscillations; l'aiguille n'éprouve aucune déviation quand on la place exactement entre deux parties opposées de ce circuit, parallèles l'une et l'autre au méridien. Ces résultats prouvent que la somme des forces électriques qui traversent dans le même temps chacune des sections transversales de ce circuit est bien la même. Il suffit de remplacer le liquide de l'un des compartiments par un liquide plus ou moins conducteur, pour diminuer ou augmenter l'intensité absolue du courant, non pas seulement dans la partie du circuit qui est modifiée, mais dans tout le circuit également, de manière que sa force demeure toujours la même dans toutes ses portions dans le même instant. »

« J'ai supposé, ajoute A. de la Rive, dans l'expérience qui précède, que le circuit, quoique hétérogène, est cependant tel que toutes ses sections transversales sont égales. La loi n'en subsiste pas moins quand elles sont inégales (1). » Cette description est accompagnée d'une figure qui donne une idée nette de l'appareil qui, d'ailleurs est fort simple.

Nous ne saurions trop faire remarquer l'importance de cette expérience pour donner l'explication des phénomènes électriques qui se produisent dans le corps de l'homme et dans celui des animaux.

_____

(1) A. De la Rive, *ouvr. cité*, t. II, p. 18.

En effet, le corps de l'homme, de même que l'appareil décrit, porte sa pile en dedans de lui-même, l'électricité se dégage sans cesse, parcourt toutes les parties solides et liquides, et, comme ces dernières forment la masse la plus considérable, puisque le corps humain contient 75 parties d'eau et seulement 25 parties de substances solides, la loi à laquelle il est soumis est précisément celle que nous venons d'exposer. Nous reviendrons plus loin sur ce sujet capital ; il faut encore, pour donner une explication des phénomènes physiologiques, que nous exposions un autre ordre de faits dépendants des lois de l'électricité.

Sous l'action d'un courant électrique, les corps composés, qui y sont soumis éprouvent des changements très-appréciables ; ce sont ces changements, étudiés par les chimistes et les physiciens, qui ont permis d'établir *les lois des décompositions électro-chimiques*. Faraday est l'un des savants qui se sont le plus occupés de cette question.

La principale loi qui est ressortie de ces recherches, c'est que, par le fait de la décomposition opérée par un courant, les molécules du corps décomposé se portent, les unes au *pôle positif*, les autres au *pôle négatif*. L'*oxygène* et *tous les acides* se rendent au pôle positif, les alcalis au pôle négatif. Mais, pour qu'un corps composé, conducteur de l'électricité, puisse être décomposé par le passage d'un courant, il faut qu'il soit à l'état liquide, soit qu'il y ait été amené par la dissolution dans l'eau ou par la fusion.

Faraday a introduit dans la science plusieurs termes, généralement acceptés, qui servent à désigner les phénomènes de l'opération et les instruments adoptés. Il appelle *électrolyse* la décomposition chimique opérée par l'électricité, pour la distinguer de l'*analyse,* qui est la décomposition opérée par les moyens purement chimiques. Il nomme *électrolytes* les corps susceptibles d'être décomposés par voie électro-chimique. Il désigne sous le nom d'*électrodes* les conducteurs qui établissent la communication entre les pôles de la pile et l'*électrolyte*.

Comme le corps humain contient une pile sans cesse en action, il doit nécessairement s'y opérer des phénomènes de décomposition; c'est en effet ce qui a lieu : le résultat de cette électrolysation constitue les sécrétions dont les unes comme la sueur et l'urine, sont acides, les autres alcalines, comme la bile, la salive, etc.

A ce fait se rattache un phénomène qui exige une courte explication, sans laquelle on comprendrait difficilement pourquoi les liquides du corps, constamment soumis à l'action de l'électricité, conservent cependant leur composition normale, et ne présentent des caractères de décomposition, sous la forme de sécrétions, que dans certaines parties ou certains organes bien déterminés.

Ce phénomène tient à ce qu'un liquide soumis à l'action d'un courant électrique, n'éprouve de décomposition qu'aux points où le courant pénètre et s'échappe, tandis que le reste du liquide n'éprouve aucune modification apparente dans les points intermédiaires du trajet parcouru par l'électricité.

Pour expliquer ce phénomène, Grotthuss a proposé une théorie des décompositions qui est restée dans la science et dont voici les bases : l'eau, ou une dissolution quelconque, soumise à l'action de la pile, est une véritable pile secondaire, en ce sens que tous les éléments se polarisent comme une bande de papier humide communiquant par ses deux bouts avec les pôles d'une pile; de même l'eau pure contenue dans un tube recourbé et placée dans le circuit voltaïque conserve pendant quelque temps la faculté de faire contracter la grenouille.

Cela posé, voici comment Grotthuss explique la décomposition de l'eau : Considérons, dit-il, une molécule d'eau composée d'une particule d'oxygène et de deux particules d'hydrogène; à l'instant où l'action voltaïque commence, la polarité se manifeste entre les molécules élémentaires de l'eau : l'oxygène étant attiré par le pôle positif, et l'hydrogène par le pôle négatif, on est porté à croire que chacun de ces deux principes, au moment où le circuit est fermé, acquiert un état électrique contraire à celui du pôle qui l'attire ; et comme le même effet se produit sur toutes les particules de l'eau, il en résulte qu'en les prenant deux à deux, les principes homogènes se repousseront, tandis que les principes hétérogènes s'attireront alternativement. A l'instant où l'oxygène passe à l'état de fluide élastique par l'attraction du pôle positif, son hydrogène repousse, en vertu de cette électricité, l'hydrogène de la molécule d'eau voisine et se combine avec l'oxygène de celle-ci en même temps que la molécule d'hydrogène repoussée transmet son mouvement à la suivante; ainsi de suite jusqu'à la dernière particule d'hydrogène, qui prend l'état gazeux quand elle touche le pôle négatif. On explique ainsi pourquoi il n'y a que les molécules d'eau situées aux extrémités des fils conducteurs qui soient décomposées.

Grotthuss a comparé avec raison ce qui se passe alors à l'effet produit quand on fait frapper une bille d'ivoire suspendue par un fil sur une série d'autres billes également suspendues, et qui se touchent toutes ; l'impression communiquée à la première est transmise successivement à toutes les billes intermédiaires jusqu'à la dernière qui, ne pouvant la transmettre, est chassée avec une force égale à l'impulsion première (1).

Ces indications sont trop incomplètes sans doute pour rendre raison de tous les phénomènes, mais ne faisant point un ouvrage de physique, nous ne pouvons pas leur donner plus

(1) C. J. T. de Grotthuss. Mémoire sur la décomposition de l'eau et des corps qu'elle tient en dissolution à l'aide de l'électricité galvanique. — *Ann. de chim. et de phys.*, t. LVIII, p. 54. Paris, 30 avril 1806, avec deux planches. Ce mémoire a d'abord été imprimé à Rome en 1805. — Second mémoire sur le même sujet. — *Annales*, etc., t. LXIII, p. 5; 1807.

de développement ; c'est aux traités spéciaux que ce soin
doit être réservé et qu'il faut recourir. Quoi qu'il en soit, ces
notions peuvent suffire pour nous permettre d'expliquer les
principaux phénomènes de la vie organique : mais, avant d'a-
border ce sujet, donnons un court aperçu de l'état actuel
de la science.

§ 6. — Électricité physiologique. — Aperçu historique.

Jusqu'à ce jour les chimistes, les physiciens, les médecins, tout en admettant l'existence de l'électricité animale, ne
sont pas parvenus à établir une théorie généralement acceptée ; les faits exacts leur manquaient, ou du moins ils n'étaient
point assez nombreux pour qu'ils pussent saisir la vérité tout
entière.

Priestley, frappé de la variété et de la puissance des phénomènes produits par l'électricité, a prédit en quelque sorte
l'avenir immense qui lui était réservé. Voici la pensée qu'il
exprime sur cette science, dans son histoire publiée en
1767 (1).

« C'est surtout en électricité qu'il y a lieu d'espérer le plus
de faire de nouvelles découvertes ; c'est un champ qui ne fait
que d'être ouvert. Le fluide électrique n'est pas un agent
local ni occasionnel sur le théâtre du monde. Les dernières
découvertes font voir qu'il est présent et agissant partout, et
qu'il joue un rôle principal dans les plus grandes et les plus
intéressantes scènes de la nature...

« L'électricité, ainsi que la chimie et la doctrine de la lumière et des couleurs, paraît propre à nous faire connaître
la structure intérieure des corps, d'où dépendent toutes leurs
propriétés sensibles. En suivant donc cette nouvelle lumière,
on peut parvenir à étendre les bornes de la physique au delà

---

(1) Elle fut traduite en français, en 1771, par l'abbé Nollet et Brisson.
Priestley est mort en 1806.

de tout ce dont nous pouvons maintenant nous former une idée. »

Depuis 1767, l'électricité a continué sa marche progressive; en 1790, parut la découverte de Galvani, qui a conduit à celle de la pile de Volta.

Il y a 64 ans, le 16 brumaire an IX, Napoléon, premier consul, assistait, comme membre de la première classe de l'Institut, à la séance où Volta lisait la seconde partie de son mémoire sur la pile; émerveillé de l'importance de la découverte, il prit la parole pour engager la classe à faire plusieurs expériences qu'il indiqua.

Quelques années plus tard, Napoléon, empereur, fit répéter devant lui, aux Tuileries, par Gay-Lussac et Thenard, l'expérience de la décomposition des alcalis au moyen de la pile; il était alors entouré de Monge, de Bertholet, de Chaptal et de Corvisart; frappé d'admiration en voyant apparaître au pôle négatif les métaux des alcalis, il se tourne du côté de Corvisart, son médecin, et lui dit avec enthousiasme ces paroles remarquables : « Docteur, voilà l'image de la vie : la colonne vertébrale est la pile; le foie, le pôle négatif; la vessie, le pôle positif (1). » C'était évidemment une erreur, mais une erreur comme les génies seuls peuvent en commettre.

Benoît Maujon est le premier savant qui essaya d'expliquer les sécrétions organiques par l'action de l'électricité. Wollaston, en 1809, essaya aussi d'établir une théorie des sécrétions fondée sur l'électricité animale; elle ne pouvait être exacte, mais elle a eu du moins le mérite de faire faire à l'auteur plusieurs expériences intéressantes.

Aldini, quoiqu'il fût le parent et l'élève de Galvani, ne fit faire aucun progrès à la question qui nous occupe (2).

(1) Paroles rapportées à Becquerel père par Chaptal.
(2) Jean Aldini, *Essai théorique et expérimental sur le galvanisme*, 2 vol. in-8. Paris, 1804.

Orioli, savant italien, auteur de travaux recommandables, pensait que tout organe est un appareil électrique sans cesse en action ; que la vie résulte de l'ensemble de ces appareils combinés de manière à se faire équilibre les uns aux autres.

Aux noms de ces physiciens éminents, il faut ajouter ceux de Crawfort, de Dumas et Prévost qui firent quelques tentatives ingénieuses se rapprochant de celles que nous avons indiquées.

Ce ne fut qu'en 1830 que Matteucci fit des expériences directes pour constater l'action de la pile sur les substances animales vivantes (1).

Deux années auparavant, le docteur Bachoué présenta à l'Académie royale de médecine de Paris, un mémoire intitulé : *Essai sur une nouvelle théorie des fonctions du système nerveux dans les animaux.* Une commission fut nommée, elle était composée de MM. Adelon, Hippolyte Cloquet, et Ollivier, rapporteur. Cette commission fut très-favorable à l'auteur, elle proposa de déposer honorablement son travail dans les archives de l'Académie, tout en l'engageant à tenter une série d'expériences propres à vérifier et à consolider la théorie qu'il avançait. (Séance du 14 juin 1828.)

En effet Bachoué n'a fait aucune expérience ; il crée une théorie imaginaire n'ayant pas même la plus faible base scientifique selon cet auteur : « La puissance électrique est *une* en soi. Elle a une existence *sui generis*, c'est-à-dire indépendante des éléments matériels qu'elle régit, éléments qui ne servent qu'à la manifestation de ses actes. Je dis que cette puissance est *une* en soi : en effet, si elle n'était pas *une*, si elle n'était qu'une simple propriété de la matière, elle ne pourrait se déplacer qu'avec cette matière (introd. p. 14) (2).»

(1) Ch. Matteucci, *Ann. de chim. et de phys.*, t. XLIII, p. 256 ; 1830.
(2) De Loustalot-Bachoué, *Exposit. d'un nouv. mode de traitement des douleurs*, précédée d'une nouvelle théorie de la vie ou de l'action nerveuse, 2e édit., in-8. Paris, 1830.

Cette simple citation suffit pour indiquer que l'Académie a témoigné une grande bienveillance à l'auteur de ce travail en le faisant déposer honorablement dans ses archives.

Ce fut en 1834 que Donné publia la série d'expériences que nous avons rapportées : enfin, en 1837, le docteur S. A. Turck fit paraître son livre sur la goutte (1).

Le principal but de cet ouvrage est de démontrer que les organes sécréteurs doivent leur puissance à l'action de l'électricité ; que les sécréteurs acides sont doués de l'électricité négative et que les sécréteurs alcalins sont animés par l'électricité positive (2) ; d'où il résulte, selon l'auteur, que les sécrétions alcalines sont produites par l'électricité positive, et les sécrétions acides par le fluide négatif.

Turck ne s'est pas borné à l'exposé de cette théorie chimique, il a voulu démontrer que le corps de l'homme dégage de l'électricité libre : il eut, sur ce sujet, une longue discussion avec Becquerel père ; il fit de nombreuses expériences qui ne donnèrent point de résultats décisifs, et la question fut abandonnée.

Turck a très-bien compris que, pour défendre a théorie, il fallait découvrir l'origine de l'électricité développée dans le corps, aussi se posa-t-il cette question : « Avant de rechercher, dit-il, le lieu de son origine, faisons remarquer qu'il ne peut être dans le cerveau, comme l'avait pensé Galvani. » —Plus loin il ajoute : « Où donc alors se forme ce fluide qui parcourt les nerfs et qui a une si grande analogie avec le fluide électrique qu'il peut être remplacé par lui ? Quel est l'organe chargé de le sécréter ? Eh ! comment peut-on se poser une telle question aujourd'hui, au point où en sont arrivées les sciences physiques ! Le fluide électrique se forme par tout le corps ; il n'est pas un tissu, pas une fibre, pas une molécule organique qui puisse vivre et exécuter les actes né-

(1) *Traité de la goutte et des maladies goutteuses*, 1 vol. in-8. Paris, 1837.
(2) S. A. Turck, *ouvr. cité*, p. 207.

cessaires à sa nutrition, sans dégager des quantités considérables de ce fluide. En absorbant les éléments qui lui sont indispensables, en repoussant ceux que la vie a usés et qui ne
peuvent plus lui servir, chaque molécule doit dégager de
l'électricité en quantité plus ou moins grande. Ce fait n'est
pas seulement possible, il n'est pas seulement probable, il ne
peut ne pas être, il est d'une nécessité absolue, d'une nécessité de tous les instants ; c'est la loi de la nature tout entière !
Point de modification dans les corps et surtout point de composition ni de décomposition sans dégagement d'électricité.
Une fois produite, cette électricité s'écoule nécessairement
par les nerfs, et se rend en partie au cerveau, où elle peut
s'accumuler, et, en partie, dans d'autres organes, où elle est
appelée par une électricité contraire (1). »

La théorie de Turck a plus de valeur sans doute, que
celles de ses prédécesseurs, mais ce n'est encore qu'une hypothèse qui, n'étant pas soutenue par des expériences déci-
sives, n'a point été acceptée par les savants.

Tel est à peu près, aujourd'hui, l'état de la science. Cherchons maintenant à substituer aux conceptions plus ou moins
heureuses de l'esprit un système qui ne s'appuie que sur des
faits démontrés exacts par des expériences ne donnant prise à
aucune objection.

§ 7. — Sources de l'électricité animale.

On peut établir comme loi générale que l'électricité existe
chez tous les êtres vivants depuis la plante jusqu'à l'homme.
Les expériences de Becquerel (2), Wartmann (3), Buff (4),

---

(1) S. A. Turck, *ouvr. cité*, p. 190.

(2) Becquerel. Sur les causes qui dégagent de l'électricité dans les végétaux
et sur les courants végéto-terrestres. — *Ann. de chim. et de phys.* (nouvelle
série), t. XXXI, p. 40. Paris, 1851. Mémoire lu à l'Académie des sciences, le
4 novembre 1850.

(3) E. Wartmann. Électricité végétale. — *Biblioth. univers. de Genève;
Archiv. des sciences physiques*, t. XV, p. 301; 1850.

(4) Buff. Sur les courants électriques produits par les végétaux vivants.

ont démontré que la séve ascendante et la séve descendante, dans leur contact, dégagent de l'électricité et que le courant s'établit de l'intérieur de la plante à la périphérie.

Nous avons prouvé, sans discussion possible, que le sang rouge et le sang noir, dans leur contact, sont aussi une source permanente d'électricité ; il faut y ajouter les actions chimiques qui donnent inévitablement naissance à des actions électriques : en effet, un des axiomes de la science énonce que : *Lorsque les corps se combinent chimiquement ou qu'ils se décomposent, il y a production des deux électricités.* Or, le corps des animaux est un laboratoire dans lequel se produisent sans interruption les combinaisons les plus variées ; toutes les fonctions de l'organisme sont le résultat de compositions et de décompositions incessantes ; la respiration, la circulation, la digestion, la nutrition, la calorification, etc., sont des causes perpétuelles d'actions chimiques ; aucune de ces fonctions ne peut être interrompue, pendant un temps prolongé sans compromettre, la vie.

A ces sources internes d'électricité il faut encore joindre toutes les causes externes qui agissent régulièrement ou accidentellement sur notre corps ; l'application sur la peau de substances stimulantes, solides ou liquides, l'introduction dans nos organes des boissons et des aliments, de l'air dans les poumons, le mouvement, la contraction musculaire, le simple frottement par une main étrangère ; toutes ces causes sont productrices d'électricité.

Il faut donc admettre que l'électricité se produit et existe à la superficie comme dans la profondeur de nos organes. L'électricité dynamique, formée dans ces circonstances, est évidemment le résultat d'actions chimiques ou d'actes physiques ; elle pénètre toutes les parties de notre corps sans que nous ayons conscience de sa formation ni de son existence.

— *Ann. de chimie et de phys.*, t. XLI, p. 198. Paris, 1854. Texte original dans *Annalen der Chemie und Pharmacie*, t. LXXXIX, p. 76.

Mais, objectera-t-on, comment admettre ces courants électriques dans le corps des animaux, puisqu'il est démontré que
les éléments d'une pile restent inactifs aussi longtemps que
le circuit n'est pas fermé? Y a-t-il donc dans le corps des
animaux des conducteurs qui ferment le circuit?

Ces conducteurs existent; ils sont de deux ordres : les filets
liquides et les nerfs.

Déjà nous avons fait remarquer, en traitant des réactions
réciproques de la terre sur l'eau des lacs oudes rivières, que
le circuit était fermé par les filets liquides ; mais la démonstration est rendue bien plus saisissante par l'ingénieuse expérience d'A. de la Rive (voir page 217). Ici la pile, formée
par une surface zinc et une surface cuivre en contact, est entourée de liquides différents, enfermés dans des tubes de
verre dont la réunion offre la figure d'un parallélogramme.
L'électricité produite par la pile n'a pas d'autres conducteurs
que les liquides, ce qui suffit pour qu'elle se développe et se
répande dans tout l'appareil : une aiguille aimantée, convenablement suspendue au-dessus de lui, le constate parfaitement par les déviations qu'elle éprouve.

Or, notre organisme pouvant être considéré comme un
conducteur liquide, puisque, sur 100 parties, il n'en contient
que 25 de matières solides, l'électricité produite par le sang
et les actions chimiques pénètre partout, se répandant uniformément dans les tissus, excepté dans les parties solides,
telles que les os, qui offrent une résistance notable au passage :
on sait en outre que l'électricité dynamique ne se porte pas à
la surface des corps comme le fait l'électricité statique. Que
deviennent ces courants une fois formés? Comment se com-
portent-ils entre eux ? Marianini a répondu à cette question en démontrant que plusieurs courants de même nature
peuvent parcourir une masse liquide conductrice, se croiser
à angle droit sans modifier l'intensité de chacun d'eux et sans
cesser de suivre, chacun séparément, la direction qui lui est

imprimée : quant au terme de leur course, il est fixé par la rencontre de courants d'électricité contraire.

Je nomme *petits courants* ces mouvements d'électricité produits par les phénomènes de composition et de décomposition qui s'opèrent sans cesse dans nos organes ; et, par opposition, j'appelle *grands courants* ceux qui ont les nerfs pour conducteurs ; nous en parlerons bientôt.

Les petits courants s'éteignent en quelque sorte sur place ; ils aboutissent promptement à des membranes celluleuses ou à des organes parenchymateux ; et ils concourent activement à la formation des sécrétions ou au dépôt des molécules solides contenues dans les liquides. C'est sous l'influence continue des petits courants électriques que les liquides animaux sont *électrolysés*, c'est-à-dire décomposés ; cependant, en raison de la conductibilité physique des liquides, fait parfaitement démontré, l'électricité se propage de molécule en molécule en les polarisant et sans opérer de décomposition, conformément à la théorie de Grotthuss, si ce n'est aux extrémités du courant où se produisent, selon la nature des tissus, des sécrétions acides ou alcalines ; phénomènes parfaitement constatés par les expériences de Matteucci, et dont l'explication est encore appuyée par le caractère des sécrétions dans le corps des animaux ; en effet on y trouve partout des liquides acides ou alcalins : les lamelles du tissu cellulaire, les cavités des membranes séreuses, les gaînes des tendons, les synoviales articulaires, les glandes salivaires, le foie, etc., produisent des liquides alcalins ; les reins, la peau, la membrane muqueuse de l'estomac fournissent, au contraire, des liquides acides.

C'est ainsi, comme nous l'avons déjà dit, que le corps des animaux constitue un laboratoire dans lequel s'opèrent sans cesse les combinaisons chimiques les plus variées.

Nous avons vu, il est vrai, qu'en mettant en rapport la salive avec l'urine ou la sueur, nous obtenons des courants bien caractérisés ; mais ici, c'est notre procédé expérimental qui crée ce courant; nos conducteurs métalliques s'emparent de l'électricité produite et lui font parcourir le circuit qu'ils contribuent à former et que complètent les filets liquides intérieurs : la réaction directe de l'urine sur la salive n'est donc qu'un fait accidentel et qui n'existe pas dans les conditions normales.

Mais, dans toute action chimique, génératrice d'un courant, les liquides se modifient graduellement, la pile s'éteindrait bientôt, si des matériaux nouveaux ne venaient remplacer les matériaux épuisés.

La circulation du sang pourvoit à ce danger; elle porte le sang partout, dans la trame la plus déliée de nos tissus ainsi que dans les parties les plus solides, dans les os eux-mêmes; la digestion fournit sans cesse des éléments réparateurs ; la respiration, en raison de l'oxygène contenu dans l'air, ravive le sang noir qui emporte les matériaux devenus stériles, et les différentes fonctions sécrétoires éliminent ce qui pourrait encore troubler la composition normale du fluide sanguin. Ce mouvement entretient la pile en activité, et la vie continue.

Mais si les matériaux viennent à diminuer, et finalement à manquer, la production de l'électricité faiblit, la pile s'éteint : tel est le secret de la vie matérielle.

Bien que ces phénomènes électriques soient incessants, ils se produisent avec une intensité inégale selon l'âge, la constitution, la nature de l'alimentation, la santé ou la maladie : des considérations physiologiques fort étendues et très-importantes pourraient découler de ce sujet, nous nous bornerons à en exposer quelques-unes après avoir parlé des fonctions propres au système nerveux.

Les animaux vertébrés possèdent un système nerveux compliqué; il se compose du cerveau renfermé dans la cavité du crâne, de la moelle épinière contenue dans le canal rachidien et des nerfs qui établissent la communication entre les organes internes et les agents excitateurs : les nerfs sont des conducteurs.

Ce qui prouve que ce rôle leur est dévolu, c'est qu'il suffit que les nerfs soient divisés en un point quelconque de leur trajet pour que la transmission des impressions soit suspendue. La transmission n'ayant point lieu, l'impression n'étant plus transportée au cerveau, la sensation est impossible, et la douleur n'existe pas.

Le cerveau n'étant plus excité ne réagit point, la volonté est nulle. Il peut cependant arriver que le cerveau perçoive les sensations, que la volonté se manifeste, mais qu'elle soit impuissante à déterminer le mouvement dans un membre; celui-ci ressent la douleur, mais il ne peut plus s'y soustraire.

Ce double phénomène, fréquemment remarqué, avait fait pressentir depuis longtemps aux physiologistes que les nerfs sont composés de deux éléments, l'un présidant à la sensibilité, l'autre au mouvement. Mais ce n'est que de nos jours, en 1811, que le physiologiste anglais, Charles Bell, a démontré, par des expériences directes, que les nerfs, à leur sortie de la moelle épinière, sont composés de deux racines, l'une postérieure, qui transmet les impressions; l'autre, antérieure, qui communique le mouvement aux muscles dans lesquels le nerf se répand.

Les nerfs, selon leur origine, remplissent donc une double fonction : celle qui constitue la sensibilité, et celle qui préside au mouvement. Ces deux actions ont fait admettre qu'il y a deux sortes de courants : l'un qui marche de la périphérie vers le centre, c'est *le courant centripète;* l'autre qui marche du centre à la périphérie, c'est *le courant centrifuge.* Quelques auteurs ont encore appelé le premier *courant direct,* et le second *courant inverse.*

Quel que soit le nom qu'on adopte, il reste démontré expérimentalement que le siége de la sensibilité ainsi que le point de départ des mouvements volontaires sont dans l'encéphale, et non dans la moelle épinière ou les nerfs. Toutefois, malgré ce fait incontestable, les phénomènes apparents exercent une influence si puissante sur notre intelligence, que nous sommes souvent entraînés à prendre l'effet pour la cause. En voyant la sensation, la douleur quelquefois, se produire au lieu même où l'acte physique ou chimique s'accomplit, on a admis sans hésitation que les nerfs sont sensibles par eux-mêmes. Répétons donc que les nerfs ne sont, dans l'état physiologique, que d'excellents conducteurs; leur pouvoir est si merveilleux qu'il surpasse de beaucoup la sensibilité de nos instruments les plus délicats; Matteucci l'a parfaitement démontré par l'expérience suivante:

Une grenouille, préparée selon la méthode galvanoscopique, mise en contact avec une bouteille de Leyde dépouillée, en apparence, de toute électricité par trois ou quatre décharges successives, ne fournissant plus d'étincelles, n'agissant pas sur un galvanoscope très-sensible; cette grenouille, disons-nous, éprouve cependant plusieurs fois de suite des contractions musculaires lorsque la bouteille touche les nerfs (1).

La structure intime des nerfs a été étudiée très-savamment par plusieurs anatomistes d'un grand mérite; ils ont découvert que les nerfs sont composés de plusieurs éléments que la dissection ou le microscope permettent de constater. Un nerf, pris dans son ensemble, est composé de plusieurs filaments accolés et fixés par du tissu cellulaire. Chacun de ces filaments, ramené à la dernière division, constitue ce qu'on nomme *tube nerveux primitif*. Ce tube est formé de trois parties : 1° une enveloppe celluleuse; 2° une substance grasse, demi-liquide, ou moelle nerveuse; 3° une fibre centrale, à laquelle on a donné le nom d'*axe central*. Cet axe constitue la partie essentielle du nerf; il est, selon toutes les probabilités, l'instrument de transmission des effets produits par les ébranlements de la matière.

La moelle nerveuse, matière grasse, et la membrane cellu-

(1) Ch. Matteucci, *Cours d'électro-physiologie*, p. 23, in-8. Paris, 1858.

leuse qui enveloppent l'axe central ne sont que des agents d'isolement; aussi les filets nerveux qui, à leur sortie de la moelle épinière, sont distincts et écartés les uns des autres, et constituent les nerfs du mouvement et de la sensibilité, peuvent-ils se réunir et ne former qu'un gros cordon, sans troubler leur fonction spéciale.

On donne le nom de *nerf mixte* à celui qui contient à la fois des fibres sensitives et des fibres motrices; disposition qui entraîne presque constamment l'abolition du mouvement et du sentiment, lorsque le cordon nerveux est blessé, ou lorsqu'une cause quelconque entrave l'impulsion centripète et centrifuge.

Jusqu'à ce moment nous n'avons eu en vue que les nerfs qui s'échappent du cerveau et de la moelle épinière et qu'on nomme pour ce motif nerfs *cérébro-spinaux;* mais il en existe d'autres qui n'ont pas la même origine, qui ne remplissent pas les mêmes fonctions et qui forment le système du *grand sympathique.* Il se compose de deux séries latérales de petits centres nerveux appelés ganglions, appliqués contre la colonne vertébrale. Chaque ganglion forme un petit système à part, s'unissant avec les ganglions supérieur et inférieur par des filets nerveux, recevant aussi des fibres sensitives et motrices provenant de la moelle épinière; d'un autre côté, il envoie des rameaux aux plexus, aux ganglions des viscères et aux membranes vasculaires, d'où il suit, comme l'a fort bien démontré Bourgery (1), que, outre les nerfs du système cérébro-spinal, la tunique externe des vaisseaux renferme des plexus émanés du grand sympathique, ce qui fait que, dans des proportions variées, l'alliance des deux systèmes nerveux dans la texture des parois vasculaires est générale pour tout l'organisme.

Le nerf grand sympathique n'est donc pas entièrement

(1) J. M. Bourgery, *Traité complet de l'anatomie de l'homme,* t. III, p. 6. Paris, 1844, in-f°.

isolé du système cérébro-spinal ; il lui est, au contraire, relié
par plusieurs filets de communication, notamment par ceux
qu'envoie au cerveau le ganglion cervical supérieur ; ainsi,
à l'aide de ces filets d'union, l'*unité* du système nerveux se
trouve constituée. Cependant faisons remarquer de suite que
les communications du grand sympathique avec le cerveau
étant peu nombreuses et très-faibles, ce n'est que dans des
circonstances exceptionnelles que ce dernier organe perçoit
les sensations déterminées dans les viscères.

Les physiologistes donnent souvent aux nerfs le nom de
nerfs conducteurs ou *cordons conducteurs*. Mais que con-
duisent-ils ? Les opinions sont très-controversées ; depuis les
expériences de Galvani, de Volta, d'Aldini, etc., un grand
nombre de physiciens et de médecins n'ont pas hésité à répondre qu'ils conduisent de l'électricité. On a objecté que les
nerfs sont de *mauvais conducteurs du fluide électrique.* « Les
nerfs, dit Béclard, ne conduisent pas mieux l'électricité
que de l'eau légèrement salée ; or, l'eau, ainsi qu'on le sait,
conduit des millions de fois moins bien que les métaux, à
égalité de section. Les nerfs ne conduisent pas mieux l'électricité que les autres parties animales, et il y a des parties
animales qui conduisent beaucoup mieux le courant que les
nerfs eux-mêmes : les muscles sont de ce nombre. Matteucci
estime que les muscles conduisent l'électricité quatre fois
mieux que les nerfs. Les nerfs conduisent l'électricité à peu
près comme les tendons, et sensiblement de même qu'un fil
de coton, ou de toute autre matière, imbibé d'eau salée (1). »

Ces faits sont exacts ; j'ai répété les expériences avec les
nerfs du cheval, et j'ai acquis la conviction qu'ils n'agissent
qu'à la manière des conducteurs liquides, c'est-à-dire que,
de même qu'une mèche de coton, d'un volume donné, dont
les deux extrémités plongent dans des liquides hétérogènes,
en augmentant d'épaisseur, accroît la puissance du courant,

(1) J. Béclard, *Traité élém. de physiologie*, 4ᵉ édit., p. 921. Paris, 1862.

les nerfs dont on forme des faisceaux de grosseurs diverses, produisent le même effet, ce que démontre la déviation de l'aiguille d'un galvanomètre.

Mais, en opérant ainsi, on commet une erreur dont je n'ai point tardé à m'apercevoir.

Nous avons fait remarquer que les filets nerveux primitifs sont composés d'une *enveloppe celluleuse*, d'une *matière grasse* et d'un *axe central*; cette matière grasse, isolante, sort de la gaîne celluleuse, en faisant un bourrelet arrondi, lorsqu'on coupe le nerf transversalement ou obliquement : l'axe central, recouvert par cette *moelle nerveuse*, n'est plus en contact direct avec les matières productives d'électricité, et aucun effet n'est produit.

Dans ces conditions, la conductibilité du cordon nerveux n'est plus que le résultat de la communication établie entre les extrémités du nerf par les cellules humides du tissu lamellaire qui unit tous les filets; c'est une action purement physique et qui, en effet, est tout à fait semblable à celle produite par la mèche de coton mouillée.

Ce n'est point ainsi que les choses se passent dans le corps humain; chaque filet nerveux s'épanouit à son extrémité centrifuge, en papilles coniques, débarrassées des matières isolantes et n'étant plus séparées des agents excitateurs que par l'épiderme de la membrane tégumentaire enveloppant notre corps ou l'épithélium qui recouvre les membranes muqueuses. Pour comprendre la valeur de cette disposition, il faut examiner avec soin les planches de Bourgery (1), représentant l'anatomie microscopique de la membrane tégumentaire et celle des papilles coniques de la langue de l'homme. Il faut encore étudier les habiles recherches faites en 1862, par Charles Rouget, professeur de physiologie à la Faculté de Médecine de Montpellier.

Rouget est parvenu à voir nettement la terminaison des

(1) *Traité complet de l'Anatomie de l'homme*, Paris, t. III et V.

nerfs dans des muscles très-minces et très-transparents des reptiles, ensuite dans les mammifères, et enfin dans l'homme. Les nerfs moteurs percent d'abord l'enveloppe de la fibre musculaire, puis se renflent en une sorte de disque qui s'étale sur la fibre elle-même.

L'auteur ajoute que ce disque rappelle celui qui termine les fils métalliques conducteurs de l'électricité qu'on applique sur la peau et que tout le mécanisme de la contraction musculaire se rattache étroitement aux phénomènes électriques (1).

L'épiderme est mauvais conducteur lorsqu'il est sec ou trop épais, aussi faut-il l'humecter, l'amincir, quelquefois même l'enlever, pour obtenir les effets qu'on veut produire. Les savants travaux faits par Matteucci, Longet du Bois-Reymond, etc., n'ont pu aboutir à la solution cherchée, parce qu'ils se plaçaient dans des conditions différentes de celles existant dans l'organisme.

Toutes ces recherches, physiques, anatomiques, physiologiques, doivent conduire à une explication simple et facile des phénomènes de la vie : hâtons-nous de dire que, par ces mots, nous n'entendons nullement *expliquer le principe vital*, secret de la Divinité que nous ne comprenons point et que nous ignorerons toujours. C'est en effet *ce souffle de vie*, dont parle la Genèse, qui imprime le mouvement à la matière, qui lui donne des formes déterminées, qui la soumet à des lois dont elle ne peut s'écarter, qui règle le mécanisme de la machine, qui donne à chaque molécule son activité, à chaque organe sa fonction.

Qui pourra nous dire pourquoi l'œuf non fécondé reste inerte ? pourquoi les Zoospermes qui vivent et s'agitent ne se développent pas ; pourquoi le tissu osseux s'empare des sels calcaires, les muscles de la fibrine ; pourquoi chaque tissu, chaque organe choisit les éléments qui lui conviennent et

(1) *Compte rendu hebdomadaire des séances de l'Académie des sciences,* 29 septembre 1862.

que le sang leur apporte, pourquoi, dans l'état physiologique, cette élection se fait sans trouble, sans confusion ? Ce *Pourquoi* de tant de choses merveilleuses, nous l'ignorons : toute notre science consiste à comprendre les conditions dans lesquelles les phénomènes se produisent, mais la cause première nous échappe.

Bornons-nous donc à étudier le fonctionnement de la machine vivante, à chercher à comprendre l'enchaînement des faits, et, si nous y parvenons, nous verrons les lois les plus simples en apparence produire des effets variés et surprenants.

Dans cette étude, ainsi que dans toute science, il faut distinguer les faits primordiaux des phénomènes secondaires qui en sont les conséquences ; lorsque les uns et les autres seront bien compris, le médecin, ainsi que le fait un mécanicien habile, pourra régler la machine vivante, l'entretenir en bon état ou la réparer utilement et en temps opportun.

Il faut l'avouer, la confusion existe encore dans les idées médicales ; point de principe incontesté, point de loi invariable, point d'unité dans la doctrine ; les systèmes les plus opposés se heurtent ; dès que l'un succombe sous le poids des erreurs, un autre le remplace sans y substituer une vérité nouvelle.

Et cependant la médecine, qui ne doit être qu'une science d'applications, qui n'a de raison d'être que parce que le sujet de ses études et de ses recherches est subordonné aux lois générales de l'univers ; la médecine, par une tendance malheureuse de l'esprit de l'homme, prétend se soustraire aux principes des autres sciences physiques auxquelles elle emprunte sa valeur et sa puissance ; agissant sur un être vivant, elle oublie qu'il est d'abord soumis aux lois de la matière.

Il est temps d'abandonner cette voie qui, malgré des travaux remarquables, n'a conduit qu'à l'empirisme ; il faut revenir à la logique cartésienne, savoir, un instant, tout oublier pour apprendre de nouveau, et n'accepter pour vrais que les faits rigoureusement démontrés.

§ 8. — De la santé et de la maladie.

La santé est facile à définir : c'est le fonctionnement régulier des organes ; c'est la relation normale des agents extérieurs avec les besoins de l'organisme ; tout ce qui la trouble prépare ou développe la maladie.

Lorsque l'impulsion vitale est donnée à la matière, les fonctions commencent ; les molécules se meuvent, s'attirent, les phénomènes électriques se produisent. Lorsque les éléments de l'être vivant sortent de l'état confus, le premier organe qui apparaît, c'est le cœur, le *punctum saliens* de Harvey ; dès lors la circulation sanguine a commencé, elle continuera jusqu'au terme extrême de la vie.

L'acte de la circulation détermine la production d'électricité, la production d'électricité nécessite une consommation ; une loi physique porte que, dans une pile, les effets produits sont en raison directe des matériaux consommés.

La circulation est très-active dans l'enfance et la première jeunesse ; comme conséquences, l'appétit est vif, l'assimilation prompte, énergique, l'accroissement rapide ; c'est l'âge du mouvement, de la pétulance.

Dans l'âge mûr, les organes ont atteint leur développement, les fonctions s'harmonisent, l'équilibre s'établit entre l'alimentation et la consommation, c'est l'âge de la force, de la résistance, de l'énergie vitale.

Lorsque les années s'accumulent, que la vieillesse arrive, l'alimentation se fait mal, les forces diminuent, les matériaux manquent à la pile, elle s'éteint, c'est la mort sénile.

Ainsi tous les phénomènes de nutrition, de sécrétion, de calorification, toutes les fonctions de la vie organique sont nécessairement, inévitablement sous la dépendance de l'électricité; cette force n'est pas le principe de la vie, elle n'est que l'instrument du mouvement; or, pour nous qui ne connaissons que les causes secondaires, *le mouvement, c'est la vie.*

Les fonctions de la vie de relation sont également dépendantes de l'électricité : entravez l'action d'un nerf, il ne transmet plus l'impression produite par le contact d'un agent excitateur, contact qui est producteur d'électricité; et comme les nerfs sont, de tous les instruments connus les plus impressionnables, ce que l'expérience démontre, l'ébranlement nerveux excite l'attention du cerveau, d'où suivent le jugement et la volonté; fonctions qui s'exécutent régulièrement et avec activité aussi longtemps que les organes sont sains et qu'aucune cause ne met obstacle à la transmission du fluide électrique.

Examinons maintenant quel est l'ordre de distribution de l'électricité dans nos tissus et nos organes. Pour l'exposer et le comprendre, il faut se rappeler la *loi de propagation* de l'électricité dans les corps et la texture anatomique des parties.

La découverte de l'électricité du sang nous a fait connaître qu'il existe en nous-mêmes des actions chimiques, sans cesse agissantes, qui produisent l'électricité et la répandent partout; aucune molécule n'échappe à son influence; si le fait contraire venait à se produire, cette molécule deviendrait inerte, elle échapperait au mouvement général, elle serait morte.

La loi de propagation de l'électricité nous a prouvé que ce fluide se répand partout, instantanément; que les courants d'électricité semblable peuvent marcher parallèlement, se croiser sans se nuire et sans exercer aucune influence réciproque; ce n'est qu'à l'extrémité de leur course qu'ils produisent des décompositions. Or, le sang existant partout, il y a partout de l'électricité, et les organes qui présentent une surface libre à laquelle aboutissent des courants sont le siége de sécrétions qui varient selon la nature des tissus.

D'un autre côté, la science enseigne que l'électricité se comporte comme si elle était composée de deux fluides pouvant se séparer et qui tendent sans cesse à se réunir. Cette loi s'exerce nécessairement dans notre corps, aussi les électricités de nom contraire se réunissent immédiatement, et l'électricité libre n'existe pas. On connaît cependant des exemples contraires, on les trouve chez certains animaux doués d'organes spéciaux qui conservent l'électricité à l'état statique; quelquefois, mais accidentellement, on observe ce phénomène chez l'homme, ou pour être plus exact, chez la femme.

Voilà donc une électricité diffuse, répandue dans les parties du corps, créée et mourant pour ainsi dire sur place, qui préside à tous les actes moléculaires, et dont la production est plus ou moins énergique selon l'âge et la constitution.

Mais il existe chez les animaux vertébrés un système d'organes spécialement destinés à la transmission de l'électricité. Ce système se compose de trois parties distinctes : 1° le cerveau et la moelle épinière; 2° les nerfs de la vie de relation; 3° les nerfs de la vie organique.

Le cerveau est le principal centre d'action; il perçoit, juge, ordonne; les organes soumis à sa volonté obéissent.

Les nerfs de la vie de relation sont des conducteurs de l'électricité; ils sont de deux ordres : l'un conduit l'électricité au cerveau; l'autre la porte du cerveau aux organes du mouvement; *leurs fonctions ne sont pas continues.*

Les nerfs de la vie organique constituent le *nerf grand sympathique;* ils sont aussi des conducteurs de l'électricité, mais *leurs fonctions sont continues;* ils n'ont que de faibles relations avec le cerveau et la moelle épinière, aussi n'est-ce que dans les circonstances exceptionnelles, surtout dans les cas de souffrance, que ce dernier organe est impressionné, alors se produisent le malaise, l'ennui, l'abattement, quelquefois la douleur.

Les nerfs de la vie organique aboutissent à de petits organes, nommés ganglions, qui sont de véritables petits cerveaux d'où partent les impulsions instinctives, la faim, la soif, le besoin d'air, etc.

Cet appareil nerveux agit sans cesse, mais avec une intensité d'action variable ; c'est sous sa dépendance que sont placées les grandes fonctions soustraites à la volonté, la circulation, la respiration, la digestion, les sécrétions, etc. : le cerveau exerce quelquefois sur lui une action reflexe, aussi voit-on les émotions vives accélérer la circulation, la respiration, troubler la digestion et les sécrétions.

Tous ces nerfs, avons-nous dit, sont des conducteurs de l'électricité ; ils s'emparent de l'excédant qui n'a point servi aux fonctions moléculaires et le transportent aux différents centres qui président, l'un à la vie de relation, l'autre à la vie organique.

Ainsi chaque organe a ses fonctions, mais tous les organes obéissent au même moteur. Ce moteur, je le répète encore, n'est pas le principe de la vie, il n'est qu'une force secondaire qui lui est soumise : c'est ainsi que, dans un vaste atelier, tout se meut sous l'impulsion de la vapeur, que chaque machine, selon sa construction, donne des produits divers, que les effets partiels concourent au résultat général, et que le génie humain, qui a organisé l'ensemble et les détails, semble s'effacer et disparaître dès que l'œuvre est achevée, quoique cependant il surveille sans cesse le fonctionnement, répare les désordres partiels et conserve l'existence de l'ensemble aussi longtemps que la nature des matériaux et l'activité du travail le permettent.

De la circulation nerveuse.

La circulation nerveuse s'opère par les nerfs, ils sont les

agents de transmission; l'électricité est le fluide en circulation : ce fluide est fourni par les actions chimiques. Les nerfs
sont de deux espèces ; les uns conduisent le fluide aux centres
nerveux, ce sont les nerfs centripètes ; les autres le transportent
à tous les organes du mouvement, ce sont les nerfs centrifuges.

Les courants nerveux ainsi produits, je les nomme *grands
courants* pour les distinguer des *petits courants* qui opèrent
la répartition diffuse de l'électricité dans tout l'organisme.

Toute la circulation nerveuse n'aboutit pas, comme la circulation sanguine, à un centre commun ; une partie du fluide
va directement au cerveau ; elle est destinée aux *actes de la
volonté;* l'autre se rend au *nerf grand sympathique*, elle est
employée aux *actes soustraits à la volonté*.

Il y a donc deux circulations nerveuses : la grande circulation et la petite circulation ; ces deux circulations sont indépendantes l'une de l'autre ; la première, celle qui est sous
la dépendance du cerveau, peut être suspendue ou détruite
dans une partie du corps sans que la seconde soit entravée ;
si c'est le nerf sensitif qui est détruit, la sensibilité est abolie;
si c'est le nerf du mouvement, la faculté motrice disparaît; si
tous deux sont compromis à la fois, il y a paralysie du *sentiment* et du *mouvement*. Toutefois, malgré cette indépendance
presque absolue, nous avons signalé l'existence de quelques
filets nerveux qui, du grand sympathique, se rendent au cerveau ; aussi cet organe éprouve-t-il, au moindre trouble organique, des impressions vagues, et, si le mal augmente, des
sensations douloureuses.

Le cerveau et les ganglions sont des centres d'impulsion,
ils ne laissent pas écouler immédiatement le fluide électrique
à mesure qu'il leur parvient ; la matière qui les compose conduit moins bien le fluide que le tissu musculaire et celui des
nerfs (1) ; il en résulte que le cerveau, par sa masse et sa con-

_____

(1) De la Rive, *ouvr. cité*, t. III, p. 41.

texture, fait un peu l'office de la bouteille de Leyde, et que, physiologiquement, il a toujours de l'électricité en réserve pour les besoins de la volonté. Il en est de même pour les ganglions du grand sympathique, mais ceux-ci étant dépourvus des organes spéciaux qui appartiennent à l'intelligence, ils n'obéissent qu'à des impulsions instinctives provoquées par les besoins ou la souffrance des organes.

Nous avons dit que la *grande circulation nerveuse* peut être ralentie et même momentanément suspendue ; c'est en effet ce qu'on remarque pendant le sommeil naturel et le sommeil provoqué par les anesthésiques ; dans le sommeil naturel, la sensibilité est obtuse ; dans le sommeil provoqué, elle est anéantie : ces phénomènes nous occuperont un peu plus loin.

La *petite circulation nerveuse,* celle qui s'opère à l'aide des filets nerveux du grand sympathique, n'est jamais interrompue ; elle continue dans le membre paralysé du sentiment et du mouvement, pendant la veille comme pendant le sommeil, toutefois, dans cette dernière circonstance, avec un peu de ralentissement.

Tous les phénomènes de la vie de relation et de la vie organique pourraient donner lieu à des développements fort étendus, mais que ne comporte pas la nature de ce travail, nous sommes donc amené à nous résumer en disant :

Tous les êtres de la nature, doués de la vie, doivent le mouvement et l'activité de leurs fonctions à l'électricité. Les plantes, n'ayant qu'une circulation et point de nerfs, sont privées de sensibilité et de mouvement volontaire : si la sensitive (*mimosa pudica*), l'attrape-mouche (*Dionea muscipula*), semblent faire exception, cela tient à des conditions spéciales d'organisation et non à la présence de filets nerveux. Chez les animaux inférieurs, les zoophytes, les mollusques (*holothuries, nautiles, poulpes,* etc.), il n'y a point de cerveau ; ils ont une circulation, des ganglions et des nerfs ana-

logues à ceux du grand sympathique ; ils n'ont qu'une vie
organique qui se révèle par des mouvements partiels, instinc-
tifs et relatifs à leurs besoins. Les animaux supérieurs, les
vertébrés, possèdent un cerveau, un nerf sympathique, une
circulation sanguine, des tissus de structure compliquée ;
aussi peuvent-ils sentir, juger, se mouvoir volontairement,
ils possèdent tous les attributs de la vie moléculaire, de la vie
organique et de la vie de relation.

De la maladie.

Nous avons admis jusqu'à ce moment que la production
de l'électricité est régulière, qu'elle est suffisante pour stimuler, au degré convenable, la molécule organique et les centres
nerveux de la grande et de la petite circulation ; cet état constitue la *santé ;* elle se maintiendra aussi longtemps que les
fonctions ne seront pas troublées.

Mais si, sous l'influence d'une mauvaise alimentation,
d'habitations insalubres, d'un exercice insuffisant ou trop
prolongé, d'excès en tout genre, l'organisme éprouve une
perturbation, on voit apparaître alors des accidents aigus ou
chroniques.

Les accidents aigus, quelle que soit la cause qui les provoque, déterminent l'accélération des mouvements du cœur
et des organes de la respiration ; de là, circulation plus rapide,
oxygénation plus active du sang, augmentation de la chaleur,
production trop vive d'électricité, troubles nerveux, délire.

Si la cause du mal ne peut pas être détruite immédiatement, combattez les phénomènes qui dominent ; cela suffira
souvent pour ramener le calme.

Quand, au contraire, la maladie vient lentement, que les
réactions moléculaires sont faibles, la stimulation insuffisante,
les fonctions de l'organisme sont languissantes, *la maladie
est imminente.*

Lorsque cette situation continue et s'aggrave, l'affaiblisse-

ment devient profond, la cachexie est générale et souvent irrémédiable.

Si le trouble se localise, les matériaux qui fournissent l'é-
lectricité étant de mauvaise nature, les petits courants sont
faibles, insuffisants, ils déterminent des sécrétions anormales; des cellules morbides se forment, des molécules hétérogènes se déposent, des tumeurs surviennent, elles acquièrent quelquefois un volume considérable avant que le malade
n'ait consciencede leur existence, à moins qu'elles ne subissent un mouvement inflammatoire.

Nous nous bornerons à cet aperçu incomplet, n'ayant
point la prétention d'improviser une *nosogénie* nouvelle qui
ne serait point justifiée par des démonstrations suffisantes; nous
rappellerons seulement que l'expérience a enseigné depuis
longtemps que lorsqu'on veut relever une constitution lan-
guissante, affaiblie par l'une des causes signalées, on la *stimule*, c'est-à-dire qu'on provoque sans le savoir une production plus active d'électricité; c'est ainsi qu'agissent les
excitants divers lorsqu'ils sont en contact avec nos organes,
fait démontré par nos expériences.

Sans nous préoccuper des aliments, des boissons ni des
médicaments, indiquons seulement, pour rentrer dans notre
sujet, les effets d'une eau minérale prise à la source. Cette
eau est stimulante, nous mettrons bientôt ce fait hors de
doute; elle agit sur nos organes, soit qu'on la prenne en boissons ou qu'on l'applique sur la peau en l'employant en bains.
Cette eau stimule tous nos organes, elle agit sur chacune des
molécules ; de là *excitation* générale, *agitation* et quelquefois *fièvre* lorsque l'action électrique est trop forte.

La vitalité des organes se ranime, les sécrétions, la nutrition reviennent à l'état normal, l'absorption augmente, les
tumeurs disparaissent, la santé se rétablit.

Ainsi s'expliquent tous les phénomènes mystérieux des eaux
minérales, la lumière se fait, et le *Quid divinum* disparaît !

Substituons maintenant à l'eau minérale des stimulants d'une autre nature, le vin, l'alcool ou toute autre boisson analogue, on observera également, en premier lieu, la stimulation générale, mais après la stimulation viendront l'ivresse, l'affaiblissement des forces, enfin l'anesthésie complète, c'est-à-dire la perte du sentiment et du mouvement. Ce double effet tient à deux actions opposées : dans le premier cas la stimulation provoquant le développement de l'électricité, il y a excitation générale; dans le second cas, l'affaiblissement survient parce qu'il y a diminution d'électricité : ces phénomènes exigent des explications développées, elles serviront à faire comprendre le rôle de l'électricité animale dans plusieurs états maladifs, sur lesquels la science n'a point projeté la lumière jusqu'à ce jour.

On donne le nom d'anesthésiques (du mot α, privatif, et αἴσθησις, sensibilité) aux substances qui ont la propriété d'affaiblir ou d'éteindre momentanément la sensibilité générale ou locale. Aujourd'hui on place en première ligne le chloroforme, prenons-le pour exemple.

Supposons d'abord qu'une cause quelconque vienne à s'opposer à l'oxygénation du sang; les deux liquides sanguins, le sang rouge et le sang noir, prendront les mêmes caractères, tous deux seront noirs; or, la physique nous enseigne que deux liquides homogènes ne réagissent pas l'un sur l'autre, qu'ils ne produisent point d'électricité.

Lorsque nous faisons respirer du chloroforme, le premier effet produit est l'excitation nerveuse déterminée par le contact de l'agent excitant; bientôt les vapeurs du chloroforme pénètrent dans les poumons, elles y remplacent l'air qui devrait fournir au sang l'oxygène qui doit le revivifier; ce sang, resté noir, est lancé par les artères dans tous les organes, il y est en contact avec le sang veineux sur lequel il ne réagit qu'imparfaitement et bientôt plus du tout; l'électricité n'étant plus produite, le cerveau n'est plus stimulé, le sommeil survient, la sensibilité s'éteint partout; si l'expérience est prolongée trop longtemps, la mort en est la conséquence inévitable.

Lorsque l'anesthésie est complète, si on pratique une opération, on constate que les deux liquides sont noirs, si ce n'est dans les grosses artères; que peu de sang s'écoule, quelquefois point du tout, et que la coloration vive du sang artériel ne reparaît qu'après le rétablisssement libre de la respiration.

Ainsi plus d'électricité produite, plus de stimulation ; sommeil, insensibilité générale et finalement mort, si les causes du trouble persistent.

Des opérations innombrables à l'armée et dans les hôpitaux m'ont rendu témoin de ces faits; je dois ajouter que la suspension momentanée du sang occasionne des hémorrhagies consécutives qui surviennent une heure, et même deux heures après l'opération, lorsque la circulation et la respiration sont bien rétablies ; elles mettent quelquefois la vie des blessés en danger, ce dont les jeunes médecins doivent être bien prévenus.

Ce que nous venons de dire du chloroforme s'applique à l'éther, à l'amylène , à tous les anesthésiques : l'asphyxie produite par l'acide carbonique, par la submersion dans l'eau, par la strangulation, détermine la mort par les mêmes causes que le chloroforme, c'est-à-dire par l'abolition de l'électricité.

Les accidents produits par les alcooliques, lorsqu'on en fait abus, reconnaissent encore les mêmes causes ; cependant il y a quelques faits spéciaux qu'il faut signaler. La physique démontre que l'alcool est mauvais conducteur de l'électricité, plus il est pur, moins il la conduit. Or, les expériences directes, faites sur des animaux, démontrent que l'alcool ne produit d'abord qu'une faible excitation et que bientôt il engourdit le nerf, tandis que les alcalis appliqués sur le tissu

nerveux, donnent lieu souvent aux convulsions les plus violentes, ils agissent même avec plus d'intensité que le galvanisme d'une seule paire de plaques (1).

Les recherches récentes faites en commun par plusieurs
observateurs ont constaté que l'alcool s'accumule dans les
centres nerveux, que le foie en contient plus que le sang, et
celui-ci plus que la chair musculaire (2).

Ces observations suffiraient déjà pour expliquer en partie
l'engourdissement, l'affaiblissement des forces ; mais les vapeurs alcooliques qui s'échappent de l'estomac et pénètrent
dans les voies aériennes y contribuent beaucoup ; qui ne connaît l'haleine empestée des buveurs d'eau-de-vie ?

Ces causes réunies déterminent l'anesthésie lente mais
profonde ; le cerveau, principal centre nerveux, éprouve les
premiers effets, la langue s'embarrasse, les forces diminuent,
la marche et la station debout deviennent impossibles ;
le sommeil est irrésistible, l'insensibilité se produit, toutes
les fonctions se ralentissent, le corps se refroidit, la circulation s'arrête, la vie cesse.

Lors même que l'ivresse n'a pas été profonde, l'équilibre
ne se rétablit pas aussi vite qu'après l'emploi du chloroforme;
il reste de l'alcool dans les tissus ; il ne disparaîtra complétement qu'après plusieurs jours de calme ; aussi un ivrogne
d'habitude n'a-t-il besoin que d'un peu de liqueur pour re-
tomber dans une véritable ivresse.

Examinons aussi les effets produits par le froid ; les événements de la guerre d'Orient m'ont permis, malheureusement,
de les étudier sur une grande échelle. Les accidents sont encore dus à la diminution ou à la suppression de l'électricité.
Une expérience de M. Matteucci a fait connaître depuis long-

(1) Muller, *Manuel de physiologie*, trad. par Jourdan, 2ᵉ édition, 2 vol.
in-8. Paris, 1851. V. t. I, p. 571.

(2) Lallemand, Perrin et Duroy, *Du rôle de l'alcool et des anesthésiques
dans l'organisme*, 1 vol. in-8. Paris, 1860. V. surtout les p. 35, 310, 372,
394.

temps, que lorsqu'une grenouille préparée avait été entourée de glace pendant quelques minutes, elle ne donnait plus de contraction propre ni de déviations au galvanomètre ; mais qu'elle recommençait à en redonner, quand, après l'avoir retirée de la glace, on la mettait pendant quelques instants dans de l'eau à 15° ou 20°.

Les mêmes phénomènes se manifestent chez l'homme ; les parties refroidies ne donnant plus d'électricité, la sensibilité diminue, s'éteint sous l'influence des progrès du froid ; on a utilisé plusieurs fois cette action en refroidissant des tissus snr lesquels on devait pratiquer une opération.

Ici, comme dans toutes les circonstances où l'anesthésie est produite, c'est par les extrémités que l'insensibilité commence ; phénomène qui s'explique aisément, puisque c'est là que la circulation a le moins d'activité et d'énergie.

A mesure que le froid envahit les parties du corps, la production d'électricité diminue ; il arrive un moment où le cerveau n'est plus suffisamment stimulé pour réagir, le besoin de sommeil se fait sentir, il est bientôt irrésistible ; si le malheureux congelé y succombe, il est perdu ; car toute source d'électricité est anéantie, même celle produite par la contraction musculaire et le frottement des parties solides.

Des explications analogues, et d'une égale simplicité, peuvent nous rendre compte de la *syncope,* des *convulsions,* du *tétanos;* seulement, dans ces deux derniers cas, la mort ne survient pas par suppression de la production de l'électricité, mais par l'épuisement de l'électricité produite ; dans les convulsions, il y a des décharges instantanées qui agitent les muscles violemment ; dans le tétanos, l'écoulement électrique s'opère sans interruption par les nerfs moteurs ; les muscles éprouvent des contractions permanentes qui, soutirant l'électricité avec trop de promptitude, épuisent le malade avec une rapidité d'autant plus grande, qu'il ne peut pas réparer par l'alimentation les matériaux usés et devenus impuissants à produire de l'électricité nouvelle.

Ces faits pourraient donner lieu à des développements d'un haut intérêt, mais la nature de cet ouvrage, bien qu'il ait pour objet principal une partie des phénomènes de l'électricité animale, ne nous permet pas d'aborder des détails qui auraient un caractère scientifique trop aride.

Nous pourrions placer ici l'étude du mode d'action des poisons et nous verrions encore que l'excitation est le premier effet produit, et l'effet secondaire la suppression de la circulation nerveuse : ce double phénomène est facile à constater, il apparaît pour ainsi dire à tous les yeux, lorsqu'on applique un poison, surtout l'un des narcotiques, sur la torpille ; on voit qu'il détermine d'abord plusieurs décharges très-vives, puis l'engourdissement et la mort (1).

Malgré tout l'intérêt qui s'attache à ce sujet, et qui nous expliquerait enfin l'action de l'opium, nous ne pouvons que le signaler à l'attention des médecins.

§ 9. — Remarques additionnelles.

Ce n'est pas en s'appuyant sur les faits que nous avons exposés, puisqu'ils n'étaient pas connus, que les physiciens ont signalé l'existence des courants nerveux. Pour Matteucci, on doit comprendre sous le nom d'*électricité animale*, les phénomènes qui se produisent dans certains tissus de l'organisme, principalement dans les muscles, et qui présentent tous les caractères de l'électricité, telle qu'on l'obtient avec la pile ou avec la machine électrique (2). C'est ainsi que le célèbre professeur a formé des piles composées de morceaux de muscles coupés transversalement, par rapport à la direction des fibres, et disposés de façon que la surface divisée fût en rapport avec la partie intacte ; plusieurs

(1) De la Rive, *ouvr. cité*, t. III, p. 67.
(2) Ch. Matteucci, *Cours d'électro-physiologie*, p. 81, in-8, 1858.

morceaux étant ainsi placés dans le même ordre, c'est-à-dire
la partie intacte en rapport avec la surface divisée, on observe,
lorsque le circuit est fermé, qu'il s'établit un courant constamment dirigé de la surface du muscle à l'intérieur à travers
le fil du galvanomètre.

Le rôle des nerfs, dans la production de l'électricité animale, que M. Matteucci considérait d'abord comme très-important, lui avait semblé, plus tard, devoir se réduire à la
fonction de simples conducteurs qui participent à l'état électrique de la partie du muscle à laquelle ils sont fixés.

Mais du Bois-Reymond a réussi à démontrer au moyen
d'expériences à l'abri de toute objection, qu'il existe dans les
nerfs comme dans les muscles des animaux vivants ou récemment morts, des courants électriques parfaitement déterminés.

Ces phénomènes électriques sont les mêmes dans tous les
nerfs, quelle que soit leur nature, aussi bien dans les nerfs du
sentiment que dans les nerfs du mouvement. Lorsqu'on
opère une section transversale et qu'on met la tranche en
contact avec la surface longitudinale, on obtient aussitôt un
courant qui peut aller jusqu'à 25° ou 30°, mais qui ordinairement ne dépasse pas 15° ou 18°. Ce courant, de même que
celui des muscles, est dirigé de la surface à la section transversale.

Le nerf diffère du muscle, sous le rapport électrique, en ce
que, lorsqu'il est parcouru dans une portion de sa longueur
par un courant continu, il prend dans toute son étendue, un
état électrique particulier, auquel du Bois-Reymond a
donné le nom d'électro-tonique (1).

Si le courant de la pile a une direction semblable à celle
du courant nerveux naturel, on voit celui-ci augmenter d'in-

(1) Em. du Bois-Reymond, *Untersuchungen über thierische Electricität*,
2e vol. 1re partie, 7me chapitre, p. 289. Berlin, 1849, § 1er Elektrotonischen
zustande der Nerven.

tensité; il diminue au contraire, si la direction des deux courants est inverse. La circulation de ce courant étranger dans une partie de ce nerf détermine dans tout le nerf une altération particulière qui constitue, ainsi que nous venons de le dire, ce que du Bois-Reymond désigne sous le nom d'état électro-tonique. L'auteur distingue deux phases différentes dans cet état *électro-tonique* du nerf : celle pendant laquelle le courant nerveux éprouve une augmentation d'intensité et qu'il appelle *positive*, puis celle pendant laquelle il éprouve une diminution et qu'il appelle *négative*.

Toutes ces recherches ont nécessité des expériences très-délicates et fort difficiles qu'on ne peut bien comprendre qu'en les répétant ou en ayant sous les yeux les planches qui représentent les différentes phases des opérations ; nous sommes donc forcé de renvoyer aux ouvrages spéciaux, notamment à ceux de de la Rive et de du Bois-Reymond, pour compléter une étude dont nous n'avons fait que donner une esquisse fort imparfaite. Nous nous bornerons à ajouter que les courants observés dans les muscles et dans les nerfs nous paraissent tenir à des actions chimiques et non à une fonction vitale; et que, si ces courants persistent quelque temps encore après la mort, c'est que la vitalité moléculaire ne cesse pas en même temps que la vie générale.

§ 10. — De l'électricité statique.

Jusqu'à ce moment, nous n'avons étudié l'électricité animale que sous forme de courant, c'est-à-dire à l'*état dynamique*, mais elle existe aussi à l'*état statique*, condition exceptionnelle doit appeler notre attention pendant quelques instants.

Déjà depuis fort longtemps on sait qu'il existe dans la Méditerranée un poisson qui donne de fortes secousses nerveuses lorsqu'on le touche, ou seulement lorsqu'on l'approche s'il est dans l'eau ; ce poisson, c'est la *torpille* ou raie électrique ; il a été l'objet de nombreuses recherches faites

par les physiciens modernes. Ce poisson n'est pas le seul qui
jouisse de cette remarquable faculté ; on en connaît quatre
autres espèces, qui sont : le *gymnote*, le *silure*, le *tetraodon
electricum* et le *trichiurus electricus* : de ces cinq espèces,
deux seulement ont été étudiées avec soin par de Humboldt,
Becquerel, Schœnbein, J. Davy, de la Rive, mais surtout par Matteuccci qui a fait une foule d'expériences d'un
grand intérêt.

Les propriétés électriques dont jouissent les poissons dési-
gnés sont dues à l'existence d'un organe particulier, auquel
les physiologistes ont donné le nom d'*organe électrique* ; il
n'est pas le même chez tous les poissons ; il se compose chez
la *torpille* d'un grand nombre de prismes d'une forme hexa-
gonale, rangés parallèlement les uns à côté des autres comme
les alvéoles d'un rayon de miel, et dont l'une des extrémités
repose sur la peau de dessus, et l'autre sur la peau de dessous.
Mais, point essentiel, il faut ajouter quatre faisceaux nerveux
d'un gros volume, partant du quatrième lobe du cerveau,
et qui viennent se distribuer dans l'organe en ramifications
extrêmement nombreuses. Galvani et Spallanzani avaient
observé qu'en coupant les nerfs qui aboutissent à l'un des
organes, la décharge cesse du côté où est cet organe, tandis
qu'elle continue du côté opposé. Matteucci a reconnu
qu'il faut pour détruire entièrement la décharge, couper les
quatre nerfs ; il suffit même de les lier pour obtenir les mêmes résultats.

Selon les physiciens, surtout d'après Matteucci, chaque
prisme étant formé de cellules superposées, chacune d'elles
doit être considérée comme l'organe élémentaire ; leur réunion constitue le prisme qui forme une pile ayant à ses extrémités deux pôles de nature contraire, dont la charge est proportionnelle au nombre des organes élémentaires qui constituent le prisme lui-même.

Nous inclinons à penser que le prisme ne constitue pas

une pile, mais bien une bouteille de Leyde; que ce n'est pas lui qui dégage l'électricité, qu'il ne fait que la recevoir des quatre nerfs qui la lui apportent toute formée par la circulation et les diverses fonctions du corps : ce qui appuie notre opinion, c'est que l'activité électrique de l'animal est proportionnelle au degré d'intensité de sa circulation et de sa respiration. Cette observation, faite d'abord sur la torpille, a été vérifiée encore sur le gymnote, ou anguille de Surinam. A. de la Rive (tome III, page 75) ajoute, en parlant de ce poisson, que non-seulement la fonction électrique est toujours, comme pour la torpille, proportionnelle à l'activité de la respiration et de la nutrition, mais aussi au degré de repos des muscles de l'animal. Ce fait semble donc indiquer que lorsque l'électricité, produite dans l'organisme, n'est point employée à déterminer les contractions musculaires, elle s'écoule par les nerfs qui la conduisent à l'appareil spécial, servant de réservoir et de condensateur.

Les autres animaux ne possèdent pas, comme les poissons électriques, un appareil pour conserver l'électricité à l'état statique, mais il en est plusieurs qui donnent des signes qui attestent qu'ils possèdent, dans des conditions restreintes et passagères, cette propriété remarquable.

On sait que les chats, surtout pendant l'hiver, quand l'atmosphère est sèche, laissent échapper, avec pétillement, des étincelles visibles dans l'obscurité, lorsqu'on frotte le dos à rebrousse-poil. Il existe, en ce moment, à Metz, un cheval, âgé de dix ans, robe alezan clair, qui présente le même phénomène. Si on lui frotte le dos, par un temps sec, des étincelles s'échappent avec bruit ; si on se sert d'une flanelle pour le bouchonner, toutes les parties frottées deviennent lumineuses, celles surtout qui avoisinent la colonne vertébrale; les étincelles sont si multipliées et la lumière si apparente, qu'on croirait que le dos est phosphorescent. Ces phénomènes disparaissent dès que l'air devient humide.

Il n'est pas rare d'observer des faits semblables chez les femmes nerveuses ; je connais plusieurs dames dont les cheveux font entendre un pétillement lorsqu'on les peigne : chez l'une d'elles, les étincelles étaient visibles pendant l'obscurité ; cet état a duré pendant trois ans.

Je vois fréquemment, en ce moment, une dame âgée de quarante-cinq ans, qui éprouve un malaise fort grand lorsque la température est sèche, qui ne peut point marcher sans ressentir de la surexcitation, et qui ne se décide à aller se promener que lorsqu'il pleut ; c'est pour elle un jour de calme et de bien-être. Le mari d'une dame qui m'honore de sa bienveillance, et à laquelle je rends la plus respectueuse affection, m'a plusieurs fois raconté que, lorsque sa femme enlève le linge immédiatement appliqué sur son corps, on entend un pétillement produit par de nombreuses étincelles électriques.

Mais de tous les faits, les plus extraordinaires sont rapportés par du Bois-Reymond (1). Il cite d'abord J. D. Cassini qui, après un voyage fait en Italie, en 1775, publia un mémoire qui contient l'observation suivante : « Un seigneur russe, dit-il, dont le nom et la réputation ont été répandus en Europe, et que je rencontrai à Florence, m'assura que, dans deux différentes années de sa vie, il avait été doué, si j'ose m'exprimer ainsi, d'une vertu électrique semblable à celle de la torpille. Quiconque le touchait en quelque partie du corps que ce fût, éprouvait une commotion sensible (2). »

Le cas le plus intéressant est celui d'une dame électrique qui habitait Orford (Granton-County, New-Hampshire) dans les États-Unis. Voici quelques détails.

Le 25 janvier 1837, une aurore boréale venait de paraître, lorsque cette dame, observant ce phénomène avec plusieurs

---

(1) Em. du Bois-Reymond, *Untersuchungen über thierische Electricität*, 1er vol., p. 19. Berlin, 1848.

(2) *Mémoires de l'Académie royale des sciences*, in-4, année 1777, p. 578.

personnes de sa société, remarqua en caressant la joue de son frère que, de chaque extrémité de ses doigts, s'échappaient des étincelles électriques. Les personnes présentes doutèrent d'abord du fait, mais elles furent bientôt convaincues de son exactitude par les étincelles qu'elles virent et dont elles éprouvèrent la secousse. Parmi les spectateurs, se trouvait le docteur Willard-Hosford, médecin digne de croyance, qui reçut sur le nez une forte étincelle partie de la jointure de l'un des doigts fermés : l'incrédulité qu'il avait d'abord exprimée dut céder devant l'évidence du fait.

Ce singulier pouvoir électrique alla croissant jusqu'à la fin du mois de février suivant, il commença alors à décroître et il disparut vers le milieu du mois de mai.

Cette dame, âgée de trente ans, était mariée depuis dix ans avec le colonel B..., elle n'avait pas d'enfants ; sa constitution était délicate, son tempérament nerveux ; sans être alitée, elle était souvent souffrante ; au moment de l'événement elle venait d'éprouver des douleurs névralgiques rhumatismales.

Aussi longtemps que dura son état électrique, elle éprouva une perturbation des facultés intellectuelles déterminée surtout par l'impression désagréable occasionnée par les étincelles qui sortaient de son corps et qui étaient provoquées par l'attouchement des aiguilles, des ciseaux ou autres objets dont elle voulait se servir. Les plus longues étincelles qu'elle ait fournies, et cela au moment de sa grande puissance, avaient un pouce et demi ; le bruit qu'elles faisaient était entendu dans toute la chambre.

Le docteur Willard-Hosford fit un grand nombre d'expériences variées, j'en supprime les détails, qu'on pourra d'ailleurs lire dans l'ouvrage cité du professeur du Bois-Reymond (1).

(1) La première relation de ce fait parut dans le journal de Silliman, *the American journal of Science and Arts*, vol. XXXIII. January, 1838, p. 394.

Les développements donnés à cette partie de notre travail
sont bien étendus, et cependant ils restent incomplets, car
il est une foule de faits que nous pourrions y ajouter;
toutefois de ce que nous avons exposé, nous pouvons conclure :

1° Que, dans le corps de l'homme et dans celui de tous les
êtres vivants, les plantes comprises, il y a production permanente d'électricité ;

2° Que, chez l'homme et chez les animaux vertébrés, la
circulation sanguine est la principale source de l'électricité ;

3° Que l'électricité se propage dans le corps des animaux
par les filets liquides et par les nerfs ;

4° Que l'électricité animale existe toujours à l'état dynamique, et qu'accidentellement elle peut être à l'état statique ;

5° Que l'électricité dynamique se présente dans deux conditions ; elle peut ne parcourir qu'un petit trajet, n'agir que
sur les molécules des tissus ou sur la surface libre des membranes et déterminer la sécrétion des fluides acides ou alcalins :
c'est ce qui constitue les *petits courants.*

Elle peut être recueillie par les nerfs qui président aux
fonctions de la vie organique ou de la vie de relation, alors
l'électricité parcourant de longs trajets forme les *grands
courants ;*

6° Que la production de l'électricité varie selon l'âge, le
tempérament, la santé, la maladie ;

7° Que l'électricité ne doit pas être confondue avec le *principe vital,* cause première du passage de l'état inerte de la
matière au mouvement, tandis que l'électricité, agent secondaire, n'est qu'une conséquence du mouvement de la matière.

Elle se trouve aussi dans *the American Journal of the medical Sciences,*
vol. XXI, n° XLII, February, 1838, p. 377, du docteur Mussey, professeur
d'anatomie et de physiologie au collége de Darmouth.

QUATRIÈME PARTIE

CHAPITRE Ier

---

§ 1. — Partie expérimentale.

Nous avons constaté que les médecins et les chimistes ignorent la cause qui donne aux eaux minérales leur activité et leur action curative : ces propriétés étant incontestables, nous avons fait des recherches pour en découvrir l'origine, et nous l'avons rapportée à l'électricité; il faut donc démontrer que les eaux sont susceptibles d'acquérir, sous l'influence de l'électricité, des modifications spéciales.

Il a déjà été prouvé par des expériences multipliées que, au moment où les eaux sortent des profondeurs de la terre, elles déterminent des réactions électriques plus vives que lorsqu'elles sont au contact de l'air; qu'elles perdent cette activité lorsqu'elles sont enfermées dans des vases, privées de mouvement ou qu'elles coulent librement à la surface du sol. Ces faits ne suffisent pas, il faut actuellement démontrer que c'est à l'électricité, et non à une autre cause, que l'eau doit les propriétés qu'elle acquiert.

Mais qu'entendons-nous par *électricité des eaux minérales?* Est-ce de l'électricité libre qu'on peut constater à l'aide des moyens connus en physique? Ou bien n'est-ce qu'un état spécial appartenant temporairement aux eaux minérales soumises à de longues et puissantes actions électriques ?

La science va répondre à ces deux importantes questions.

Il y a vingt-quatre ans, on ignorait que l'eau peut être électrisée par le frottement; le hasard fit faire cette découverte en 1840, par le mécanicien Patterson, employé à la houillère de Seghill, près de Newcastle. Ayant saisi d'une main le levier de la soupape d'une chaudière à vapeur, pendant que son autre main était plongée dans un jet de vapeur d'eau, il sentit des picotements assez vifs et même des secousses qui l'étonnèrent ; il remarqua en même temps que le levier donnait des étincelles électriques. Le physicien Armstrong, informé de ce fait, fit de nombreuses expériences sur les chaudières à vapeur, notamment sur celle d'une locomotive qu'il isola en faisant reposer les roues sur des socles en bois enduits de poix. Il trouva qu'en montant sur un tabouret isolant pour plonger dans le jet de vapeur une tige de fer tenue à la main, il pouvait, avec l'autre main, faire jaillir des étincelles des corps voisins communiquant avec le sol (1).

Faraday reprit ces expériences, il les poursuivit avec une grande sagacité, les varia sous toutes les formes, et parvint à faire construire une machine hydro-électrique d'une grande puissance (2).

M. Ruhmkorff a encore modifié cet appareil, il a donné à la chaudière 0^m,80 de longueur sur 0^m,40 de diamètre, la vapeur s'échappe par trois becs ; elle est assez forte pour donner un jet continu de grosses étincelles dont la longueur est d'environ 0^m,12 ; c'est aujourd'hui une des machines électriques les plus puissantes qu'on connaisse.

(1) Armstrong, Sur le développement de l'électricité dans le jet de vapeur d'une chaudière. Extr. du *Philosophical Magazine.* — *Annales de chimie et de phys.*, 3ᵉ série, t. VII, p. 40. Paris, 1843.

(2) Faraday, Sur l'électricité développée par le frottement de l'eau et de la vapeur contre d'autres corps. Extr. des *Philosophical Transactions. Annales de chimie et de phys.*, 3ᵉ série, t. X, p. 88; 1844.

Il est incontestable que c'est au frottement des particules d'eau que la vapeur entraîne contre les parois solides des conduits que l'électricité est due. « Seulement, dit A. de la Rive, il est nécessaire que l'eau soit pure; il suffit qu'elle renferme en dissolution une proportion d'un sel ou d'un acide qui la rende meilleure conductrice pour que tout effet électrique disparaisse. Ce résultat tient évidemment à ce que, lorsque l'eau devient meilleure conductrice, les deux électricités, dégagées lors de son frottement contre les corps solides, dont l'une reste dans ces corps, et l'autre passe dans l'eau elle-même, se recombinent immédiatement. Il suffit, pour constater ce fait important, de mettre dans le globe à vapeur un petit cristal tel que le sulfate de soude ou une petite goutte d'acide sulfurique, qui se mêlent à l'eau que la vapeur entraîne; il n'y a plus alors de dégagement d'électricité; et dès qu'après avoir enlevé ces substances on remet de l'eau distillée dans le globe à vapeur, le dégagement recommence (1). »

L'eau ne donne donc qu'exceptionnellement de l'*électricité libre*, il faut pour cela qu'elle soit *pure*, et dans ce cas, on sait encore qu'elle prend toujours l'*électricité positive*. Mais les eaux minérales ne sont pas dans ces conditions; elles s'électrisent sans doute par leur frottement contre les parois des roches qui leur servent de canaux conducteurs, mais l'électricité dégagée se recompose à l'instant, puisque ces eaux contiennent toujours des sels, et que d'ailleurs elles ne sont pas dans la position d'isolement nécessaire pour conserver de l'électricité libre.

Nous pouvons donc répondre à la première question : Non, les eaux minérales ne possèdent pas d'électricité libre.

Malgré les résultats obtenus par les savants physiciens que nous venons de citer, nous avons voulu tenter quelques expériences fort simples, mais habituellement suffisantes pour

---

(1) A. de la Rive, *Traité d'électricité*, etc., t. II, p. 565 et 566.

constater l'existence de l'électricité libre dans un corps. Nous
avons employé le pendule électrique, composé d'une balle de
moelle de sureau suspendue à un fil de soie fixé lui-même à
un pied isolant ; nous avons approché, le plus près possible,
la balle de sureau de l'eau sortant de la source la plus chaude
de Plombières; plus tard, nous avons renouvelé l'expérience
avec l'électroscope à feuilles d'or ; nous avons plongé dans
l'eau de la source un fil en platine qui se rattachait à la sphère
qui termine la tige métallique à laquelle sont attachées les
feuilles d'or, et, dans aucune expérience, ces corps n'ont
éprouvé un mouvement dû à l'électricité. Nous avons essayé encore le papier ozonométrique, préparé par Gentilhomme, de Plombières, et aucune réaction n'a été produite
sur l'iodure de potassium. Ce dernier résultat était d'ailleurs
facile à prévoir, puisque nous savons que les eaux minérales
contiennent peu ou point d'oxygène libre. Tout tend donc à
prouver que les eaux minérales, échappées de la source, ne
contiennent pas d'*électricité libre*.

Nous n'avons examiné jusqu'ici que le frottement, comme
cause pouvant déterminer le développement de l'électricité
dans l'eau, mais les *actions chimiques* peuvent aussi le produire. Il est parfaitement constaté aujourd'hui que, *quand
les corps se combinent chimiquement ou qu'ils se décomposent*, il y a production des *deux électricités*. Les fluides séparés tendent à se recombiner aussitôt, mais on peut, par divers moyens, en recueillir une partie sur deux conducteurs
différents : c'est ce que nous avons fait en cherchant à constater, dans nos nombreuses expériences, les manifestations
électriques des eaux au contact de la terre, des eaux entre elles, ou d'une eau minérale avec l'eau iodée.

L'idée de rechercher de l'électricité dans les actions chimiques est très-ancienne : on y fut amené naturellement en
remarquant que le frottement produit de la chaleur en même
temps que de l'électricité, et que les actions chimiques for-

ment la source de la chaleur la plus abondante. Laplace et Lavoisier, en 1781, tirèrent des étincelles d'un conducteur de Volta mis en communication avec un vase dans lequel ils faisaient agir de l'acide sulfurique mêlé d'eau, sur du fer ou de la craie.

Après l'invention de la pile, la découverte d'OErsted vint fournir aux expérimentateurs un nouvel instrument, au moyen duquel l'inventeur lui-même prouva qu'il se dégage de l'électricité dans l'action d'un acide sur un métal. Mais M. Becquerel est le premier physicien qui ait montré qu'en faisant réagir l'une sur l'autre deux dissolutions conductrices de l'électricité, et capables d'exercer mutuellement l'une sur l'autre une action chimique, quelque faible qu'elle soit, on obtient une manifestation électrique sous forme de courant. Depuis lors, de la Rive, Matteucci, Nobili, etc., ont rassemblé une masse de faits qui permettent aujourd'hui de considérer le phénomène comme constant et général.

Les *gaz* contenus dans les eaux minérales contribuent encore, mais faiblement, au dégagement de l'électricité ; les gaz, en effet, s'électrisent aussi par le frottement : une étoffe de soie vivement agitée dans l'air se charge d'électricité : il en est ainsi pour plusieurs autres corps, toutefois les résultats paraissaient inconstants et souvent contradictoires avant que Faraday n'eût reconnu qu'ils dépendent de l'état de l'air ; quand il est sec, il ne se produit pas d'électricité, mais quand il est humide ou mêlé de poussières diverses, il s'en dégage plus ou moins ; c'est surtout quand l'intérieur du récipient est humide, que l'électricité se dégage abondamment. Enfin il faut ajouter que tous les gaz, à l'état naissant, sont électrisés. Les gaz qui s'échappent des eaux sont donc dans les conditions les plus favorables pour fournir de l'électricité.

L'*élévation de température* des eaux minérales contribue puissamment encore à l'électrisation de ces liquides, soit que la température soit fournie par le foyer intérieur du globe, ou que les courants électriques des couches terrestres, signalés par Ampère, contribuent au développement de la chaleur. Ed. Becquerel a prouvé en effet que *les liquides s'échauffent par les courants, suivant les mêmes lois que les fils métalliques.*

Voilà donc un grand nombre de causes qui font que l'eau minérale qui s'échappe de la terre a été soumise pendant un temps très-long, dont la durée est inconnue, à une action électrique incessante, déterminée par le frottement du liquide, les actions chimiques, les gaz électrisés qui la traversent, les courants terrestres et l'élévation de la température. Cet ensemble de causes doit nécessairement agir sur l'état moléculaire du liquide, et en modifier, passagèrement au moins, les propriétés. En effet, l'expérience démontre que cette eau a acquis des propriétés actives qu'elle ne possédait pas auparavant et qu'elle perdra peu de temps après sa sortie de la terre ; changements qui constituent un véritable *état allotropique* (1), analogue à celui que subissent plusieurs autres corps, notamment le phosphore rouge et l'oxygène qui devient *ozone*.

§ 2. — Parcours souterrain des eaux.

Examinons rapidement les phénomènes qui s'accomplissent pendant le parcours de l'eau dans les profondeurs de la terre et lors de son retour à la surface du sol.

L'eau, à la surface de la terre, est à l'état de pureté presque complète ; telle est surtout l'eau de pluie. Lorsqu'elle va pénétrer dans l'intérieur du globe, elle contient de l'air emprunté à l'atmosphère, mais les deux gaz qui composent l'enveloppe terrestre s'y trouvent dissous dans des proportions

---

(1) On donne le nom d'*allotropie* à un état qui permet à divers corps d'acquérir de nouvelles propriétés chimiques et même physiques sans changer de composition.

inégales : l'air de l'eau contient, sur 100 parties en volume, 33 ou 31 d'oxygène et 67 ou 69 d'azote, tandis que l'air atmosphérique est composé de 21 d'oxygène et de 79 d'azote.

Dès que l'eau a dépassé les couches superficielles de la terre, elle acquiert de la chaleur, et comme la thermalité augmente d'un degré environ par 30 mètres de profondeur, excepté dans le cas où le calorique est fourni par le voisinage des volcans, on peut facilement calculer l'étendue de son parcours souterrain lorsqu'elle reparaît à la surface du sol en rapportant une température qui atteint quelquefois 800° et même 100° centigrades, comme l'eau des geysers d'Islande en fournit un exemple.

Par quel mécanisme ces eaux vont-elles revenir du sein de la terre à la surface ? Voici l'hypothèse formulée par Laplace :

« Si l'on conçoit que les eaux pluviales, en pénétrant dans l'intérieur d'un plateau élevé, rencontrent dans leur mouvement une cavité de 3,000 mètres de profondeur, elles la rempliront d'abord, ensuite elles acquerront à cette profondeur une chaleur de 100° au moins, et devenues par là plus légères, elles s'élèveront et seront remplacées par des eaux supérieures : en sorte qu'il s'établira deux courants d'eau, l'un montant, l'autre descendant, perpétuellement entretenus par la chaleur intérieure de la terre. Ces eaux, en sortant de la partie inférieure du plateau, auront évidemment une chaleur bien supérieure à celle de l'air au point de leur sortie (1). »

Que s'est-il passé dans ce parcours souterrain ? L'eau qui, primitivement, tenait en dissolution 33 ou 31 parties d'oxygène, ne rapporte plus que cinq, trois et même un seul volume de ce gaz, quelquefois point du tout : l'azote, au contraire, reste intact ou à peu près, il reparaît seul et s'échappe souvent sous forme de grosses bulles.

(1) *Annales de chimie et de physique*, année 1792, t. XIII, p. 412.

L'eau, en pénétrant dans la terre, rencontre des substances végétales qui, au contact de l'oxygène, éprouvent la combustion lente ; les métaux et les métalloïdes se combinent avec ce gaz qui les transforme en oxydes, puis en acides ; ces derniers, réagissant à leur tour, opèrent des combinaisons nouvelles ; les carbonates deviennent des sulfates, des silicates ; l'arsenic, le brome, le chlore, etc., s'unissent au fer, au sodium, au calcium, etc., et de ces réactions diverses naissent les sels variés que l'analyse chimique constate dans les eaux minérales.

Ce n'est pas tout encore ; les eaux minérales éprouvent immédiatement, à leur contact avec l'air, et même sous l'influence d'un léger affaiblissement de température, des modifications nouvelles qui entraînent des compositions et des décompositions chimiques : les carbonates de protoxyde de fer empruntent à l'atmosphère la quantité d'oxygène nécessaire pour arriver à l'état de saturation et le fer se précipite aussitôt. Toutes les eaux minérales, lorsqu'elles jaillissent du sol, sont limpides, incolores, souvent inodores, et cependant beaucoup, même celles qui sont peu chargées de principes fixes, forment des dépôts qui prennent des proportions si considérables qu'ils obstruent quelquefois les ouvertures naturelles des canaux souterrains (1).

Or, les travaux de Ed. Becquerel, de la Rive, Faraday, etc., ont parfaitement démontré que toute action chimique est une source d'électricité. L'eau minérale, sortant de

---

(1) A Carlsbad, les dépôts calcaires forment des voûtes qu'il faut percer pour donner issue à l'eau minérale ; sans ces ouvertures, *dites de précaution*, les gaz qui s'accumulent sous la voûte la font éclater violemment. — A Bourbonne, le produit des sources a diminué si notablement, qu'on a dû faire de nombreux forages artificiels ; à Haman-Meskoutin, en Algérie, l'eau s'échappe du sommet de cônes formés sur le sol par des dépôts calcaires ; — l'eau de Plombières elle-même, si pure en apparence, forme des dépôts de silicate de soude et des combinaisons métalliques diverses qui ont fini par obstruer les anciens tuyaux posés par les Romains, retrouvés par M. Jutier et dont il m'a montré de nombreux débris.

la terre, est donc un liquide dans lequel se passent de nombreuses actions chimiques, soit que les réactions moléculaires ne soient pas terminées lorsque l'eau arrive au contact de
l'air, soit que, par suite de ce contact, il se produise de nouvelles combinaisons qui, à leur tour, contribuent à la production d'effets électriques.

L'eau minérale, dans ces conditions, n'est point un liquide inerte, d'une composition nettement définie ; c'est un
foyer de combinaisons incessantes, d'actions et de réactions
chimiques ainsi que de manifestations électriques ; c'est un
liquide qui se meut, s'agite, se compose, se décompose, en
un mot, c'est un *liquide vivant*.

Il nous faut aller immédiatement au-devant des objections
qui pourraient être faites avec quelque apparence de fonde-
ment.

Comment se fait-il, pourrait-on dire, que les eaux minérales soient sans cesse parcourues par des courants électriques
et qu'elles ne contiennent point, ou presque point d'oxygène
libre ? Est-ce que les courants pourraient traverser l'électrolyte sans opérer de décomposition ?

Plusieurs physiciens ont traité cette question. Faraday a
toujours admis la *conductibilité physique* des liquides, et il
a démontré par des expériences que les courants peuvent toujours être suffisamment affaiblis pour traverser l'eau sans la
décomposer (1).

Les expériences de A. de la Rive, faites avec des courants
électro-magnétiques, ont prouvé qu'il suffit d'élargir les surfaces des électrodes pour affaiblir considérablement, ou
même rendre insensibles les effets de décomposition (2).

Matteucci a fait, avec des courants voltaïques, des ob-

---

(1) Mich. Faraday, *Experimental Researches in Electricity.* — *Philosophical
Transactions of the Royal Society of London*, part. I, p. 298.

(2) Aug. de la Rive, Recherches sur les propriétés des courants magnéto-
électriques. *Comptes rendus de l'Acad. des sciences*, t. IV, p. 835 ; 1837.

servations du même genre ; cet illustre savant arrive à conclure que, indépendamment de la *conductibilité électrolytique*, les liquides possèdent une *conductibilité physique
propre*, analogue à celle des métaux (1). Foucault (2) a également adopté la manière de voir de Faraday.

Enfin Masson a publié sur ce sujet une observation intéressante : en faisant passer, sans étincelle, le courant induit
de l'appareil de Ruhmkorff à travers de l'alcool absolu contenu dans un tube de verre, il a vu le liquide s'échauffer,
bouillir et se distiller entièrement sans aucune trace de décomposition. Il réussit également avec de l'alcool ordinaire. L'auteur termine ses réflexions en disant : « Je crois donc avoir
prouvé que, 1° les liquides composés peuvent conduire l'é-
lectricité sans se décomposer ; 2° que les liquides, mauvais
conducteurs, s'échauffent comme les solides en donnant passage à un courant électrique (3).

Les objections qui pourraient être présentées contre l'absence des effets électrolytiques des eaux minérales sont donc
réfutées par les expériences des physiciens les plus distingués.

§ 3. — **Activité des eaux minérales prises à la source, démontrée par des analogies et des expériences directes.**

Nous avons longuement démontré (deuxième partie ,
chap. II) que les eaux minérales, prises à la source, possèdent
des qualités qu'elles perdent par le repos ou peu de temps
après avoir été exposées à l'air. Nous avons attribué ce phénomène à l'influence prolongée de courants électriques dont

(1) Ch. Matteucci, Sur la propagation du courant électrique dans les
liquides. *Annales de chimie et de phys.*, 2e série, t. LXVI, p. 225 ; 1837.

(2) Léon Foucault, Sur la conductibilité propre des liquides. *Comptes
rendus de l'Académie des sciences*, t. XXXVII, p. 580. Paris, 1853.

(3) A. Masson, Études de photométrie électrique. V. le chapitre intitulé :
De la conductibilité électrique propre des liquides et des gaz, *Annales de
chimie et de phys.*, 3e série, t. LXV. p. 432. Paris, 1855.

nous avons signalé l'origine. Cette cause nous paraît exercer sur l'eau une modification allotropique qui lui donne momentanément des propriétés spéciales.

Cette explication théorique s'appuie sur des analogies et sur des expériences directes. Examinons d'abord les analogies.

Avant que Schœnbein n'eût démontré que l'oxygène de l'air atmosphérique peut être électrisé, on ignorait à quelle cause il faut rapporter l'origine de plusieurs phénomènes qui sont aujourd'hui parfaitement expliqués. Cet oxygène, sous l'influence de l'électricité, subit une modification allotropique qui le rend *actif*, et, dans cet état, il a reçu le nom d'*ozone* (1). Cette découverte a été longtemps contestée, mais il a bien fallu l'admettre lorsque Marignac (2), Fremy et Edm. Becquerel (3) en eurent constaté la réalité par des expériences inattaquables.

Or, l'oxygène étant l'un des deux éléments constitutifs de l'eau, il ne serait pas étonnant que ce gaz, même à l'état de combinaison avec l'hydrogène, éprouvât encore l'influence de l'électricité : en outre, l'hydrogène, bien qu'à un moindre degré, peut la subir également.

Rien ne s'opposerait d'ailleurs à admettre la décomposition électrique de l'eau ; les gaz produits ne resteraient pas longtemps à l'état libre ; l'oxygène et l'hydrogène naissants se recombineraient bientôt sous l'action des courants, pour reformer de l'eau ; ce qui échapperait à cette reconstitution servirait, pour l'oxygène, à former des oxydes, et l'hydrogène serait absorbé par les conferves et autres matières végétales qui se trouvent en quantité plus ou moins considérable dans

(1) Scoutetten, *l'Ozone*, ou Recherches chimiques, météorologiques, physiologiques et médicales, vol. in-12. Paris, 1856.

(2) Sur la production et la nature de l'ozone, *Comptes rendus de l'Académie des sciences*, vol. XX, p. 808 ; 1845.

(3) Recherches électro-chimiques sur les propriétés des corps électrisés, *Annales de chimie et de phys.*, 3e série, t. XXXV, p. 62 ; 1852.

les eaux minérales, et même ce gaz pourrait enlever une partie d'oxygène à des corps oxydés.

Les métaux eux-mêmes éprouvent, par le fait de l'électrisation, des modifications moléculaires fort remarquables. L'acier soumis à l'action d'un courant électrique, acquiert tout à coup des propriétés actives qu'il conserve pendant très-longtemps, il devient aimant. Le fer doux, au contraire, perd la propriété magnétique aussitôt que le courant électrique cesse.

Lorsque l'électricité circule dans les métaux, l'arrangement moléculaire peut encore se trouver modifié ; Peltier a annoncé que les fils métalliques deviennent cassants ; Wertheim a montré que le courant électrique produit une diminution momentanée du coefficient d'élasticité dans les fils métalliques qu'il parcourt, et cela a lieu par son action propre et indépendamment de la diminution qui provient de l'élévation de température (1).

Les faits ne manquent donc pas dans la science pour appuyer l'hypothèse d'une modification moléculaire éprouvée par les eaux minérales sous l'influence de l'électricité. Mais les analogies ne suffisent plus aujourd'hui, la science exige avec raison des preuves plus sévères : c'est donc encore l'expérience directe qui doit prononcer sur la question qui nous occupe.

L'abbé Nollet (2) paraît être le premier qui ait appliqué l'électricité à la médecine ; il commença par chercher les effets produits par cet agent sur les liquides ; il remarqua qu'il accélère leur évaporation, et qu'elle est d'autant plus forte que les vases sont plus larges et les liquides meilleurs conducteurs. Presque en même temps, Boze (3) observait que

(1) Becquerel père et Edm. Becquerel, *Résumé de l'histoire de l'électr. et du magnét.* in-8. Paris, 1858, p. 237.

(2) Nollet, *Leçons de physique expérimentale,* 6 vol. Paris, 1786. — V. le vol. VI, p. 446, et *Acad. des sciences,* année 1847, p. 234 et suiv.

(3) Boze, *De electricitate inflammante et bealificante,* 1744.

l'eau électrisée sort des tubes capillaires sous forme de filets,
au lieu d'en sortir goutte à goutte, ainsi que cela a lieu lorsqu'elle ne l'est pas. Cette dernière expérience est facile à vérifier en se servant d'un petit instrument nommé *entonnoir
électrique*, qui se trouve dans la plupart des cabinets de
physique, ce qui nous a permis de la répéter plusieurs
fois.

La première expérience, faite par Nollet, n'a rien qui
nous surprenne aujourd'hui, puisque nous savons que les
liquides s'échauffent, comme les solides, en donnant passage
à un courant électrique; la seconde nous offre un intérêt
plus direct, puisqu'elle prouve que l'électricité, agissant sur
les liquides, en modifie la marche à travers les tubes capillaires.

Voici une expérience plus récente, faite en Hollande et rapportée par le *Cosmos* (1) auquel nous empruntons textuelle-
ment le récit.

« Albert Fuchs a mis en évidence d'une manière frap-
pante l'effet de l'électricité sur de minces filets d'eau. Si l'on
fait passer un petit jet d'eau à travers une ouverture assez
étroite pour qu'une pression d'eau de $0^m,32$ ne fasse monter
le jet qu'à $0^m,72$, on le verra se partager en un grand nombre
de petites gouttes qui retomberont très-près de l'ouverture,
en décrivant des paraboles d'un tout petit paramètre. Si alors
on approche du jet divisé un corps électrisé, par exemple,
un tube de verre frotté avec de la soie, on verra, même à la
distance de quatre à cinq pas, toutes les gouttes s'arrêter, et
le jet en gerbe se transformer en une colonne complètement
continue, même au sommet, et semblable à un pistil de fleur
de lis. Si on place le corps électrisé très-près du jet d'eau, on
le verra se disperser en gouttes extrêmement fines. Un jet
d'eau convenablement disposé peut acquérir une sensibilité

électrique extraordinaire, plus grande même que celle d'un électromètre à feuilles d'or. En se plaçant à 0^m,30 ou 0^m,40 du jet, et en passant seulement la main dans ses cheveux pendant un temps très-court, Fuchs faisait changer son jet d'eau de l'état de gerbe à l'état de filet continu. »

Voici comment il explique ces faits entrevus, il y a vingt ans, par un mécanicien habile, Gustave Ludeman. « La dispersion en gerbe du filet primitif est un pur effet mécanique de l'adhésion de l'eau aux parois de l'ouverture ou de la bouche du tuyau, joint au mouvement plus libre des molécules d'eau placées dans l'axe du jet. Si l'on dresse le corps électrisé à une distance assez grande, les molécules séparées, isolées et à l'état neutre sont électrisées par influence ; et comme, en avant et en arrière du jet, elles tournent les unes vers les autres leurs côtés électrisés, en sens opposés, elles s'attirent et s'unissent en un faisceau unique. Si, au contraire, on rapproche beaucoup le corps électrisé, la masse entière de l'eau est fortement électrisée par influence d'une même sorte d'électricité ; les gouttes d'eau les plus petites se repoussent et toutes se séparent, partie sous l'action de la répulsion électrique, partie sous l'action d'une impulsion mécanique. »

L'électrisation de l'eau peut encore être faite d'une manière plus directe ; il suffit que ce liquide soit dans un vase en verre ou en porcelaine, puis soumis à l'action d'une machine à coussinets, pour que le phénomène se produise. Cette expérience est ancienne, elle a été faite par Musschenbroek et répétée par un grand nombre de physiciens ; elle est la véritable origine de l'instrument que nous nommons en France *bouteille de Leyde*. Voici le récit de l'auteur : « Si on électrise fortement un vase de verre, en partie rempli d'eau, et qu'on le surcharge tellement de matière électrique, que la quantité surabondante s'en échappe ; si alors quelqu'un est placé sur le plancher, et que cette personne saisisse d'une main le vase, elle tire de l'autre, avec le bout du doigt ou

avec un morceau de fer, une étincelle de la barre de fer ou du
fil de métal ; cette étincelle, qui sera d'un rouge couleur de
feu, sera très-violente ; elle excitera une commotion très-
forte dans la main, dans le bras, dans la poitrine, en un
mot, dans tout le corps de cette personne ; elle est quelquefois si terrible, qu'elle peut blesser celui qui la tire. »

Plus loin l'auteur ajoute : « On peut répéter sans aucun
danger ces sortes d'expériences avec des fioles, en s'y prenant de cette façon : Enveloppez une partie du ventre d'une
bouteille avec des feuilles d'étain, ou avec du papier doré,
qu'on appliquera contre la surface de la bouteille, en les liant
avec un fil de métal qui entourera plusieurs fois le ventre de
cette bouteille ; si l'extrémité de ce fil se termine en forme
de stylet, saisissez ce stylet d'une main, et de l'autre empoi-
gnez la fiole dans l'endroit où elle est revêtue, ainsi que le
fil de métal qui tient le vêtement ; approchez ensuite le stylet
dont nous venons de parler, du fil de fer qui plonge dans la
bouteille, et qui excède son col de quelques pouces ; vous
tirerez une forte étincelle de feu d'un rouge très-foncé, qui
craquera avec bruit, sans que vous en receviez aucune commotion (1). »

L'expérience peut être faite plus simplement ; il suffit de
prendre un vase en verre à large ouverture, bien sec intérieurement, d'y verser, à l'aide d'un entonnoir et avec précaution, de l'eau qui remplisse le vase aux deux tiers, on le
place près de la machine électrique, sur un morceau
de bois sec ou sur du verre de manière à ce qu'il soit
isolé, on introduit dans l'eau une chaîne métallique
ou simplement un fil de fer qui, l'un ou l'autre, communique avec la machine, au plateau de laquelle on fait
faire deux ou trois tours, et l'eau est suffisamment électrisée.

(1) Pierre van Musschenbroek, *Cours de physique expérimentale et mathématique*, trad. du latin par Sigaud de la Fond, t. I, in-4, p. 414 et 415.
Paris, 1769.

On peut alors prendre le vase en verre avec la main gauche, pour que le fluide électrique, refoulé à la circonférence, s'écoule, et si, dans le même moment, un des doigts de la main droite approche l'eau, on reçoit dans tout le corps une commotion vive.

Cette expérience a été rappelée, il y a peu de temps, par deux médecins qui se sont servis de ce fait pour combattre la théorie de la double décomposition du fluide électrique. «Que l'on prenne, disent-ils, une bouteille, qu'on la remplisse d'eau, qu'on introduise à travers le bouchon qui l'obture un gros fil de cuivre terminé en pointe, sans aucune autre sorte de précaution ; cette bouteille , toute vulgaire qu'elle est, mise par la pointe de sa partie métallique en face de la roue, se charge et se décharge comme la bouteille de Leyde la mieux conditionnée (1). »

Cette absence de précaution fait manquer l'expérience, car, si le col de la bouteille est mouillé, l'électricité s'échappe aussitôt.

Voici une autre expérience qui complète celles qui servent à démontrer la facilité avec laquelle l'eau s'électrise et conserve le fluide : empruntons à Becquerel le passage suivant, où les faits et la théorie sont exposés : « Grotthuss, qui s'était beaucoup occupé de recherches électro-chimiques, donna une théorie des décompositions opérées avec la pile, théorie qui est restée dans la science, et dont voici les bases : L'eau, ou une dissolution quelconque, soumise à l'action de la pile, est une véritable pile secondaire, en ce sens que tous les éléments se polarisent comme une bande de papier humide, communiquant par ses deux bouts avec les pôles d'une pile ; de même, l'eau pure contenue dans un tube recourbé et placée dans le circuit voltaïque *conserve*

(1) H. Favre et Ferran, Expériences de physique générale. — Brochure in-8, p. 14. Paris, 1863. Extrait de *la France médicale*, n°s 29 et 35. 1863.

pendant quelque temps la faculté de faire contracter la grenouille (1). »

J'ai dû, nécessairement, répéter cette expérience, en essayant de la modifier pour échapper à une objection qui peut être faite : on sait qu'un courant qui parcourt un liquide électrolytique y détermine une décomposition ; on doit donc admettre que l'oxygène et l'hydrogène de l'eau, en se séparant et en se dissolvant dans le liquide, lui donnent des propriétés plus excitantes qu'à l'état naturel. Afin d'éviter le contact direct des électrodes avec l'eau, je me suis servi de tubes en U qui plongeaient dans une portion isolée du liquide et qui seule subissait l'électrolysation. Une première expérience n'a pas réussi, il y avait beaucoup trop d'eau dans mon vase, les tubes en U étaient trop étroits et deux éléments d'une pile de Bunsen, bien que de grande dimension, étaient insuffisants pour vaincre la résistance au passage.

J'ai répété l'expérience en me plaçant dans d'autres conditions ; j'ai employé trois éléments de Bunsen, de larges tubes de communication et une petite quantité d'eau qui remplissait un verre à moitié ; la pile a fonctionné pendant sept heures, depuis onze heures du matin jusqu'à six heures du soir en la rechargeant par intervalles. Une grenouille galvanoscopique, placée sur une lame de verre, fut mise en contact avec l'eau, mais elle n'éprouva aucune contraction musculaire. Il en fut autrement en opérant comme Grotthuss l'avait fait, c'est-à-dire en plongeant les électrodes dans le liquide qu'on électrise. La décomposition électrolytique qui se produit alors constitue l'eau à l'état de pile secondaire, et le courant qui s'établit fait contracter la grenouille, mais très-faiblement, je n'ai constaté que des mouvements fibrillaires.

(1) Becquerel père et Edm. Becquerel, *Résumé de l'histoire de l'électricité,* in-8, p. 39. Paris, 1858.

Voulant comparer les effets produits sur la grenouille en employant l'eau électrisée par la machine à plateau, nous fîmes faire deux tours seulement à la roue en verre, et la grenouille éprouva de violentes contractions. Mais, pour que cette dernière expérience réussisse bien, il faut fermer le circuit, c'est-à-dire appliquer un doigt sur l'une des pattes de la grenouille pendant que l'autre main touche la paroi extérieure du vase en verre; en opérant ainsi, j'ai obtenu, au moment où la grenouille était en contact avec l'eau, des contractions vives plus d'une demi-heure après la mort de l'animal. Dans ces diverses expériences, il est évident que c'est l'électricité statique conservée par l'eau qui agit, et non l'eau elle-même.

Quoi qu'il en soit, les faits se réunissent pour démontrer que l'eau s'électrise facilement, que les molécules qui la constituent subissent des effets de polarisation qui, en se prolongeant, donnent au liquide des propriétés actives qu'il ne possède pas dans l'état habituel, et qu'il perd assez promptement après sa sortie de la terre : conditions qui sont précisément celles que présentent les eaux minérales.

§ 4. — Réélectrisation des eaux minérales transportées.

Il n'était pas sans intérêt de rechercher si on peut rendre aux eaux minérales transportées les propriétés qu'elles ont perdues; une observation semblait en indiquer la possibilité, elle est rapportée par Guersent dans les termes suivants :

« Quelques faits me portent à croire que certaines eaux thermales chaudes, transportées loin de la source, peuvent reprendre leurs propriétés primitives quand on les plonge dans une eau thermale échauffée par le calorique terrestre, au lieu de les réchauffer artificiellement au bain-marie, comme on le fait ordinairement. Un de mes clients, excellent observateur, et qui fait depuis plus de vingt ans un usage fréquent des eaux de Balaruc, pour combattre une paralysie du bras droit, et qui les a souvent prises, soit à la source, soit à Paris, avait remarqué, comme tous ceux qui font usage des eaux de Balaruc, qu'elles étaient beaucoup plus purgatives lorsqu'il les prenait à Balaruc même, que lorsqu'il les faisait venir à Paris. Étant allé recevoir des douches à Plombières, je lui conseillai de faire usage des eaux de Balaruc en boisson pendant qu'il se ferait doucher avec les eaux de Plombières. Il eut alors l'idée de faire chauffer les eaux de Balaruc, qu'il avait apportées de Paris, dans la source la plus chaude de Plombières, au lieu de les faire chauffer au bain-marie, comme à l'ordinaire, et il remarqua avec surprise que les eaux de Balaruc, chauffées de cette manière, le purgeaient tout aussi bien que quand il les avait prises à la source même. Il communiqua son observation à deux autres malades, qui firent également usage des eaux de Balaruc chauffées dans l'eau de Plombières, et qui en éprouvèrent les mêmes effets. Cette expérience ayant été répétée deux années de suite sur les mêmes malades, et avec le même succès, mérite de fixer l'attention par rapport aux avantages qu'on pourrait en retirer pour l'emploi de plusieurs espèces d'eaux minérales combinées entre elles ; et sous d'autres rapports, elle doit nous tenir en garde sur les conséquences qu'on peut tirer des expériences purement physiques faites sur la chaleur naturelle des eaux thermales ; car les effets physiologiques dont nous venons de parler sembleraient indiquer que l'action du calorique naturel et celle du calorique factice ne sont pas absolument les mêmes sur nos organes. Quoi qu'il en soit, c'est sans doute à la combinaison particulière du calorique et de l'électricité, et peut-être aussi à l'existence cachée de quelques principes que l'analyse chimique n'a pas encore pu saisir, que sont dues les différences remarquables entre les propriétés de telles ou telles sources qui offrent chimiquement les mêmes principes, et presque dans la même proportion (1). »

Venons maintenant aux expériences faites sur les eaux minérales transportées et qui, par cela même, avaient perdu leur activité première. Voici comment nous avons procédé :

Deux éléments de Bunsen formaient la pile ; les électrodes, en platine, plongeaient dans le compartiment contenant l'eau minérale ; le passage du courant était annoncé par le dégagement des gaz oxygène et hydrogène résultant de la décomposition du liquide.

La première expérience fut faite sur l'eau de Plombières, source de Bassompierre, en bouteille depuis six mois ; température du liquide, 16° centigrades, celle de l'atmosphère, 18° centigrades. Après dix minutes d'électrisation, le vase poreux, contenant l'eau iodée, est mis dans l'eau de Plombières : l'aiguille du galvanomètre est vivement chassée contre l'arrêt, elle y revient deux fois, puis elle oscille et descend lentement à 25° où elle se fixe.

La même eau, non électrisée, examinée quelques minutes auparavant, s'était fixée à 15° du cadran du galvanomètre.

Nous avons opéré de la même manière sur les eaux de Bourbonne, de Vichy, de Labassère, de Baréges, sur l'eau de la Moselle, etc., etc. ; et nous avons toujours constaté que la réaction produite par les eaux électrisées était sensiblement plus prononcée que celle donnée par les eaux non électrisées.

Mais ce procédé est évidemment vicieux ; les gaz fournis par la décomposition de l'eau y introduisent des éléments qui n'existaient pas précédemment, et dont la présence peut suffire pour déterminer une réaction électrique plus prononcée

(1) Guersent, Eaux minérales, art. du *Dictionnaire de médecine* en 30 vol., t. XI, p. 94. Paris, 1835.

que lorsque le liquide a conservé sa constitution primitive.

Il était facile d'éviter cet inconvénient : la théorie de Grotthuss nous indique en effet que, lorsqu'un liquide est soumis à l'action d'un courant électrique, c'est seulement autour des électrodes, c'est-à-dire aux points par lesquels le courant pénètre et s'échappe, que les produits de la décomposition se montrent, et que le liquide n'éprouve aucune modification apparente dans les points intermédiaires.

Dirigé par ces notions scientifiques, nous fîmes, le 6 novembre 1862, les expériences suivantes.

Un appareil d'induction de Ruhmkorff, dont la grosse bobine était entourée d'un fil de cuivre, convenablement enveloppé de soie, faisant 30,000 tours, fut mis en communication avec une pile de Bunsen composée de six éléments ; un vase en verre, de la capacité d'un litre, contenait de l'eau de Plombières, source de Bassompierre ; deux tubes en U, remplis de la même eau et fermés à l'une des extrémités par de la baudruche, furent mis, l'extrémité libre, dans le grand vase, l'autre, dans un vase plus petit contenant aussi de l'eau de Plombières ; les électrodes en platine furent plongées dans l'eau des petits vases, et le courant traversa alors toute la masse liquide.

Après dix minutes d'électrisation, cette eau, mise en contact avec l'eau iodée contenue dans le vase poreux, détermina une réaction plus prononcée que celle produite par l'eau non électrisée, bien que nous nous servions du même galvanomètre ; mais elle fut de très-courte durée.

Cette expérience fut souvent renouvelée avec des eaux minérales de différentes compositions chimiques, les résultats ne furent pas constants : en effet, la vitesse plus ou moins grande avec laquelle on introduit les électrodes dans les liquides détermine une impulsion initiale plus ou moins prononcée ; il faut donc attendre que l'aiguille se fixe pour connaître la véritable puissance du courant.

Il était utile de chercher à bien fixer le point de cette question qui se résume en ces termes : les eaux électrisées artificiellement reprennent-elles, ne serait-ce que pendant peu d'instants, une partie des propriétés actives qu'elles possèdent en sortant de la source?

On n'hésiterait pas à répondre affirmativement, en ne consultant que l'observation rapportée par Guersent; mais qui ne sait que les sens et l'imagination sont sujets à de singulières erreurs, et que, par cela même, on ne peut les prendre pour guides; il n'y a donc que l'expérience directe, faite avec soin et souvent répétée, qui puisse résoudre la question.

Ce serait, en effet, un résultat important si on pouvait rendre, par l'électrisation, aux eaux minérales transportées leurs propriétés premières ; mais il faut d'abord se rappeler qu'elles éprouvent toutes des altérations chimiques plus ou moins prononcées ; en second lieu, que les modifications électriques obtenues artificiellement sont faibles et passagères, que les expériences sont difficiles et délicates, et qu'il serait impossible d'en faire une application pratique. Reconnaissons donc que nos moyens d'action sont insuffisants pour produire les effets déterminés par les forces électriques naturelles pendant le parcours des eaux dans les profondeurs de la terre.

Les faits et les expériences contenus dans les deuxième, troisième et quatrième parties de cet ouvrage nous autorisent à conclure :

1° Quel es eaux minérales se comportent différemment des eaux de rivière dans leur contact avec les terres adjacentes; que cette différence d'action tient à l'absence de l'oxygène ou à la faible quantité de ce gaz tenue en dissolution ;

2° Que les eaux minérales, prises à la source, déterminent, sur le corps de l'homme, des actions électriques fort prononcées et dont l'intensité peut être mesurée par le galvanomètre ;

3° Que les expériences démontrent que tous les liquides du corps humain occasionnent des réactions réciproques productrices d'électricité; que le contact du sang rouge avec le sang noir constitue surtout une source permanente et générale de fluide électrique ;

4° Que la production régulière ou anormale de l'électricité dans les êtres vivants détermine l'état de santé ou l'état de maladie ;

5° Que les eaux minérales ne contiennent pas d'électricité libre, mais qu'elles subissent, pendant leur parcours souterrain, une modification spéciale, de *nature allotropique*, leur donnant des propriétés excitantes qui expliquent leur action sur les tissus vivants ;

6° Que tous ces phénomènes sont corrélatifs, qu'ils se lient, qu'ils s'enchaînent ; que les eaux seraient impuissantes si les organes n'étaient pas susceptibles de réaction , que cette réaction devient à son tour cause productrice d'électricité, et que, par suite, elle détermine l'exercice libre et régulier des fonctions ;

7° Qu'il découle de ces recherches l'explication facile de tous les effets produits par les eaux minérales employées comme agent thérapeutique, explication qui sera le sujet des considérations qui vont suivre.

CINQUIÈME PARTIE

CHAPITRE Ier

---

§ 1. — Actions thérapeutiques des eaux minérales prises à la source.

Le point où ce travail est parvenu nous permet enfin de répondre à ces questions si souvent posées et jamais résolues : Qu'est-ce qu'une eau minérale? Comment agit-elle sur le corps de l'homme?

La définition, impossible jusqu'à ce jour (voir p. 12), devient très-facile : *Les eaux minérales sont des liquides de température variable et de composition diverse, ayant subi, dans leur parcours souterrain, une modification allotropique due à des actions électriques qui leur donnent des propriétés excitantes d'une courte durée.*

Le mode d'action des eaux minérales tient à deux faits importants qui sont corrélatifs : 1° c'est que les fonctions de l'organisme ne s'accomplissent que sous l'influence de l'électricité ; fluide incessamment produit par le contact du sang rouge avec le sang noir et par toutes les actions chimiques et physiques qui se passent dans notre corps ; 2° c'est que les eaux minérales, prises à la source, sont excitantes, propriété qu'elles doivent à une modification moléculaire déterminée aussi par l'action prolongée de l'électricité.

Ces deux faits, démontrés par des expériences, font comprendre de suite que les eaux minérales, agissant sur nos tissus, pénétrant dans nos organes, provoquent une stimulation générale qui fait sortir le corps de l'état d'affaissement dans lequel l'a jeté la maladie ; de là, agitation, accélération du pouls, fièvre : ce sont les *effets du café,* c'est le *remontement* dont parle Bordeu.

Cette propriété stimulante, c'est la *vie des eaux,* c'est le *quid divinum,* qui donne à toutes les eaux minérales un pouvoir suffisant pour relever la vitalité générale, pour donner un coup de fouet à l'organisme, rétablir l'harmonie des fonctions, et souvent rendre la santé.

C'est encore à ce pouvoir commun à toutes les eaux, bien qu'elles le possèdent à des degrés différents, qu'il faut attribuer la guérison des affections les plus diverses, qu'il faut rapporter les éloges enthousiastes décernés à chaque source par les malades et les médecins ; entraînement général qui a fait naître l'incrédulité et le dédain de quelques savants qui, ne voulant accepter que les faits dont ils peuvent se rendre compte, croyaient à l'exagération et même au charlatanisme ; erreur qu'il faut reconnaître, car les résultats sont généralement vrais et il n'y a ni dupes ni fripons.

D'ailleurs, ce n'est pas seulement sur l'homme que l'expérience se fait chaque année ; les animaux malades obtiennent les mêmes résultats, et chez eux l'imagination ne peut pas être invoquée pour expliquer le succès. A Cauterets, à Bagnères de Luchon, au Mont-Dore, les chevaux atteints d'affections chroniques de poitrine boivent, chaque matin, 15 à 20 litres d'eau minérale pendant un mois et, généralement, leur santé se rétablit. Dans d'autres stations thermales, on fait prendre des bains aux moutons malades, aux vaches, aux chiens, etc., et on se loue des résultats obtenus.

Il faut donc reconnaître que les eaux minérales agissent par elles-mêmes, bien qu'on ne puisse méconnaître l'influence salutaire des impressions agréables produites par le voyage, l'air vif et pur des montagnes, le repos de l'esprit, les distractions et tous les petits incidents qui rompent la monotonie de la vie habituelle.

Puisque les eaux minérales possèdent des propriétés spéciales et exercent sur l'organisme une action appréciable, il faut que nous déterminions les cas où elles sont applicables et que nous expliquions les effets produits par les différents modes d'administration.

§ 2. — Indications. — Contre-indications.

Nous avons démontré que les eaux minérales sont excitantes, propriété qu'elles acquièrent pendant leur parcours souterrain sous l'influence de l'électricité ; c'est là leur principe dominant ; elles peuvent ne posséder que celui-là, il suffira pour déterminer des guérisons nombreuses et variées.

La composition chimique de ces liquides ne joue qu'un rôle secondaire, rôle souvent modifié et affaibli par la cause qui détermine l'excitation.

Nous ne nous occuperons en ce moment que des effets généraux produits par les eaux minérales ; ils vont nous guider dans nos explications.

Les eaux minérales ne peuvent pas être considérées comme des médicaments, elles n'ont pas d'actions spécifiques, elles n'agissent pas sur un organe déterminé, elles opèrent sur tout l'organisme dont elles remontent le ton et la vitalité ; elles raniment l'activité fonctionnelle de tous les tissus, c'est ainsi qu'elles opèrent le rétablissement de la santé.

L'esprit judicieux de Bordeu avait parfaitement compris cette vérité : « Il est souvent moins essentiel , dit-il, de songer à la partie affectée, qu'aux autres sécrétoires qui sont oisifs. »

C'est donc l'état général de l'organisme que le médecin doit apprécier lorsqu'il se propose d'envoyer un malade aux eaux minérales ; il faut qu'il constate s'il a suffisamment de ressort pour réagir, et si l'excitation qui sera produite par le traitement peut rétablir le calme sans crainte de provoquer la désorganisation d'un organe souffrant. Combien de fois ne voit-on point des malades incurables arrivés aux stations minérales, être renvoyés dans leurs familles, parce que les médecins instruits par l'expérience, redoutent de hâter le terme fatal de la maladie !

Il nous est facile aujourd'hui, en nous appuyant sur les notions scientifiques acquises, de préciser les cas où les eaux minérales sont utiles, et ceux où elles pourront être nuisibles.

Admettons que, sous l'influence d'une mauvaise hygiène, les digestions se fassent mal, que le sang soit appauvri, qu'une partie de ses principes constituants soit amoindrie, que la fibrine, la globuline, le fer, etc., ne soient plus dans leurs proportions normales ; il surviendra un affaiblissement général, un malaise nerveux qui ne sera point encore la maladie, mais qui y conduira infailliblement, si on n'y met obstacle : c'est à cet état que les médecins ont donné le nom d'*imminence morbide ;* situation qui réclame impérieusement un changement dans les habitudes, une excitation électrique plus énergique, un *remontement* de tout l'organisme ; aussi est-ce là surtout que les eaux minérales triomphent, elles réussissent toutes, quels que soient leur température et leur mode d'administration.

Les résultats ne sont pas moins heureux lorsqu'on doit combattre des affections qui débutent, telles que le lymphatisme, la scrofule, le rhumatisme, la goutte, et tous les états morbides qui sont sous la dépendance d'une diathèse générale.

Les eaux minérales sont contre-indiquées, au contraire, dans toutes les circonstances où la surexcitation est déjà trop forte, lorsque la fièvre existe, lorsqu'il y a quelque phlegmasie profonde dans un organe important. On doit également s'en abstenir dans les affections chroniques ou lorsqu'il existe un travail de dégénérescence, comme dans la tuberculisation avancée, le cancer, les ulcérations du larynx, les épanchements récents dans le cerveau, en un mot, dans tous les cas où le travail inflammatoire persiste et tend à s'accroître.

On comprend parfaitement qu'elles seraient nuisibles lorsqu'il existe un anévrisme du cœur, une congestion sanguine au poumon, une menace d'attaque d'apoplexie.

La sagacité et l'expérience du médecin doivent nécessairement le guider dans ses appréciations et son jugement. On ne peut méconnaître qu'il existe des cas douteux dans lesquels il est très-difficile de prononcer affirmativement; on voit des personnes atteintes de véritables phlegmasies des organes digestifs, affaiblies par la diète, agitées par un état fébrile permanent, qui éprouvent rapidement un soulagement marqué de l'usage des eaux. C'est qu'alors l'excitation générale était déterminée par l'appauvrissement de l'organisme, par une susceptibilité nerveuse excessive donnant aux organes souffrants une prédominance d'action qui paralysait en quelque sorte toutes les autres fonctions.

Ce n'est point impunément que des personnes saines en apparence, dont le régime est plus ou moins stimulant, prennent des bains d'eaux minérales; j'ai vu plusieurs fois cette imprudence amener de l'agitation, de l'insomnie, provoquer la fièvre et des désordres dans les fonctions digestives. Ces faits s'expliquent encore facilement par la surexcitation des eaux minérales ajoutée à l'excitation naturelle qui suffisait au maintien de la santé. La stimulation devenue exagérée trouble l'équilibre et détermine la maladie.

§ 3. — Action dynamique. — Action topique. — Action médicamenteuse.

Jusqu'à ce jour, les médecins ont considéré les effets produits par les eaux comme constituant un ensemble dont il était impossible de se rendre un compte exact.

Convaincus que c'est surtout à la présence des principes minéralisateurs qu'il fallait attribuer l'action des eaux, ils se demandaient quel est l'élément qui produit l'action excitante et régularise les fonctions.

F. Roubaud, médecin-inspecteur des eaux de Pougues, s'adresse également cette question : Est-ce le fer, dit-il, est-ce l'iode? est-ce le bicarbonate de chaux? Je ne sais..... Plus loin, il ajoute : « La chimie est une bonne et excellente chose dans l'étude des eaux minérales, mais ce serait se créer bien gratuitement de cruels déboires que de vouloir tout expliquer par elle.

« Ayons donc le courage de notre ignorance, et, pour ce qui nous concerne plus particulièrement ici, disons... que la source de cette action ne saurait être raisonnablement imputée à tel agent plutôt qu'à tel autre ; qu'il est plus juste de la chercher dans l'ensemble et dans l'union de ses principes constituants (2). »

F. Roubaud est un homme instruit, et son mémoire venant d'être honoré d'une récompense par l'Académie impériale de médecine de Paris, on peut considérer son aveu comme l'expression générale de la pensée des médecins. Il n'y a donc évidemment qu'incertitude et confusion.

Nous pouvons sortir de ce chaos en portant l'analyse dans tous les phénomènes produits par les eaux minérales. Nous constatons en effet qu'ils se résument en trois actions principales :

(1) Félix Roubaud, *Eaux minérales de Pougues.* Paris, 1863, in-8, p. 26 et 27.

1° *Action dynamique* déterminée par les propriétés actives inhérentes à toutes les eaux minérales ;

2° *Action topique*, c'est-à-dire irritation produite sur la peau par le contact de l'eau, faisant naître des éruptions qui varient selon la composition chimique du liquide et son mode d'administration ;

3° *Action médicamenteuse* provoquée par l'introduction de l'eau minérale dans les organes, et dont les effets sont déterminés par la nature des sels qu'elles contiennent.

Examinons séparément chacune de ces actions.

1° *Action dynamique*. — L'action dynamique est constante, c'est la propriété fondamentale des eaux minérales : sa puissance varie selon la composition chimique des eaux, leur température et, probablement, selon la durée de leur séjour dans les profondeurs de la terre.

Les eaux froides sont sensiblement moins actives que les eaux chaudes, et parmi celles-ci, il faut placer à leur tête les eaux sulfureuses. Ces faits peuvent être facilement constatés à l'aide du galvanomètre, soit en faisant réagir les eaux sur la terre ou l'eau iodée, soit en agissant sur le corps de l'homme lui-même, plongé dans un bain, ce qui est le plus sûr et le meilleur des procédés.

L'action dynamique explique tous les mystères des eaux minérales ; elle fait comprendre que les propriétés excitantes dont elles sont douées exaltent le système nerveux, qu'elles agissent sur tous les tissus ; de là agitation générale, insomnie, fièvre, et, comme conséquence de cette dernière, lassitudes, abattement des forces, dérangement des fonctions digestives ; excitation qui détermine aussi l'accroissement des douleurs, l'inflammation des plaies, des exanthèmes cutanés, accidents passagers qui sont habituellement suivis de la guérison. Ces faits n'avaient point échappé

à l'observation de Bordeu, aussi déclare-t-il, que « pour guérir les maladies chroniques, il faut les ramener à l'état
aigu. »

Cette excitation n'atteint pas toujours des degrés aussi prononcés, elle peut être contenue dans les conditions physiologiques; dans ce cas, les fonctions organiques se raniment, les
digestions se font mieux, l'assimilation s'opère, les forces
augmentent, l'appétit reparaît. L'organisme tout entier s'a-
gite, les sécrétions naturelles sont activées, les urines plus
abondantes, la sueur plus facile; chez la femme, le flux menstruel, affaibli ou disparu, se rétablit, les fonctions de l'utérus
se régularisent, et on voit souvent la stérilité cesser à la suite
de l'emploi des eaux minérales.

Mais il peut arriver aussi que ni les effets physiologiques,
ni les phénomènes pathologiques ne se manifestent : c'est
qu'alors l'organisme manque de ressort, qu'il est trop affaibli
ou que la puissance excitante employée n'est pas suffisante
pour stimuler les tissus. Dans ce. cas, point de réaction, et
traitement sans résultat.

Cependant on voit assez souvent les malades quitter les
eaux sans avoir remarqué une amélioration appréciable ; ils
pensent qu'elles ont été inactives, qu'elles n'ont point agi
contre leurs maux, et ils s'en affligent. Ils se trompent ; un
travail lent, obscur, s'accomplit; l'organisme se relève graduellement et, lorsque le résultat est produit, la santé est rétablie : tel est l'*effet consécutif des eaux*.

Si le *remontement* de la machine s'accomplit, il n'est pas
rare de voir la crise, qui fréquemment se montre au début,
éclater tout à coup : la fièvre survient, les douleurs augmentent, un accès de goutte apparaît, malade et médecin
s'en attristent, on déclare à l'unisson que les eaux ont fait du
mal ; c'est une erreur, on touche au rétablissement de la
santé.

Ces observations constatent, chose d'ailleurs parfaitement

connue, que toutes les constitutions diffèrent entre elles par l'impressionnabilité, l'énergie et la réaction vitales. Ce n'est donc point aux eaux qu'il faut rapporter le défaut d'action, c'est à l'organisme lui-même.

Comment les médecins ont-ils expliqué jusqu'à ce jour l'ensemble des phénomènes déterminés par les eaux? A quelle cause les ont-ils attribués?

Les uns y voient des effets produits par les matières salines ou gazeuses contenues dans les eaux : « Qu'elles soient chaudes ou froides, dit Léon Marchant, qu'elles soient sulfureuses ou acidules, ferrugineuses ou salines, l'excitation générale réside principalement dans l'assemblage des matières terreuses, salines et gazeuses qu'elles renferment. »

Les autres, ne pouvant admettre que la petite quantité de substances minérales tenues en dissolution dans quelques eaux, quantité plus faible que celle de la plupart des eaux de puits ou de rivière puisse produire des effets utiles, ont voulu rapporter la principale cause de l'activité des eaux minérales au calorique de la terre, à un principe vital inconnu, ou bien encore à une force merveilleuse presque divine.

Aujourd'hui, beaucoup de médecins intelligents ont abandonné toute explication ; aucune ne pouvant satisfaire leur raison, ils ne s'occupent que des faits d'observation et ne veulent point aller au delà ; cette direction est insuffisante ; les faits sont variables, l'expérience trompeuse, *experientia fallax*, a dit Hippocrate ; c'est la cause qu'il faut chercher, qu'il faut connaître ; aussi longtemps qu'on l'ignore, on est sans guide, on erre à l'aventure : actuellement les explications deviennent simples et faciles, les lois de la science ont dissipé l'obscurité et détruit les mystères.

Tout étant ainsi expliqué, on doit comprendre que c'est souvent une grande erreur médicale de ne voir qu'un accident local dans une gastralgie, une dyspepsie, une néphrite calculeuse, une constipation opiniâtre, une diarrhée rebelle,

un ralentissement ou la suppression du flux menstruel, etc.,
etc. ; presque constamment les maladies chroniques locales
tiennent à un état général troublé ; ce sont des organes souffrants dans un corps affaibli : redonnez du ton, de l'énergie
aux fonctions importantes, à la circulation, à la digestion, à
l'absorption, et la maladie guérira seule ; c'est là le secret de
l'action efficace des eaux minérales prises à la source. Ainsi,
au lieu de traiter directement une gastrite, une hépatite, une
tumeur profonde indolente, etc. ; de fatiguer les organes par
des remèdes impuissants et quelquefois nuisibles, il faut, à
l'exemple de la nature, ranimer tout l'organisme, réveiller
l'ensemble des fonctions et arriver par ce chemin détourné en
apparence à la guérison désirée.

Il est bien vrai que le succès ne répondra pas toujours aux
espérances, que l'organisme, trop affaibli, peut rester insensible à la stimulation et même que celle-ci, dans des cas ex-
ceptionnels, amènera une perturbation dont les suites seront
regrettables. C'est à la sagacité du médecin qu'il faut abandonner l'appréciation de toutes les circonstances, c'est elle
qui doit juger les indications et les contre-indications,
il ne peut y avoir, sur ce point, aucune règle générale à
donner.

L'excitation produite par les eaux minérales détermine
fréquemment la réapparition de maladies qu'on croyait
définitivement guéries ; nous avons déjà mentionné les accès inattendus de la goutte, du rhumatisme, etc. ; mais ce
qui a principalement frappé l'attention des médecins, c'est
le retour des accidents syphilitiques chez des personnes qui,
depuis plusieurs années, n'en présentaient plus de symptômes et qui se croyaient parfaitement guéries par les traitements qu'elles avaient exactement suivis. Expliquons encore
ce phénomène qui n'a pas le merveilleux qu'on lui supposait, et montrons qu'aucune eau spéciale ne possède le privilége de le faire naître.

1° *De la syphilis latente*. — Anglada, paraît-il, est le premier qui, vers 1810, ait signalé à l'attention des médecins les eaux sulfureuses des Pyrénées comme possédant le pouvoir révélateur de la syphilis latente (1). D'un autre côté, Th. Bordeu, il y a plus d'un siècle, en 1746, avait constaté que ces eaux aggravent les accidents récents. Ces deux faits, quoique différents en apparence, sont de même nature et tiennent à la même cause.

Depuis les remarques faites par ces savants médecins, beaucoup d'autres observateurs en ont confirmé l'exactitude et ils y ont ajouté des développements nouveaux. Il faut surtout citer Despine père, ancien médecin inspecteur des eaux d'Aix en Savoie, qui s'occupait très-attentivement de la réapparition des accidents syphilitiques sous l'influence des eaux thermales dont il avait la direction ; son fils, qui a suivi les mêmes errements, avait moulé lui-même une foule de pièces en cire représentant les formes diverses de la syphilis secondaire et tertiaire. Cette collection, d'un grand intérêt, occupait un cabinet spécial de l'établissement des bains, mais, depuis quelques années, elle en a été enlevée sous des prétextes divers, inspirés, malheureusement, par les petites passions que font naître l'intérêt et la jalousie.

Ce sujet occupa sérieusement, en 1857, la Société d'hydrologie médicale de Paris ; il a été l'objet d'une discussion intéressante à laquelle prirent part les médecins les plus autorisés par leur expérience et leur position, notamment Ph. Ricord. C'est au travail de Lambron qu'il faut rapporter l'origine de cette controverse : il a traité la question avec beaucoup d'étendue et avec un véritable talent d'observation (2). A ces travaux il faut ajouter ceux de Filhol,

(1) Anglada, *Mémoires pour servir à l'histoire générale des eaux minérales sulfureuses et des eaux thermales*, 2 vol. in-8. Le premier parut en 1827, le second en 1828.

(2) *Annales de la Société d'hydrologie médic. de Paris*, t. III, p. 168 ; 1857.

Fontan, Pidoux, et tout récemment celui de Artigues(1), dont l'analyse a été faite par Lambron, qui a saisi cette occasion pour rappeler une partie des assertions qu'il avait émises et poser de nouveau les conclusions qu'il avait données.

Toutes ces recherches démontrent parfaitement que les eaux sulfureuses ravivent souvent les syphilis latentes, qu'elles sont, selon l'expression adoptée, une pierre de touche qui constate si une affection syphilitique ancienne est, ou non, définitivement guérie.

Comment agissent les eaux sulfureuses? Possèdent-elles un pouvoir spécial? Lambron a traité cette question et il déclare que les eaux minérales sulfureuses ne constituent pas une médication spécifique de la syphilis, mais qu'il ne connaît pas d'agent plus énergique qu'elles pour rendre apparentes les syphilis latentes. Sur ce point il n'y a plus de discussion, on admet unanimement qu'il est indispensable d'avoir recours aux médicaments spéciaux, iodure de potassium ou préparations mercurielles, pour obtenir la guérison définitive.

Jusqu'ici il n'y a que des faits d'observation, et l'accord entre les médecins est satisfaisant; mais la divergence commence lorsqu'ils veulent donner l'explication des phénomènes constatés.

Patissier attribuait l'action des eaux sulfureuses à leur calorique qui, activant la circulation et appelant les liquides de l'intérieur à la périphérie du corps, provoquerait le retour des accidents syphilitiques.

Astrié a prétendu que cette action était due à l'excitation directe du soufre sur la peau et sur la membrane muqueuse des intestins; mais cette opinion tombe d'elle-même puisque, ainsi que nous le verrons dans peu d'instants, les eaux

(1) *Annales de la Société d'hydrologie médic. de Paris*, t. X, p. 203; 1864.

sulfureuses n'ont pas le privilége exclusif de ramener les accidents syphilitiques.

Fontan rapporte les phénomènes provoqués par les eaux sulfureuses « à une irritabilité générale qui détermine une réaction de toute l'économie et qui tend à expulser au dehors par les diverses sécrétions un principe morbide retenu dans le corps pendant un temps plus ou moins long, soit d'une manière apparente, soit d'une manière cachée (1). »

Lambron n'admet pas ces explications; il reconnaît bien « que le calorique et l'excitation locale ou mécanique entrent pour quelque chose dans la manifestation et l'entretien des accidents vénériens, mais il lui paraît irrécusable que les eaux s'adressent moins aux symptômes syphilitiques qu'au virus, au ferment, à l'état diathésique, si on préfère, en un mot, à l'agent producteur des accidents syphilitiques. » (*Ann.*, etc., t. X, p. 221.)

Ce n'est ni le calorique, comme le voulait Patissier, ni l'action directe du soufre, ainsi que le pensait Astrié, ni un principe morbide que l'économie surexcitée tend à expulser par les sécrétions, selon l'opinion de Fontan, encore moins les eaux sulfureuses qui agissent sur le virus lui-même, comme le suppose Lambron, virus qui de sa nature est invisible et insaisissable; ce n'est aucune de ces causes qui ravive la syphilis latente, c'est simplement l'organisme affaibli qui était impuissant à réagir contre un ferment morbide; les eaux minérales parvenant à stimuler les tissus raniment la vitalité et les accidents éclatent; c'est le grain de blé qui ne germe pas aussi longtemps que la terre est stérile.

Ces incertitudes doivent désormais cesser : rien de plus simple et de plus facile à comprendre, en effet, que des causes morbides ne produisent point d'action sur des organismes

---

(1) André Fontan, *Recherches sur les eaux minérales des Pyrénées*, *de l'Allemagne, de la Belgique, de la Suisse et de la Savoie*, in-8, p. 384, 2° édit. Paris, 1853.

affaiblis, mais que, si vous les relevez, si vous leur donnez le
degré de vitalité nécessaire pour réagir, vous voyiez apparaître
les symptômes de la maladie. C'est encore là un des effets
inévitables de la *puissance dynamique* des eaux minérales.

Si les eaux minérales provoquent la réapparition des accidents morbides, empressons-nous d'ajouter qu'elles ont aussi
l'avantage de replacer les tissus et les organes dans les conditions les plus favorables au succès des médicaments spéciaux,
qu'alors ils agissent avec une efficacité et une promptitude
remarquables, ce qui est encore une des conséquences du
retour de la vitalité.

Comme la *puissance dynamique* n'est point un privilége
exclusif en faveur des eaux sulfureuses, on doit comprendre
que toutes les eaux, à des degrés divers, possèdent le même
avantage.

Depuis quelques années, une partie des médecins attachés
à différentes stations thermales revendiquent ce mérite pour
les eaux dont ils dirigent l'application. Martin-Lauzer a
plaidé tout récemment la cause de Luxeuil; Tamisier a
constaté huit fois la réapparition des manifestations syphilitiques sur 842 malades traités à l'hôpital militaire de Bourbonne en 1858 (1). Le docteur Cabasse avait déjà publié des
observations du même genre recueillies également à l'établissement thermal de Bourbonne. Durand-Fardel a observé, même à Vichy, la réapparition d'une syphilis tertiaire
chez une personne qui prenait les eaux pour combattre une
maladie du foie (2). Il n'est pas jusqu'aux eaux de Néris, de
Pfeffers, de Plombières, dont la minéralisation est très-faible,
qui ne déterminent ces mêmes phénomènes; aussi le docteur Helfft (3) dit-il avec raison qu'il n'y a plus une source
minérale qui ne soit vantée comme possédant le don précieux

---

(1) *Revue d'hydrolog. médic. franç. et étrangère* (20 mars 1861).
(2) Durand-Fardel, *ouvr. cité*, p. 733.
(3) Helfft, *Handbuch der Balneotherapie.* Berlin, 1863, 5e édit.

et du plus haut intérêt pour les familles, de révéler la présence de l'ennemi caché.

Malgré ces prétentions diverses, il faut reconnaître que les
eaux sulfureuses l'emportent sur toutes les autres par leur
énergie; ce sont elles, ainsi que le démontrent les expériences, qui déterminent les réactions électriques les plus
vives et les plus durables, conséquemment ce sont elles aussi
qui doivent produire sur l'organisme l'action la plus profonde.

Rien de plus difficile à saisir que les explications embar-
rassées des médecins qui veulent spécifier tous les effets produits par les eaux minérales lors de la réapparition des
accidents syphilitiques, et cependant on doit aisément comprendre que les effets doivent varier selon la constitution du
malade, sa puissance de réaction, l'activité des eaux, et que,
finalement, tout se résume en une cause unique, l'*action
dynamique*.

Ce que nous venons de dire de la syphilis latente s'applique également à toutes les affections qui peuvent être
réveillées par l'action stimulante des eaux minérales, la
goutte, le rhumatisme, les douleurs nerveuses, etc.; c'est
toujours la même cause qui produit les mêmes effets; les
différences remarquées dans les manifestations symptoma-
tiques tiennent aux variétés d'organisation et non à l'action
de l'eau minérale qui est toujours identique.

On s'est beaucoup occupé, tout récemment, de la phthisie,
et on s'est demandé si les eaux minérales, surtout celles qui
sont de nature sulfureuse, peuvent guérir cette redoutable
maladie. Examinons cette question.

2° *De la phthisie pulmonaire.* — Cette maladie a souvent
appelé l'attention des médecins; elle vient, tout récemment,
de préoccuper les membres de la Société d'hydrologie médicale de Paris; ils l'ont étudiée 1° sous le rapport de son
origine, 2° de sa marche et de son développement, 3° de sa

curabilité par les eaux minérales. Selon Pidoux, cette maladie a été mal comprise jusqu'à présent, parce qu'on la
considérait comme une maladie chronique qui commence,
tandis qu'elle est une maladie chronique qui finit. Cet auteur
admet qu'il n'y a que trois maladies chroniques fondamen-
tales : la scrofule, l'arthritisme et la syphilis; toutes les
autres affections chroniques n'en sont que des dérivés. Ainsi
la phthisie tuberculeuse, les cancers, les atrophies, les hypertrophies, les hydropisies, les névroses graves et organiques,
en un mot toutes les maladies chroniques ultimes, qui
ruinent l'économie animale par la base, ont pour point de
départ l'une des trois maladies signalées.

Quant aux affections morbides, qui n'entrent pas dans
cette triple catégorie, Pidoux en fait des maladies chroniques mixtes ou intermédiaires qu'il place entre les maladies
initiales et les maladies ultimes; telles sont les dartres scrofuleuses, les dartres arthritiques, l'asthme, les catarrhes scrofuleux, les catarrhes arthritiques, les angines granuleuses,
les ophthalmies, les névralgies, etc. Pidoux tient donc comme
démontré que les maladies chroniques les plus diverses
doivent leur origine à l'une des trois causes signalées, et que
toutes peuvent aboutir à la tuberculisation (1).

D'après cette théorie, Pidoux n'hésite point à considérer comme certains les bons effets que les Eaux-Bonnes produiront chez les tuberculeux, toutes les fois que cette eau
minérale excitera ou rappellera des douleurs articulaires ou
musculaires, des névralgies, des migraines, des hémor-
rhoïdes, de la gravelle, des douleurs hépatiques, etc.

Selon lui, les Eaux-Bonnes constituent un médicament
spécialement excitateur de l'arthritisme, d'où il suit qu'en
attaquant la cause on détruit les effets.

Malgré le talent avec lequel Pidoux a exposé sa doctrine,

(1) Pidoux, *Sur le traitement de la phthisie pulmonaire par les eaux sulfureuses* (*Annales de la Société d'hydrologie médicale de Paris*, t. X, p. 74).

elle a été sérieusement attaquée par Durand-Fardel, Hérard, Sales-Girons, Mascarel, Buron, le Bret, etc.

La discussion soulevée à cette occasion dans le sein de la Société d'hydrologie médicale de Paris (séance du 1er février 1864 et suivantes) a fait naître une controverse animée; chaque médecin a examiné la question à son point de vue, s'appuyant sur son expérience personnelle et tenant pour erronée l'opinion de son interlocuteur; il semble cependant en être résulté que la triple origine de la phthisie pulmonaire, arbitrairement imaginée, n'est pas acceptée.

Cette discussion a remis en lumière ce fait, déjà bien connu, mais qui éclate chaque jour avec une nouvelle évidence, c'est que la science manque aujourd'hui de direction, qu'il n'y a plus ni doctrine adoptée ni croyance commune; que chaque médecin se fait centre, qu'il aspire à émettre des idées nouvelles, et, à défaut d'idées, à créer des expressions pittoresques sans définir leur portée ni leur valeur; de là tendance à adopter un langage nébuleux, métaphysique, inintelligible. Faut-il en fournir un exemple? Prenons-le dans l'un des passages de la discussion dont nous nous occupons; nous citons : «A côté de l'abstraction tubercule, qui «ne nous montre ce produit morbide que dans ce qu'il a d'i-«dentique et de commun, il y a la tuberculisation, l'évolu-«tion du tubercule, c'est-à-dire la phthisie réelle et vivante «qui différencie singulièrement l'existence du tubercule abs-«trait de l'école et peut, aux yeux du médecin, faire de «plusieurs phthisies autant de maladies bien diverses dans «leur unité. Or, c'est dans la connaissance des modifica-«tions encore plus ou moins vivaces qu'apporte fréquemment «à la diathèse tuberculeuse, si une et si semblable à elle-«même, la combinaison d'autres états morbides constitu-«tionnels moins funestes, que résident et qu'on trouvera les «conditions de la curabilité de cette maladie. C'est un triste

« et ingrat labeur que de s'attaquer au fait accompli du tu-
« bercule (1). »

Telles sont les formes nouvelles du langage médical. Heureuses les intelligences privilégiées à qui elles apparaissent
exactes et lucides ! *Qui potest capere, capiat!*

Ce n'est point ainsi que procède la véritable science; elle
est simple, intelligible dans ses explications : exposons
d'abord ce qui est connu.

Que doit-on entendre par phthisie pulmonaire?

C'est une maladie dans laquelle les poumons sont envahis
par les tubercules. Qu'est-ce que les tubercules? Ce sont de
petits corps d'un blanc jaunâtre, opaques, dans lesquels on
n'observe ni cellule ni aucune trace d'organisation; imper-
ceptibles d'abord à l'œil nu, ils acquièrent très-lentement, le
plus habituellement, par le dépôt successif de substances
grasses et même de matière calcaire, un volume égalant une
tête d'épingle ou un grain de petit plomb. Leur nombre et
leur grosseur augmentant, ils envahissent la substance du
poumon, surtout à la partie supérieure; ils la désorganisent,
provoquent la suppuration qui, enfermée dans de petites
poches, constitue les vomiques; lorsque la toux parvient à
expulser au dehors le pus qu'elles contiennent, il se produit
dans l'organe des cavités nommées cavernes.

Les tubercules sont donc de petits corps étrangers susceptibles d'accroissement, comme la pierre dans la vessie ou le
calcul dans la vésicule biliaire.

A quelle cause faut-il attribuer l'origine des tubercules?

Les causes sont diverses, mais toutes aboutissent à un
affaiblissement de la constitution.

Un père phthisique a-t-il des enfants? il est probable que
leur organisation sera faible et qu'ils apporteront une disposition à la tuberculisation; si les circonstances deviennent favorables, la santé se fortifiera, la phthisie alors n'éclatera pas;

(1) *Annales de la Société d'hydrologie médicale de Paris*, 1864, t. X, p. 80.

on n'apporte donc pas en naissant la certitude fatale d'une destruction prématurée.

La tuberculisation n'est que la conséquence d'une constitution originairement faible ou accidentellement appauvrie par des maladies graves, des excès ou de mauvaises conditions hygiéniques.

Quant aux causes premières de la maladie, elles n'ont qu'une importance secondaire pour le médecin hydrologiste : en effet, quel intérêt a-t-il à déterminer avec exactitude si la cause de la phthisie est rhumatismale, herpétique ou autre, puisque le remède sera toujours le même ?

N'arrive-t-il pas souvent que ce sont les eaux elles-mêmes qui, par les phénomènes morbides qu'elles font naître, révèlent la véritable origine du mal ?

La question importante, la question pratique est de chercher à bien apprécier non la cause supposée du mal, mais bien la lésion organique et les ressources générales de l'organisme, puis d'adapter à un état anatomique et physiologique connu le remède le mieux approprié. Ce n'est pas une prescription banale qu'il faut faire, mais un jugement qu'il faut porter après une étude attentive et comparée de la situation du malade, de l'activité des eaux et de leur mode d'administration.

Ces données générales, bien que très-incomplètes, suffisent pour nous permettre d'expliquer l'action des eaux minérales employées contre la phthisie. Demandons-nous d'abord s'il existe des eaux qui possèdent une spécificité d'action, c'est-à-dire des eaux qui soient particulièrement aptes à soulager ou à guérir les affections de la poitrine ? Nous répondrons sans hésiter qu'il n'en existe pas. Toutes les eaux agissent en vertu du principe dynamique qu'elles possèdent, c'est-à-dire du pouvoir d'exciter l'ensemble de l'organisme, de ranimer toutes les fonctions, de rappeler la vitalité dans les tissus les plus profonds. Ces effets puissants suffisent pour rétablir la santé si la désorganisation n'est pas irrémédiable.

Les eaux sulfureuses ne jouissent d'aucun privilége, elles ont seulement l'avantage de déterminer, ainsi que nous le prouve l'expérience, des réactions électriques plus énergiques que les autres eaux, par conséquent elles sont plus stimulantes ; et comme elles sont appliquées à des organismes affaiblis, elles peuvent, dans certains cas, plus que d'autres peut-être, rappeler l'activité des fonctions.

« Les Eaux-Bonnes, dit Darralde, comme toutes les eaux sulfureuses de la chaîne des Pyrénées, ont une action excitante et révulsive qui se traduit par une activité plus grande imprimée aux fonctions générales, surtout à celles de la peau. Mais, indépendamment de cette action, elles en possèdent une substitutive et locale qui, bien que se faisant sentir sur tous les points engorgés, se concentre plus particulièrement cependant sur les affections des organes thoraciques : de là un caractère de spécificité qu'on ne rencontre dans aucune autre source. Cette spécificité d'action modifie diversement la plupart des phénomènes stéthoscopiques essentiels qui se trouvent exaspérés dans certains cas, amoindris dans d'autres, de telle sorte que, s'il fallait conclure immédiatement d'après les changements survenus, les Eaux-Bonnes seraient jugées contradictoirement et souvent exclues du traitement des maladies de l'appareil respiratoire. Et cependant l'expérience prouve que c'est précisément pour le traitement de ces affections qu'elles jouissent d'une efficacité tout à fait exceptionnelle. C'est que la perturbation momentanée qu'elles apportent, loin d'être un mal, doit au contraire avoir une part réelle aux transformations qui conduiront à la guérison, mais cette perturbation mettra deux à trois mois pour parcourir ses diverses phases. C'est donc seulement après ce laps de temps qu'on peut être fixé définitivement sur les résultats réels de la cure (1). »

(1) C. James, *ouvr. cité*, p. 53.

Cette citation exige quelques remarques. Darralde avance que les Eaux-Bonnes ont une spécificité d'action qui se concentre plus particulièrement sur les affections des organes thoraciques. C'est évidemment une erreur; ce qui se passe dans cette circonstance n'est que l'effet d'une loi générale qui veut que, lorsqu'une excitation quelconque est produite sur un corps malade, c'est la partie spécialement souffrante qui en éprouve le retentissement le plus prononcé et le plus durable. Si nous appliquons à l'administration des eaux sulfureuses, dans le traitement de la phthisie, les données scientifiques exposées, elles nous offriront d'elles-mêmes l'explication de tous les phénomènes observés. D'abord que produisent les Eaux-Bonnes? Il survient habituellement, dans les premiers jours de la cure, de l'agitation, de l'insomnie, une sorte d'exaltation de tout le système nerveux, la force musculaire semble accrue. Le pouls est plein, le visage coloré, l'appétit impérieux. Voilà, évidemment, tous les signes d'une excitation générale; mais comme il existe un organe souffrant, c'est lui qui éprouve l'action la plus vive. De là crachement de sang; or, comme toute hémorrhagie chez un tuberculeux est un fâcheux symptôme, il effraye le malade et le médecin. C'est à cette cause qu'il faut rapporter la circonspection de Darralde dans l'administration des Eaux-Bonnes; il poussait la crainte si loin qu'il les donnait par cuillerées à bouche, deux le matin et deux le soir; il n'allait pas au delà de trois verres, dont deux dans la matinée et un avant le dîner. Mais si l'excitation est la règle, il s'en faut de beaucoup que les degrés en soient les mêmes chez tous les malades; les effets produits sont encore la conséquence de l'organisation et de l'état d'avancement de la maladie. Le sujet est-il nerveux, fort impressionnable, des accidents sont à redouter; est-il lymphatique, mou, la phthisie peu avancée, on peut espérer des résultats heureux.

La phthisie a-t-elle une marche aiguë, les eaux minérales, les sulfureuses surtout, ne peuvent que hâter l'événement fatal. C'est au médecin instruit qu'il appartient de décider toutes ces questions, mais pour qu'il y parvienne avec succès, il faut qu'il juge habilement l'état des organes, qu'il apprécie sainement les effets immédiats des eaux.

Les eaux sulfureuses, avons-nous dit, ne jouissent pas du privilége exclusif d'agir heureusement contre la phthisie commençante. Depuis longtemps des eaux minérales, de composition fort diverse, ont été signalées comme possédant le même avantage. Les eaux du Mont-Dore, dont la minéralisation est très-faible et que Durand-Fardel classe parmi les eaux *bicarbonatées mixtes*, sont considérées par beaucoup de médecins comme ayant une spécialité d'action contre les maladies chroniques des voies respiratoires, notamment contre l'asthme et la phthisie. Bertrand père (1) a beaucoup contribué à étendre leur réputation, et Mascarel (2) vient, tout récemment, de la défendre avec conviction et talent.

Les eaux d'Ems, rangées parmi les eaux *bicarbonatées sodiques*; celles de Soden, dans le duché de Nassau, dont la température, selon les sources, varie de 12 à 20° centigrades, classées parmi les eaux *chlorurées sodiques simples*; celles de Weissembourg (*sulfatées calciques*), d'Ischl, en Autriche (*chlorurées sodiques*), de Royat, de Monte-Catini, en Italie, etc., toutes ces eaux sont réputées efficaces contre les maladies diverses de la poitrine et du larynx. On pourrait ajouter qu'il en existe beaucoup d'autres, qui, sans doute, produiraient les mêmes effets, puisque toutes les eaux possèdent, à des degrés divers, un pouvoir dynamique qui excite et ranime l'organisme.

---

(1) Bertrand, *Recherches sur les propriétés physiques*, etc., *du Mont-Dore*. Clermont-Ferrand, 1823.

(2) Mascarel, *Annales de la Société d'hydrologie, de Paris*, t. IX et X, p. 229.

Nous résumerons cet aperçu rapide en quelques phrases : la phthisie pulmonaire scientifiquement constatée, c'est-à-dire caractérisée par l'existence des tubercules, peut être avantageusement combattue par les eaux minérales, et même guérie, non par une vertu spécifique qu'elles posséderaient, mais par l'excitation qu'elles déterminent et qui relève la vitalité de l'organisme; de là, rétrocession de la tuberculisation, absorption des molécules inertes déposées, ainsi qu'on voit le phénomène s'accomplir, après l'usage des eaux, chez les goutteux dont certaines articulations étaient entourées de dépôts calcaires.

Les effets des eaux, habilement contenus, ne devront jamais atteindre l'excitation fébrile, ils pourront d'ailleurs être secondés par les moyens accessoires introduits au Vernet, à Allevard, au Mont-Dore, à Marlioz, etc. C'est dans un traitement de ce genre que l'habileté du médecin se révèle et triomphe des obstacles.

3° *De l'action purgative des eaux minérales salines.* — M. Bougard, médecin inspecteur adjoint de l'établissement thermal de Bourbonne, a rappelé récemment un fait signalé depuis longtemps par Baudry (1), c'est que les eaux de cette station, prises *chaudes* à la source, *constipent* généralement, tandis qu'elles *purgent* quand on les boit *froides* (2).

L'exactitude de cette assertion a été contestée par MM. Le Bret et Tardieu; cependant le fait est vrai; je l'ai expérimenté sur moi-même à Wiesbaden; il a été confirmé par Durand-Fardel en l'appuyant de l'autorité de plusieurs auteurs. Braun, qui a longtemps pratiqué la médecine thermale à Wiesbaden, dit positivement : « Quand l'eau minérale est prise lentement, un peu chaude, si le temps est doux et si le

(1) Baudry, *Traité des eaux minérales de Bourbonne-les-Bains, contenant une explication méthodique sur tous leurs usages.* Dijon, MDCCXXXVI.
(2) *Annales de la Société d'hydrologie médicale de Paris,* t. X, p. 102.

buveur se donne beaucoup de mouvement pendant l'ingestion de l'eau, les effets laxatifs sont moins prononcés et les
selles moins abondantes. Ces effets sont, au contraire, prédominants, si on boit les eaux froides, après un contact prolongé avec l'air, rapidement, en prenant peu d'exercice et
par un temps frais (1). »

« L'action physiologique de l'eau de Bourbonne, disent
Cabrol et Tamisier, diffère suivant qu'elle est chaude ou
froide, selon qu'elle est prise en petite ou en grande quantité. Chaude et à petite dose, elle constipe le plus souvent; à
doses plus élevées, elle provoque ordinairement quelques
selles pour ramener la constipation. Tiède ou froide, elle
devient indigeste et agit alors comme les purgatifs salins. »

Ces deux effets opposés ont exercé la sagacité de plusieurs
médecins. Quelle peut être la modification qui s'opère dans
l'eau thermale refroidie? se demande Bougard. Il répond:
« Quelques auteurs, se basant sur la présence de l'acide carbonique dans l'eau de Bourbonne, ont pensé que c'est à ce
gaz qu'elle doit d'être supportéé par l'estomac. Aussi
donnent-ils le conseil de la boire toujours à la source. Mais
nous avons vu que le gaz qui s'échappe des sources, ainsi que
le gaz dissous dans l'eau, n'est que de l'azote à peu près
pur (2). »

Cette explication n'étant pas admissible, puisque les
eaux de Bourbonne ne sont pas gazeuzes, Bougard arrive
à supposer, en s'appuyant sur quelques expériences de
Walferdin, que la densité de l'eau minérale, qui a été
chauffée à 45° centigrades, pourrait expliquer l'action purgative du liquide, lorsque la température vient à bais-
ser. En résumé, les médecins hydrologistes considèrent

---

(1) Ch. Braun, *Monographie des eaux minérales de Wiesbaden*, 2e cahier,
p. 14.
(2) E. Bougard, *Les eaux chaudes de Bourbonne-les-Bains*, in-12, p. 52.
Paris, 1863.

le fait comme intéressant, mais ils ne l'expliquent pas.

La connaissance du pouvoir dynamique de l'eau minérale va encore nous permettre de faire disparaître la difficulté.

Nous avons dit précédemment que les eaux minérales sont excitantes, que c'est là leur propriété dominante, que la composition chimique de ces liquides ne joue qu'un rôle secondaire. Or, les eaux minérales salines, prises à la source, exercent d'abord leur action dynamique, elles stimulent la membrane muqueuse des intestins, appellent le sang dans les villosités, entravent, arrêtent même la fonction sécrétoire des follicules et déterminent alors la constipation. Lorsque les eaux sont refroidies, l'expérience démontre qu'elles ont perdu leur activité dynamique, l'action médicamenteuse s'exerce seule, sans entrave ; alors les effets purgatifs se produisent. C'est ainsi que l'analyse dissipe les difficultés inexplicables.

4° *Des bains de piscine.* — La plupart des malades éprouvent de la répugnance à prendre des bains dans une piscine commune. Ce sentiment se comprend, mais il n'est pas favorable au résultat qu'on espère obtenir des eaux. Les médecins hydrologistes ont constaté depuis longtemps que le traitement est plus prompt et plus efficace à la piscine que dans une baignoire étroite dont l'eau perd promptement sa température initiale. Ces faits sont encore expliqués par l'expérience, puisque nous avons démontré que la puissance et la durée des réactions électriques sont proportionnelles à la masse du liquide.

Les piscines les plus avantageuses sont celles qui sont vastes et dans lesquelles l'eau se renouvelle constamment, comme on le voit à Pfeffers, à Baden, en Suisse, à Wiesbaden même, où les baignoires, creusées dans le sol, sont de petites piscines qui permettent les mouvements de natation.

5° *Des bains coupés.* — L'usage des bains coupés avec un tiers ou moitié d'eau ordinaire s'est malheureusement intro-

duit dans plusieurs établissements depuis quelques années;
il faut l'attribuer au nombre croissant de baigneurs qu'on ne
pouvait plus satisfaire, et à la pensée qui rapportait l'efficacité des eaux minérales à la quantité des principes fixes
qu'elles renferment. Ainsi une eau contenait-elle 4 ou
5 grammes de bicarbonate de soude par litre, on admettait
qu'un bain de 250 à 300 litres d'eau était suffisamment minéralisé par 600 ou 700 grammes de ce sel. Ici l'erreur est
complète sur tous les points; nous avons démontré : 1° que
la peau n'absorbe pas les sels contenus dans l'eau minérale;
les expériences de Homolle ont mis le fait hors de doute;
2° que les effets produits sur le corps par les eaux minérales
sont dus au pouvoir dynamique que nous avons si souvent
signalé; or, en coupant les eaux minérales avec de l'eau ordinaire, soit pour les refroidir promptement, soit pour diminuer la quantité des sels, on affaiblit considérablement le
pouvoir qu'elles possèdent en sortant de la source, et qui,
seul, détermine les effets curatifs. Ce sujet doit appeler
sérieusement l'attention des médecins inspecteurs des eaux
minérales où ce fâcheux abus existe.

§ 2. — Action topique.

Nous nommons *action topique* les effets produits sur la
peau par le contact immédiat de l'eau minérale. Cette action
n'est pas constante; sa manifestation dépend de la composition chimique de l'eau, de l'irritabilité de la peau et du mode
d'administration des bains.

Les eaux dont la minéralisation est très-faible produisent
rarement l'action topique; elle est presque inconnue à Plombières, à Néris, à Pfeffers, à Schwalbach, à Schlangenbad, etc. J'ai vu fréquemment, à Plombières, le docteur
Turck prescrire des bains de dix et de douze heures; un de
ses malades est resté dix jours et dix nuits consécutifs dans

l'eau, n'en sortant que pour satisfaire des besoins indispensables, et je n'ai jamais constaté d'irritation à la peau.

Au rapport de Fabrice de Hilden, les malades qui prenaient
les eaux de Pfeffers, au seizième siècle, y passaient les jours
et les nuits : « Hinc evenit ut multi, dies noctesque thermis
non egrediantur, sed cibum simul et somnum in his ca-
piant (1). » J'ai rencontré à ces bains plusieurs malades qui
passaient toute la journée dans l'eau, espérant hâter ainsi leur
guérison, et aucune éruption ne survenait à la peau. L'action topique, au contraire, est presque constante lorsqu'on
fait usage des eaux sulfureuses ou salines. On donne communément le nom de *pousse* ou de *poussée* aux éruptions
diverses dont la peau devient le siége. Ces variétés tiennent
à la nature des eaux, à leur mode d'administration et aux
éléments anatomiques de la peau qui sont spécialement excités.

L'apparition de la *poussée* est annoncée par des symptômes
variables, la peau s'irrite plus ou moins sous l'influence des
bains; de là des picotements, des démangeaisons vives ou
légères, locales ou générales, des éruptions variées, papu-
leuses, vésiculeuses, ortiées, des boutons, quelquefois des
furoncles, des érythèmes et même des inflammations érysi-
pélateuses. Pour compléter cette étude, nous allons décrire
quelques-unes des formes éruptives provoquées par l'action
topique des eaux minérales.

L'une des plus remarquables est la poussée produite par
les eaux de Loèche, en Suisse; ces eaux, qu'on a longtemps
considérées comme sulfureuses, ne contiennent pas un atome
de soufre; un papier imbibé d'acétate de plomb, plongé
pendant plusieurs heures dans l'eau des différentes sources,
n'éprouve aucune espèce de coloration. Ces eaux sont sa-

---

(1) Fabrice de Hilden, *Opera omnia.* Francfort, 1646, in-f°, v. *Epistola ad
Croquerum.*

lines, elles contiennent 2^{gr},025 de principes fixes sur lesquels se trouvent 1^{gr},635 de sulfate de chaux.

Les bains qu'on prend à Loèche sont d'une longue durée;
on commence par n'y rester qu'une demi-heure ou une
heure, puis on augmente d'une heure par jour, jusqu'à ce
qu'on atteigne sept ou huit heures, temps divisé en deux
séances, l'une de cinq à six heures le matin, et de deux
l'après-midi, avant le dîner.

La poussée survient habituellement du sixième au douzième jour; elle est annoncée par de l'insomnie, de l'inquiétude, un mouvement fébrile irrégulier; bientôt une rougeur
assez vive, accompagnée de démangeaisons et de chaleur, se
montre aux genoux et aux coudes; de là, elle se répand sur les
bras, le ventre, la poitrine, et principalement sur le dos; elle
n'épargne que le visage, quelquefois les mains, lorsqu'on ne
les plonge pas habituellement dans l'eau. A cette rougeur
succède une véritable éruption dont l'aspect n'est pas
toujours le même; elle se présente, dans quelques cas,
sous l'apparence de petites plaques rouges, disparaissant
par la pression du doigt et rappelant assez les caractères de
l'érythème; à un degré plus fort, elle se rapproche davantage
de l'érysipèle; alors, au lieu d'une simple cuisson, les malades accusent une chaleur âcre et mordicante. La peau, dans
ces endroits, est tantôt sèche, tantôt recouverte d'un enduit
glutineux.

Une forme plus fréquente et moins douloureuse que la
précédente, est celle dans laquelle l'éruption est constituée
par l'agglomération de petites vésicules, dont la base est entourée d'une auréole luisante. Au bout de vingt-quatre heures,
un point blanc se montre à leur sommet, il s'ouvre et laisse
suinter une liqueur visqueuse et purulente qui se dessèche
et tombe en lamelles furfuracées.

Quelquefois, au lieu de vésicules, ce sont de petites éle-
vures noueuses et dures, d'apparence pustuleuse; elles ne

forment pas toujours une saillie au dehors ; souvent elles se dessinent simplement au-dessous de la peau, qu'elles rendent rugueuse au toucher et comme chagrinée. Cette nature d'éruption, qui provoque plutôt une piqûre incommode qu'une douleur aiguë, met un peu plus de temps que les autres à disparaître.

C. James dit : Il y a des cas, heureusement fort rares, où la poussée prend de telles proportions, que la peau se distend, se fendille, et même se crevasse. Les plaies qui en résultent laissent suinter une matière âcre et brûlante, qui la corrode et fait cruellement souffrir les malades, surtout pendant les insomnies de la nuit.

Lorsque la poussée est parvenue à son apogée, elle diminue successivement, et alors commence, comme dans les fièvres éruptives ordinaires, la période de desquammation.

A cette description nous pourrions ajouter de nombreux détails fournis par les médecins des eaux d'Allevard, d'Uriage, d'Aix en Savoie, de Lavey, etc. ; nous nous bornerons à rapporter, d'après Engelmann (1), les caractères de la poussée produite par les eaux de Kreuznach.

Les eaux salines de Kreuznach sont fournies par plusieurs sources ; la plus minéralisée porte le nom de source d'Elise ; elle contient $11^{gr},8386$ de matières fixes ; d'après l'analyse de M. Polstorf, faite en 1855, cette eau tient en dissolution $9^{gr},52$ de chlorure de sodium et $1^{gr},73$ de chlorure de calcium ; les autres substances sont représentées par des carbonates de fer, de baryte, etc. Ces eaux sont actives et leur puissance est encore augmentée par l'addition d'une quantité variable d'eau-mère, nommée en allemand *Mutterlaüge*.

Les eaux de Kreuznach déterminent plusieurs variétés de la poussée ; après quelques bains dans lesquels on a mis de l'eau-mère, on éprouve des démangeaisons à la peau, elle

(1) Ch. Engelmann, *Kreuznach, ses sources minérales et leur mode d'administration*, traduit de l'allemand, par F. Nusbaum, in-8. Heidelberg, 1839.

devient rouge, il s'y produit un sentiment de chaleur qui se transforme en prurit violent. Quelques jours après des éruptions se manifestent sur tout le corps ; elles ont la forme de petites pustules, dominant à peine l'épiderme, et qui le soir occasionnent une irritation fatigante. Ces pustules atteignent quelquefois la grosseur d'un pois, et même celle d'une noisette ; si on ne les ouvre pas, elles crèvent d'elles-mêmes ; l'épiderme se détache, mais la guérison ne tarde pas à survenir.

Une seconde forme de la poussée est caractérisée par de petites nodosités, apparaissant spécialement sur les parties couvertes de poils, sous les aisselles, la poitrine, chez les hommes, etc. ; ces nodosités se développent dans le tissu de la peau, elles sont accompagnées de violents chatouillements, elles marchent rapidement et, après quelques jours, elles ont la forme de pustules épaisses, déprimées dans le centre et ayant tout à fait l'aspect de la petite vérole naturelle. Ces pustules sèchent au bout de peu de temps et présentent des écailles qui se détachent sans laisser de cicatrices ni amener la chute des poils. Cette forme d'éruption se manifeste surtout chez les personnes atteintes de tumeurs scrofuleuses ou de dartres.

Les eaux de Kreuznach occasionnent encore l'apparition de taches bleuâtres de plusieurs centimètres d'étendue ; elles ressemblent à des ecchymoses produites par des contusions ; elles n'occasionnent aucune douleur à la peau, lors même qu'on les comprime avec le doigt. Ces taches s'effacent comme les ecchymoses ordinaires, c'est-à-dire en passant successivement par les teintes bleues, verdâtres et jaunes ; elles apparaissent surtout aux bras et aux jambes. A ces variétés principales il faut ajouter les nuances infinies déterminées par les conditions d'âge, de tempérament, de constitution et d'affaiblissement plus ou moins profond de l'organisme.

La poussée peut-elle survenir sans avoir pris de bains ?

Quelques médecins l'ont pensé et l'ont écrit, mais c'est évidemment une erreur. Seulement il est vrai que les eaux minérales, prises seulement en boisson, peuvent déterminer, par l'excitation générale qu'elles produisent, une éruption furonculeuse plus ou moins étendue, comme on en voit apparaître durant un traitement hydrothérapique pendant lequel on a fait boire de l'eau pure en abondance et provoqué de fortes sueurs.

Quelle valeur curative faut-il attribuer aux éruptions cutanées qui constituent la poussée? Une valeur secondaire. On ne peut cependant méconnaître qu'elles peuvent produire une puissante révulsion qui contribue à guérir des irritations chroniques du tube digestif et des principaux organes parenchymateux ; qu'elles modifient l'état de la peau sur laquelle est fixée depuis longtemps une affection herpétique, etc.; à ce point de vue, les éruptions cutanées sont avantageuses, et on doit désirer les voir apparaître.

Mais supposer, comme le fait encore la majorité des médecins, que la poussée donne issue aux humeurs morbides, qu'elle appelle à la peau les principes viciés dont la répercussion entretenait la maladie, c'est créer une hypothèse, c'est retourner à la vieille médecine humorale dont la véritable science a fait justice.

D'ailleurs une foule de maladies ne guérissent-elles pas parfaitement aux eaux minérales qui ne déterminent jamais ou presque jamais d'éruptions cutanées?

Les eaux froides, qu'on prend presque exclusivement en boisson, produisent chaque année la cure d'un grand nombre d'affections chroniques, sans qu'on ait vu survenir la moindre éruption à la peau. Concluons donc que, si l'action topique des eaux offre dans quelques circonstances des avantages réels, elle n'est nullement nécessaire pour déterminer et consolider la guérison des maladies rebelles aux ressources habituelles de la médecine.

§ 3. — Action médicamenteuse.

Les médecins et les chimistes, convaincus que c'est à la minéralisation des eaux qu'il faut rapporter les effets qu'elles produisent, ont prétendu que ces liquides doivent être considérés dans leur ensemble et non dans leurs éléments séparés, qu'ils constituent un *tout* dont les effets peuvent varier, mais que c'est toujours à la même cause qu'il faut les attribuer. Cette erreur a jeté la confusion dans l'histoire thérapeutique des eaux minérales, elle a empêché de distinguer l'*action dynamique* de l'*action médicamenteuse*, distinction fondamentale qui expliquera désormais les contrastes apparents qui se manifestent pendant l'administration interne de plusieurs eaux.

Ce n'est en effet que lorsque les eaux minérales sont prises en boisson qu'elles peuvent provoquer une action médicamenteuse; encore faut-il que les éléments qu'elles renferment soient en quantité suffisante pour agir efficacement; ce n'est point aux atomes impondérables de brome, d'iode, d'arsenic qu'on peut rapporter sérieusement les transformations heureuses produites par un séjour de courte durée aux eaux minérales qui contiennent ces métalloïdes; il n'y a des résultats apparents et incontestables que sous l'influence de doses de sels assez importantes pour opérer une modification dans les tissus ou les liquides de notre corps.

On comprend parfaitement l'action des eaux ferrugineuses, des eaux purgatives à base de soude ou de magnésie, et on ne peut méconnaître les effets produits par les eaux chlorurées ou bicarbonatées sodiques, c'est sur ces deux derniers groupes d'eaux minérales que nous allons principalement fixer notre attention, afin de rendre plus saisissables les explications que nous voulons donner.

Toutes les eaux, avons-nous vu, possèdent une propriété dynamique, c'est leur vertu fondamentale; elles peuvent n'avoir que celle-là, ce qui suffit pour opérer des guérisons nombreuses et variées. C'est ainsi qu'agissent les eaux de Schwalbach, de Schlangenbad, de Néris, d'Evian, etc. Contiennent-elles, au contraire, des principes minéralisateurs abondants? Elles déterminent, prises en bains, les éruptions cutanées diverses dont nous avons parlé; c'est l'*action topique;* administrées à l'intérieur, elles opèrent un double effet, l'*action dynamique* et l'*action médicamenteuse;* donnons à cette analyse plus de développement et prenons d'abord pour objet de nos observations l'eau bicarbonatée de Vichy.

On remarque, dit F. Barthez (1), que les eaux de Vichy commencent par ranimer l'appétit, par favoriser l'assimilation, augmenter sensiblement les forces de la notable partie des buveurs (*action dynamique*). A la longue, à la fin d'une saison de trente jours, par exemple, les malades qui ont pris de l'embonpoint au début de la cure maigrissent visiblement, les forces diminuent, la langueur et l'affaissement se prononcent. Si le dérangement est poussé plus loin, on voit survenir, disent Petit et Trousseau, une bouffissure générale, des hémorrhagies passives (*action médicamenteuse*).

Sous l'influence de l'administration prolongée de l'eau de Vichy et de toutes les eaux à base de soude, il se produit dans le sang des altérations qui transforment le tempérament sanguin en tempérament lymphatique, occasionnent la chloroanémie et déterminent une cachexie qu'on a nommée *alcaline*. La chimie rend compte de tous ces phénomènes, puisqu'elle enseigne que les alcalis ont une action spéciale sur le sang, qu'ils en diminuent la fibrine, et que surtout ils dissolvent les globules rouges.

Ce que nous venons de dire de Vichy s'applique également à Ems dont les eaux sont aussi bicarbonatées sodiques, mais

(1) F. Barthez, *Guide pratique des malades aux eaux de Vichy*, in-12, p. 117 et suiv. Paris, 1851.

à dose moitié moins forte ; il en est de même pour toutes les eaux minérales d'une composition chimique analogue.

Les eaux chlorurées sodiques agissent identiquement comme les eaux bicarbonatées; Kuhn nous a tracé un tableau parfait de la double action des eaux de Niederbronn; c'est un modèle d'observation et de description que nous allons rapporter, parce qu'il expose d'une manière saisissante le contraste produit par l'*action dynamique* et l'*action médicamenteuse*. Kuhn s'exprime ainsi : « Prises en *boisson*, les eaux salines chlorurées portent une douce stimulation sur la muqueuse digestive, excitent légèrement la soif et impriment une plus grande activité à l'estomac, ainsi qu'aux intestins. Leur action se fait surtout sentir par une augmentation considérable de sécrétion des sucs intestinaux, de la bile et du fluide pancréatique. Ce qui les caractérise, c'est la qualité purgative dont elles jouissent en général , pour peu qu'elles soient prises à dose un peu notable, et que leur degré de saturation ne soit pas sensiblement inférieur à la saturation sanguine. Elles purgent d'autant plus facilement qu'elles sont moins gazeuses et que leur température s'approche davantage du degré d'indifférence. L'effet laxatif qu'elles produisent est doux et a l'avantage de pouvoir être continué longtemps sans fatiguer les organes digestifs, comme le feraient les purgatifs ordinaires. Elles sont donc parfaitement à leur place toutes les fois qu'il s'agit de ranimer les fonctions trop languissantes du tube digestif; tout en évacuant, elles relèvent le ton des organes et causent de l'appétit.

« Un autre effet primitif des eaux salines, c'est d'agir puissamment sur la sécrétion urinaire. Aussi leur usage exige-t-il de la modération chez toutes les personnes affectées de dysurie par obstacle mécanique ou de faiblesse paralytique de la vessie.

« Comme elles augmentent d'une manière si remarquable la sécrétion de la muqueuse digestive et des glandes abdomi-

nales, elles doivent nécessairement aussi stimuler, dans la
même proportion, le travail des absorbants et imprimer une
activité égale au système lymphatique. C'est ce que démontrent les urines dans lesquelles on peut retrouver immédiatement la plupart des principes minéralisateurs.

« Ce changement dans les sécrétions, d'une part, et la
grande activité des résorbants, de l'autre, ce continuel
échange de matériaux, cette exagération, enfin, dans le mouvement des humeurs, ne tardent pas à provoquer un effet résolutif plus ou moins marqué, en vertu duquel tous les engorgements chroniques, notamment ceux qui ont leur siége
dans le bas-ventre ou dans le système lymphatique, diminuent
ou disparaissent, pourvu qu'ils soient susceptibles d'être fon-
dus ou résorbés.

« Continué un certain nombre de jours, l'usage des eaux
salines détermine, surtout chez les personnes qui les prennent
pour la première fois, certains phénomènes généraux, phénomènes d'excitation et de réaction organique : c'est ce qu'on
appelle la *fièvre thermale* ou l'*excitation minérale*. Elle se
caractérise par différents symptômes, tels que l'abattement,
l'inappétence, la pesanteur et le gonflement du ventre, un
état d'excitation du pouls, la somnolence ou l'insomnie, l'a-
gitation nocturne, le réveil d'anciennes douleurs, plusieurs
indices de pléthore, comme l'oppression de poitrine, etc. Ce
mouvement critique peut survenir après cinq, six ou dix jours
de cure, et persister un nombre de jours indéterminé. Beaucoup de personnes s'en aperçoivent à peine, tandis que chez
d'autres il devient parfois très-intense. Généralement la
fièvre thermale n'offre rien de grave; elle est même loin
d'être de mauvais augure ; elle n'atteste que l'impressionnabilité de l'organisme pour l'agent minéralisateur, et prouve
que ce dernier a pénétré dans la composition intime des tissus. Elle se termine d'habitude par des évacuations alvines
plus abondantes, qui sont suivies de soulagement. L'homme

de l'art en doit constamment surveiller les effets afin de la conduire avec le tact et le discernement que commandent les règles de la science. Si elle prend un caractère exagéré, il doit suspendre momentanément la cure ou, du moins, en modérer l'action, diminuer la durée et la température du bain, affaiblir l'eau minérale par un mélange d'eau simple, recourir, en un mot, à des moyens tempérants ou sédatifs. Souvent les émissions sanguines sont nécessaires.

« Après cette première phase du traitement minéral, phase qu'on peut appeler d'*excitation*, il en vient une seconde pendant laquelle la vitalité passe peu à peu de l'état d'excitation à un état inverse : c'est la phase ou la période d'*hyposthénie*. L'action primitive des eaux salines est donc stimulante, et leur action consécutive hyposthénisante. Ce caractère est surtout remarquable dans les eaux salines froides et franchement purgatives. L'hyposthénie s'annonce ordinairement vers le douzième, quinzième ou vingtième jour du traitement; elle se reconnaît chez les malades à une certaine dépression de la vitalité caractérisée par le ralentissement du pouls, par une diminution notable de la chaleur animale, par une certaine pâleur et une inaptitude assez sensible à une contention de l'esprit, à tout travail tant soit peu fatigant.

« Par un usage longtemps continué des eaux, il survient à la suite de l'effet hyposthénisant dont nous venons de parler, une dernière série de phénomènes marqués par des désordres du côté des fonctions digestives et du côté de l'assimilation; l'appétit se perd, l'estomac se dérange, l'haleine s'altère, le sang s'appauvrit, la cohésion des molécules organiques s'affaiblit, et une sorte de dissolution humorale, analogue à l'état scorbutique, se déclare finalement. Ces phénomènes se montrent surtout d'une manière facile et prompte chez les sujets lymphatiques, cachectiques ou affaiblis par de longues maladies.

« Trois temps ou trois périodes sont donc à considérer dans

l'action physiologique des eaux salines, la *stimulation*, l'*hy-posthénie* et la *dissolution humorale*. Nous devons cependant dire tout de suite qu'il n'y a rien d'absolu dans le mode d'apparition de ces phénomènes, qu'ils peuvent manquer l'un ou l'autre, que l'un peut être à peine sensible, tandis que l'autre sera franchement dessiné.

« C'est à la sagacité du médecin à bien diriger ces différentes évolutions de l'action thermale et à les faire tourner au profit du malade (1). »

Cette énumération des phénomènes déterminés par l'eau de Niederbronn prise en boisson, caractérise parfaitement la double action des eaux minérales; on voit d'abord apparaître les signes d'*excitation*, c'est l'*action dynamique;* puis vient l'*action médicamenteuse*, déterminée par les sels contenus dans l'eau; il se produit des combinaisons chimiques qui amènent des changements profonds dans l'organisme, l'action prolongée des sels de soude opère des modifications dans la composition du sang, de là pâleur, ralentissement du pouls, inaptitude au travail, enfin, dissolution humorale, maladie grave qu'on substitue à la première.

Comment Kuhn a-t-il expliqué la production de ces phénomènes? A quelle cause les a-t-il attribués? Il n'a donné aucune explication. Il a eu le mérite de signaler le premier des faits importants, d'en offrir une bonne description, il n'a point été au delà. Il n'en pouvait être autrement, puisque les médecins ignoraient la double et même la triple action des eaux minérales.

Désormais l'obscurité qui enveloppait le mode d'action des eaux minérales, les difficultés qui entouraient leur étude doivent disparaître; la méthode analytique, ici comme partout, a porté la lumière; ce qui semblait mystérieux est devenu simple et intelligible.

(1) J. Kuhn, *les Eaux de Niederbronn*, etc., in-8, p. 96 et suiv. Paris, 1860.

CHAPITRE II

DU MODE D'ADMINISTRATION DES EAUX MINÉRALES.

§ 1. — Des eaux minérales prises en bains.

Les eaux minérales sont administrées sous deux formes principales, les bains et la boisson : les douches, les bains de vapeurs, le massage sont des moyens accessoires, dont nous avons déjà parlé (page 93), qui n'agissent que par le calorique ou par une action physique, ils peuvent être fort utiles, mais leur efficacité ne se rattache nullement aux propriétés des eaux minérales. Il en est autrement des salles d'inhalation et de la pulvérisation aqueuse qui peuvent déterminer des résultats heureux par l'action combinée de la vapeur d'eau, des gaz et peut-être des molécules minérales qui pénètrent dans les voies respiratoires.

Les eaux minérales naturelles sont chaudes ou froides; leur température contribue beaucoup à leur mode d'administration. Les eaux chaudes sont employées en bains et en boisson ; les eaux froides sont presque exclusivement employées en boisson.

Étudiées sous le rapport de leur température, les sources minérales peuvent être divisées en trois grandes catégories, selon qu'elles sont trop froides ou trop chaudes pour être employées en bains à leur sortie de la terre, ou selon qu'elles ont juste la température convenable pour servir à cet usage. D'après ces conditions, Kuhn les a désignées sous les noms de *mésothermes*, d'*hypothermes* et d'*acrothermes*, selon qu'elles ont une température moyenne de 33 à 35 degrés centigrades ou qu'elles sont au-dessus ou au-dessous (1). Rotureau a rangé les

(1) J. Kuhn, *Les eaux laxatives de Niederbronn*, etc., in-8, Introduct., p. xxv. Paris, 1854.

eaux minérales, d'après leur température, en cinq catégories
qu'il nomme hyperthermales, mésothermales, hypothermales,
protothermales et athermales (1).

Quelle que soit la température initiale de l'eau, les bains
peuvent être donnés à des degrés différents, ce qui les a fait
diviser naturellement en bains chauds, tièdes et froids; ce
sujet a beaucoup intéressé les médecins, nous nous en sommes
déjà occupé en traitant la question de l'absorption de l'eau
par la peau (V. p. 77).

Tout récemment la Société d'hydrologie médicale de Paris
est encore revenue sur cette question. Mialhe a voulu démontrer que l'eau du bain s'introduit dans le corps par un
effet d'endosmose. Sales-Girons a fait remarquer que la
peau vivante ne se comporte pas comme la peau morte. Pour
combattre son adversaire, il s'est appuyé sur les expériences de
Hébert, qui, à l'aide du microscope, a suivi tous les phénomènes de l'imbibition de l'épiderme et a démontré que
l'eau ne pénètre pas au-dessous de lui (2).

Cette question avait déjà été traitée fort savamment par
Kuhn; il en a fait le sujet de plusieurs articles qui ont
paru dans les journaux et qui ont été résumés dans la seconde
édition de son ouvrage (3); il est le premier médecin hydrologiste qui ait fait l'application des principes de l'endosmose
à la médecine thermale. Après avoir expliqué comment il
comprend le phénomène, il termine son article en disant :

« Mais les lois de l'endosmose sont-elles admissibles en
physiologie, et les choses se passent-elles dans l'économie vivante comme dans la nature morte ? Cette question assez longtemps débattue dans la science a été diversement résolue;
tandis que les uns, parmi lesquels nous citerons Bœcker

(1) A. Rotureau, *Des principales eaux minérales de l'Europe* (Allemagne),
p. 560. Paris, 1858.

(2) *Société d'hydrologie médicale de Paris*. Séance du 25 avril 1864.

(3) Voir *Gazette médicale de Paris*, année 1853, p. 145; année 1854, p. 46,
94 et 109; enfin p. xv de l'Introduction de l'ouvrage cité. Paris, 1854.

(*Schmidt's Jahrb*. 1850, n° 8), considèrent la force endos-
motique comme ne trouvant aucune application dans l'économie vivante et produisent des expériences à l'appui de leur
assertion, les autres font jouer à cette force un rôle trop absolu en la regardant comme l'agent immédiat du mouvement
vital. De part et d'autre on est allé trop loin, et ici encore la
vérité tient le milieu.

« Il n'y a aucun doute que l'endosmose ne trouve son application dans le corps vivant : partout elle existe, mais seulement comme force latente, se manifestant toutes les fois que
l'intérêt de l'organisme l'exige ou le permet. L'influence nerveuse la tient toujours plus ou moins sous sa dépendance;
mais la température est de toutes les causes modificatrices de
l'endosmose celle qui, dans le domaine de la physiologie, a le
plus de pouvoir (p. xxi de l'introd.).

Toutes ces recherches ont évidemment perdu de leur importance, depuis que nous savons que c'est à l'action dynamique et non à ces causes qu'il faut rapporter les effets des eaux
minérales sur le corps de l'homme.

La température et la durée du bain ont une grande importance thérapeutique; on ne peut cependant rien préciser
sous ce rapport puisque les effets dépendent de l'impressionnabilité des malades et de l'activité des eaux; c'est au médecin qu'il appartient de déterminer le mode d'administration et
les modifications que l'expérience indique. Nous avons déjà
dit que les eaux faiblement minéralisées permettent des bains
d'une longue durée; ils peuvent être de deux heures, de
quatre, de dix, de cent heures. J'ai vu maintenir dans l'eau
pendant deux cent quarante heures consécutives une jeune
femme atteinte d'aliénation mentale; elle a guéri.

Si ces bains prolongés réussissent à Plombières, à Pfeffers,
à Loèche, etc., il est douteux qu'ils auraient le même
succès à Baréges, à Uriage ou à toute autre station minérale où les eaux seraient fortement minéralisées par le

chlorure de sodium et surtout par des principes sulfureux.

Il faut se rappeler que les effets électriques produits par le contact de l'eau minérale avec le corps, sont d'autant plus actifs et énergiques que le liquide est meilleur conducteur de l'électricité; or, les eaux salées et les eaux sulfureuses, ainsi que le démontre l'expérience galvanométrique, sont remarquables par la puissance du courant. Les médecins eux-mêmes ont remarqué que les bains produisent des effets plus utiles que l'ingestion de l'eau.

« A Vichy, dit Rotureau, comme à Carlsbad et à beaucoup d'autres sources, la circulation encéphalo-rachidienne est plus vivement stimulée par les bains que par le traitement interne (1). A Aix, en Savoie, à Baréges, l'usage seul des bains suffit pour provoquer l'expulsion d'une grande quantité des dépôts sablonneux formés d'acide urique; M. Despine m'a montré une grande boîte renfermant plus de deux cents petits paquets contenant des graviers d'acide urique rendus par des personnes qui n'avaient pris que des bains; M. Le Bret a fait les mêmes remarques à Baréges :

« J'ai constaté, dit-il, le dépôt pulvérulent et orangé des urines aussi bien chez ceux qui usent du bain et de la douche uniquement, que chez les malades qui y joignent l'ingestion, d'ailleurs assez restreinte en général, de l'eau de la source du Tambour.

Quelques lignes auparavant le même auteur avait dit :

« Or, pour ne parler que de ce que j'ai eu la fréquente occasion d'observer, le phénomène de dépôt d'acide urique au fond du vase est très-commun à Baréges, chez les malades de toute classe qui font usage des eaux, et j'ajouterai quelle que soit la nature des infirmités pour lesquelles ils ont recours à la cure des eaux sulfureuses. Qu'il s'agisse de scrofule des os, d'affections articulaires, de lésions traumatiques, de maladies cutanées, de syphilis et de rhumatisme, l'expérience démontre

(1) Arm. Rotureau, *Des principales eaux de l'Europe,* — *France,* p. 358.

que vers le neuvième bain dans la majorité des cas, vers le douzième au plus tard, il se produit un malaise général, caractérisé par de la courbature, de la céphalalgie, de l'anorexie, de l'insomnie.

Un peu plus loin, Le Bret ajoute : « Ce que je puis affirmer, c'est que le fait de la présence de dépôt d'acide urique dans les urines en quantité notable se répète sur une si large échelle à Baréges qu'il y aurait témérité à considérer comme autant de graveleux tous les malades qui en fournissent l'exemple (1). »

Les mêmes remarques m'ont été signalées dans un grand nombre de stations minérales en France et à l'étranger; il faut donc en conclure que les bains jouissent d'une efficacité qui souvent l'emporte sur celle des eaux prises en boisson.

Ce fait trouve facilement son explication dans la vaste surface offerte par la peau au contact de l'eau minérale ; il en résulte des réactions électriques qui retentissent profondément, atteignent les organes les plus cachés, excitent leurs fonctions, et, en ce qui concerne les reins, déterminent la formation instantanée de l'acide urique.

C'est encore à cette cause qu'il faut attribuer la sécrétion abondante d'urine pendant qu'on est dans le bain, ce qui a fait croire longtemps à l'absorption du liquide par la peau.

On a fait beaucoup de tentatives pour chauffer les eaux froides, afin de pouvoir les administrer en bains. Les résultats ne sont pas très-heureux pour les eaux ferrugineuses qui toutes sont décomposées par la chaleur; l'acide carbonique se dégage, et l'oxyde de fer se précipite.

Les eaux salines, lorsqu'elles ne contiennent pas une trop grande quantité de fer, supportent mieux l'expérience. Le plus grand inconvénient de l'élévation de température, c'est de faire éprouver aux eaux froides une modification dans leur état primitif et, très-probablement, d'affaiblir leur pou-

_____
(1) *Annales de la Société d'hydrologie médicale de Paris*, t. X, p. 170.

voir dynamique; je dis très-probablement, parce que je n'ai pas fait d'expérience directe, et que, seule, elle peut prononcer affirmativement sur ce point.

Plusieurs procédés ont été inventés pour chauffer les eaux minérales froides : à Contrexéville, l'eau est chauffée par un serpentin dans lequel passe de la vapeur d'eau bouillante; les baignoires sont incrustées d'une couche d'émail, afin d'enlever facilement le dépôt ocreux qui se forme toujours malgré les soins les plus minutieux.

A Kreuznach, chaque baignoire est munie d'un double fond dont la paroi supérieure est de cuivre et l'inférieure de bois. A ce double fond est adapté un robinet d'où part un tube qui communique avec un réservoir de vapeur d'eau bouillante. Veut-on préparer le bain, en même temps qu'on fait arriver l'eau minérale dans la baignoire, on ouvre le robinet qui livre passage à la vapeur. Celle-ci se précipite dans l'espace vide du double fond, échauffe la paroi supérieure de cuivre, et, par suite, communique avec une telle rapidité son calorique au bain, qu'en une dizaine de minutes il atteint 32° à 35° centigrades; alors vous fermez le robinet. La vapeur n'arrivant plus, le fond de cuivre se refroidit jusqu'à ce qu'il soit mis en équilibre avec la température de l'eau, et le malade peut entrer dans le bain.

Ce procédé simple et ingénieux est connu en Allemagne sous le nom de *méthode de Schwartz*.

Malgré tous ces soins, l'eau minérale froide, chauffée artificiellement, paraît exercer sur l'organisme une action moins active que les eaux naturellement chaudes; on l'a si bien compris à Contrexéville qu'on ajoute souvent dans le bain 200 à 250 grammes de carbonate de soude. Le docteur Millet insiste sur ce fait et recommande de remplacer les bains par la douche qui, selon lui, « fouette les reins et les force pour ainsi dire à expulser les graviers qu'ils contiennent; » explication mécanique qui peut être contestée, mais qui ne détruit pas le résultat. Cet observateur ajoute : « Les douches me faisaient et m'ont fait un bien infini ; je rendais, après chaque douche, dans la nuit, des quantités fabuleuses de sable rouge, très-fin, très-délié (1). »

A Kreuznach on ajoute au bain d'eau minérale simple la Mutterlaüge ; on commence par un ou deux litres, et on augmente graduellement jusqu'à ce qu'on ait atteint la dose de 35 à 40 litres pour un bain. Quant aux eaux sulfureuses froides, on n'a point essayé, que je sache, de les faire chauffer pour les administrer en bains, car elles perdraient évidemment tout l'acide sulfhydrique qu'elles renferment.

§ 2. — Des eaux minérales prises en boisson.

Les eaux minérales prises en boisson agissent sur nos organes par l'effet du contact et par leurs éléments chimiques ; elles exercent donc une double action qui répond au pouvoir dynamique et au pouvoir médicamenteux. L'*effet de contact* est le résultat immédiat de l'introduction de l'eau dans la bouche et dans l'estomac ; l'impression varie selon la température du liquide ; l'action électrique diffère selon la composition chimique ; elle est très-vive lorsque l'eau est sulfureuse ; l'expérience galvanométrique a mis tous ces faits en évidence. (V. p. 181.)

Les eaux minérales prises en boisson produisent, habituellement, une stimulation légère qui provoque la soif et détermine les malades à prendre en peu de temps plusieurs verres d'eau. Si on dépasse la limite des forces de l'estomac, il survient de la pesanteur, du malaise, des nausées, des vomissements ; la bouche se sèche, la langue devient saburrale, on finit quelquefois par ne plus pouvoir supporter la plus faible quantité d'eau.

Certaines personnes éprouvent une aversion invincible

(1) Aug. Millet, *Une saison à Contrexéville*, in-8, p. 43. Paris, 1863.

pour l'eau minérale. Roubaud cite l'exemple d'une jeune
fille de vingt-deux ans qui lui avait été adressée par Fremy,
médecin des hôpitaux de Paris, et qui ne put jamais supporter
l'eau de Pougues, quelle qu'en fût la dose et quelle que fût
l'altération qu'on lui fît subir en la mêlant avec du lait, du
sirop, du vin (1).

D'autres personnes supportent, au contraire, des quantités
énormes d'eau minérale ; les malades, à Contrexéville, prennent habituellement, de cinq heures à neuf heures du matin,
de sept à quinze verres d'eau ; au dire du docteur Mamelet,
il en est qui boivent de 6 à 10 kilogrammes d'eau. J'ai vu
à Vichy et à Evian des hommes qui allaient jusqu'à boire
quinze litres d'eau par jour. « Il semblerait, dit James, en
parlant de Contrexéville, qu'une telle abondance d'eau minérale, ingérée dans l'estomac, dût fatiguer et, comme on dit,
noyer ce viscère. Presque toujours, au contraire, l'appétit augmente notablement et les digestions deviennent plus rapides
et plus faciles. C'est vrai au début, mais un peu plus tard les
organes digestifs se fatiguent. Les *actions chimiques* commencent dès que l'eau est introduite dans la bouche, nos expériences
le démontrent parfaitement ; elles continuent dans l'estomac,
les intestins, le sang, les reins et jusque dans la vessie. Lorsque l'eau minérale est parvenue dans l'estomac, elle trouve
dans ce viscère des liquides divers, mais spécialement le suc
gastrique ; les physiologistes ont beaucoup discuté sur la
composition chimique de ce liquide, mais, aujourd'hui, il est
admis qu'il renferme de l'eau, des sels nombreux et plusieurs acides, notamment les acides chlorhydrique, lactique
et phosphorique (2).

L'eau minérale pénétrant dans l'estomac, les réactions
s'établissent, et elles déterminent à l'instant des actions électriques ; la décomposition de l'eau minérale est plus ou moins

(1) Roubaud, *Eaux minérales de Pougues*, etc., p. 28.
(2) Longet, *Physiologie*, t. I, p. 303.

prompte, selon la nature des sels qu'elle contient; elle est très-rapide pour les sels bicarbonatés, toutefois le dégagement de l'acide carbonique ne s'opère pas d'une manière égale pour toutes les eaux ; on peut en acquérir la preuve en soumettant, comme je l'ai fait, les eaux de Contrexéville, de Vichy, d'Ems, de Vittel et de Pougues à l'action d'une pile de Bunsen. On ne tarde pas à voir se dégager des bulles, faciles à distinguer de celles formées par l'oxygène et l'hydrogène qui, relativement, sont très-petites. Ces bulles adhèrent aux parois du vase qui doit être en verre afin de mieux apprécier les effets de la décomposition. Ce sont les eaux de Contrexéville, de Vichy qui abandonnent le plus promptement l'acide carbonique.

Le premier résultat de l'introduction de l'eau minérale dans l'estomac est la stimulation de l'organe, puis, assez souvent, une excitation générale qui se manifeste de diverses manières ; chez quelques malades, c'est de la lassitude, le besoin de sommeil ; chez d'autres, il y a agitation, insomnie, étourdissements et même quelques symptômes d'ivresse. « Quelquefois, dit Gerdy, l'eau d'Uriage, comme les autres eaux sulfureuses, donne lieu à une sorte d'ivresse; ses effets, d'ailleurs, varient suivant la quantité que l'on en boit, suivant la manière dont on la boit, et aussi suivant les individus (1). »

M. Rotureau signale les pesanteurs de tête et une sorte d'enivrement provoqués par l'ingestion des eaux d'Ems et de celles de Vichy. Mamelet indique la fréquence de ces phénomènes à Contrexéville ; j'y ai vu un malade chez lequel l'ivresse était portée si loin que ses jambes étaient chancelantes et qu'il était obligé de s'asseoir pour ne pas tomber.

Cette ivresse passagère, qui a tant préoccupé les médecins et les malades, s'explique facilement par le dégagement de l'acide carbonique occasionné par la décomposition des sels

---

(1) V. Gerdy, *Études sur les eaux minérales d'Uriage*, in-8, p. 141 ; 1849.

carbonatés ; c'est l'effet du vin de Champagne et de toute boisson gazeuse.

Les eaux sulfureuses déterminant, ainsi que nous l'avons démontré, des réactions électriques énergiques, provoquent, dès leur introduction dans la bouche et dans l'estomac, une excitation fort vive ; le pouls s'accélère, la face se colore, l'agitation et l'insomnie surviennent.

Un autre ordre de phénomènes se manifeste lorsque l'eau minérale, quelle qu'elle soit, est introduite dans le sang par le fait de l'absorption ; le liquide y rencontre l'oxygène, l'acide carbonique, l'azote, l'urée, enfin les éléments nombreux et variables qui entrent dans la composition du sang. Une partie de ces éléments est susceptible de combinaisons nouvelles qui, en s'opérant, déterminent des réactions électriques ; de là excitation générale, augmentation des sécrétions, retour des forces et manifestation des phénomènes vitaux que nous avons déjà décrits.

Les mêmes causes continuant d'agir, des effets de même ordre se répètent dans les reins ; ces organes, chargés d'éliminer les matières étrangères à la composition normale du sang, augmentent d'activité, les uretères, la vessie reprennent de l'énergie, la miction devient plus facile, et les malades, ravis des changements heureux survenus dans leur situation, s'étonnent de la force avec laquelle ils expulsent les urines. On voit des calculs, longtemps immobiles dans des organes inertes, se déplacer, être entraînés par les urines devenues abondantes, enfin être expulsés sans douleur et quelquefois à l'insu des malades.

Souvent il n'y a pas de calcul ; les urines ne charrient que des sables rougeâtres dont la quantité est quelquefois fort considérable ; malades et médecins en sont étonnés, et ces derniers se sont souvent demandé s'il est possible d'admettre qu'ils étaient en dépôt dans les organes urinaires et spécialement dans les reins. Beaucoup ont répondu affirmativement, quelques-uns ont soupçonné que l'excitation produite par la médication minérale pouvait contribuer à la production du phénomène, mais ils n'ont pas été au delà ; la question est donc restée sans solution.

Il nous semble nécessaire d'aborder cette difficulté et de chercher si, en nous appuyant sur les données physiologiques admises, nous ne pourrions pas arriver à une explication scientifique.

L'urine est un liquide sécrété par les reins, il sert à débarrasser le sang des matériaux en excès et par conséquent susceptibles de devenir nuisibles à l'organisme. La sécrétion de l'urine est continue ; elle suinte de l'extrémité de petits tubes innombrables, sorte de filtres qui entrent dans la structure du rein ; elle descend par les urétères dans la vessie où elle tombe goutte à goutte. L'urine à l'état normal, chez l'homme, est un liquide de couleur jaune clair, salé et légèrement acide. Sa composition chimique est très-variable, elle tient nécessairement à la quantité de boisson ingérée, à la nature des aliments, à l'état de santé ou de maladie. Voici, d'après Berzelius, l'analyse de l'urine normale chez l'homme (1) :

Eau..	933,00
Urée...	30,10
Acide lactique libre............................ ⎫	
Lactate ammonique.............................. ⎬	
Extrait de viande soluble dans l'alcool........... ⎬	17,14
Matières extractives solubles seulement dans l'eau. ⎭	
Acide urique....................................	1,00
Mucus vésical..................................	0,32
Sulfate potassique..............................	3,71
Sulfate sodique.................................	3,16
Phosphate sodique..............................	2,94
Phosphate ammonique..........................	1,65
Chlorure sodique...............................	4,45
Chlorure ammonique...........................	1,50
Phosphate calcique et phosphate magnésique.......	1,00
Silice..	0,03
	1000,00

(1) Berzelius, *Traité de chimie*, etc., trad. française, par Esslinger, t. VIII p. 392. Paris, 1833.

Comme les caractères de l'urine humaine varient suivant le moment de son émission, la plupart des chimistes ont pris, pour leurs analyses, toute l'urine rendue dans les vingt-quatre heures.

La partie essentielle de l'urine est l'*urée*. Cette substance azotée est à l'état de dissolution dans l'urine; elle forme à elle seule la plus grande partie des matières organiques de l'urine évaporée. L'*urée* est de toutes les matières azotées connues la plus riche en azote; elle en contient 46,7 pour 100. On la considère comme l'un des produits des matières albuminoïdes.

La quantité moyenne d'urée contenue dans l'urine est, d'après Berzelius, de 3 pour 100 ou, si on veut, de 30 parties pour 1000.

D'autres chimistes admettent que cette proportion est trop forte, qu'elle ne dépasse pas 22 pour 1000. Dans les 1,250 grammes d'urine rendue par jour, en moyenne, il y a donc 36 grammes d'urée selon les uns, et seulement 28 grammes selon les autres. La composition chimique de ce corps, d'après M. Regnault (1), est ainsi constituée : $C^2H^4Az^2O^2$.

L'urée n'existe pas seulement dans l'urine, on la retrouve aussi dans le sang. Les travaux récents de MM. Picard, Poiseuille et Gobley (2) ne permettent plus le doute à cet égard. Il est vrai que, dans l'état physiologique, la quantité d'urée contenue dans le sang est très-faible; pour 1,000 grammes de sang il y a en moyenne $0^{gr},2$ d'urée. Ce fait suffit pour constater que l'urée ne se forme pas dans le rein, mais bien qu'elle s'engendre dans l'organisme par suite des métamorphoses de nutrition; ce qui d'ailleurs a été démontré par une expérience importante faite par MM. Prévost et Dumas. Ces célèbres expérimentateurs enlevèrent le rein à

---

(1) M. V. Regnault, *Cours de chimie élémentaire*, t. IV, p. 890.

(2) Poiseuille et Gobley, *Recherches sur l'urée* (*Comptes rendus de l'Acad. des sciences*, 1859).

des animaux et constatèrent que non-seulement l'urée existe dans le sang, mais qu'elle peut s'élever accidentellement jusqu'à 10 grammes pour 1,000 grammes de sang.

Il est encore un fait important à noter, c'est que le sang artériel qui entre dans le rein, et le sang veineux qui en sort, ne contiennent pas la même quantité d'urée. M. Picard a constaté sur un chien que le sang de l'artère rénale contenait, sur 1,000 grammes, $0^{gr},36$ d'urée et seulement $0^{gr},18$ dans le sang de la veine rénale. Sur un second chien il n'a plus trouvé sur 1,000 grammes de sang que $0^{gr},4$ d'urée dans le sang de l'artère rénale, et $0^{gr},2$ dans la veine, c'est-à-dire moitié moins d'urée dans le sang de la veine que dans le sang de l'artère.

On peut donc déduire de ces faits et de plusieurs autres encore que les reins, en ce qui concerne l'urée, exercent une action de séparation et non une action de formation spéciale.

L'urée, introduite dans la circulation générale, passe sans s'oxyder à travers l'économie ; aussi la retrouve-t-on intacte dans l'urine.

Mais l'urine contient encore un autre corps qui a de l'analogie avec l'urée ; c'est l'*acide urique ;* sa composition chimique est représentée, d'après M. Regnault, par $C^{10}H^4Az^4O^6$; elle diffère donc sensiblement de l'urée ; cet acide existe à l'état libre ou combiné avec la soude, dans cette dernière circonstance il forme un urate alcalin soluble.

L'acide urique est considéré comme un produit d'oxydation des matières azotées moins avancé que l'urée. L'acide urique, à l'état normal, existe dans l'urine de l'homme et dans celle des animaux carnivores, mais en proportion très-faible relativement à l'urée ; tandis qu'il y a 30 grammes d'urée pour 1,000 grammes d'urine, il n'y a guère que 1 gramme d'acide urique pour la même quantité de ce liquide.

L'urée est très-soluble ; l'acide urique libre est insoluble

dans l'alcool, presque insoluble dans l'eau froide et peu soluble dans l'eau bouillante; une partie d'acide urique exige,
pour se dissoudre, 1,800 à 1,900 parties d'eau bouillante (1) :
aussi, à peine est-il en excès dans l'urine, qu'il se précipite,
il tombe au fond de la vessie, et quand il en est expulsé on
le trouve dans le vase sous forme de sable jaune ou jaune-
rougeâtre.

L'acide urique se combine souvent avec la soude, il forme
alors un urate alcalin soluble : cette circonstance explique
pourquoi on ne trouve pas constamment des dépôts d'acide
urique dans les urines.

Quelques auteurs, parmi lesquels M. Longet, admettent
que l'acide urique peut exister tout formé dans le sang; cette
opinion ne paraît pas fondée, l'insolubilité de cet acide s'y
oppose. On s'accorde généralement à penser que l'acide urique est un produit d'excrétion du rein lui-même.

Ces données physiologiques, empruntées en partie aux ouvrages de MM. Longet et J. Béclard, nous permettent de donner actuellement l'explication de la formation abondante
d'acide urique dans diverses circonstances de la vie et spécialement pendant l'administration des eaux minérales. Remarquons d'abord que la quantité de sang qui passe par les reins,
en vingt-quatre heures, est étonnante : d'après M. Valentin,
dont le calcul est basé sur la vitesse du cours du sang dans
les artères et sur l'aire des vaisseaux des reins, ces organes seraient traversés par 224 grammes de sang par minute, c'est-
à-dire en vingt-quatre heures par 350 kilogrammes de sang.
MM. Poiseuille et Gobley adoptent un chiffre beaucoup plus
élevé, ils estiment que chez l'homme, dont les reins pèsent
ensemble 379 grammes, il doit passer en vingt-quatre heures
dans ces organes 1,000 kilogrammes de sang. Quel que soit
le chiffre exact, il est énorme; cependant il s'accroît encore
lorsque la circulation s'accélère sous l'influence de la fièvre

(1) Ch. Gerhardt, *Traité de chimie organique*, t. I, p. 489. Paris, 1853.

ou de l'excitation produite par les eaux minérales. Il est donc
facile de comprendre que, quelque faible qu'on puisse supposer la sécrétion de l'acide urique par les reins, elle acquiert
de grandes proportions lorsque les organes sécréteurs sont
spécialement excités. Or, les eaux minérales, stimulant tous
les tissus, agissent nécessairement sur les reins, d'où il résulte
que l'acide urique apparaît et forme des dépôts plus ou moins
abondants. La fièvre ne produit pas le même effet que les
eaux minérales, parce que l'accélération du cours du sang est
due alors à une perturbation pathologique, tandis que dans
l'autre circonstance c'est un accroissement physiologique de
la vitalité et spécialement de celle des reins.

Les bains d'eau minérale, produisant l'excitation que nous
avons si souvent signalée, suffisent pour accélérer la circulation, stimuler les reins et déterminer la formation d'acide
urique, ce que constate l'expérience ; ces effets seront d'autant plus prononcés que les eaux seront plus actives ; c'est
ce qui explique l'action puissante des eaux sulfureuses.

Lorsque l'eau minérale est prise en boisson, elle exerce
naturellement une action plus rapide que le bain ; introduite dans le sang par le fait de l'absorption, elle atteint le
rein directement, aussi les effets sont-ils prompts et énergiques ; elle stimule les uretères, la vessie, le canal de l'urètre,
elle entraîne le sable et les graviers et produit tous les phénomènes rapportés par les auteurs. Mais il faut se garder
de prendre une quantité d'eau exagérée, surtout si les reins
sont souffrants.

« Lorsqu'il existe des douleurs dans les reins, dit M. Durand-Fardel (1), une dose trop élevée d'eau minérale les exaspère au point de déterminer des coliques néphrétiques ou
de l'hématurie, même chez des individus qui n'ont jamais
éprouvé de semblables accidents. »

Roubaud a fait des remarques analogues.

(1) Durand-Fardel, *ouvr. cité*, 2ᵉ édit., p. 643.

« Le premier et le plus remarquable effet de l'eau de Pougues, dit-il, sur l'appareil urinaire est l'augmentation du
produit de la sécrétion rénale et la fréquence du besoin d'uri-
ner; par conséquent l'action primitive de l'eau minérale de
Pougues sur l'appareil que nous étudions est d'être excitante
et même irritative, car son usage prolongé amène des élan-
cements dans la vessie et des picotements dans le canal de
l'urètre. »

Ces remarques doivent être prises en sérieuse considération
et servir d'avertissement aux buveurs imprudents qui s'imaginent hâter leur guérison en ingérant une grande quantité
d'eau en peu de temps. On peut poser en principe qu'il est
préférable de boire peu à la fois et de recommencer souvent, plutôt que de prendre coup sur coup plusieurs verres
d'eau minérale : il vaut mieux produire une stimulation
modérée et soutenue de l'organisme que de déterminer
une excitation énergique suivie bientôt d'un relâchement
complet.

Ayant démontré en outre que la sécrétion d'acide urique
est augmentée par les eaux minérales prises abondamment,
on peut tourner ainsi dans un cercle vicieux : on boit pour
chasser le gravier, et plus on boit, plus on en expulse.

Toutes les eaux minérales n'agissent pas de la même manière sur l'acide urique; les eaux ferrugineuses calciques, bicarbonatées ou crénatées se bornent à stimuler les reins, à
expulser ou à produire cet acide ; les eaux bicarbonatées sodiques, celles de Vichy notamment, font disparaître le gravier; la décomposition que ces eaux éprouvent dans l'intérieur
du corps mettent la soude en contact avec l'acide urique, il
se forme immédiatement un urate de soude soluble, invisible, dont la présence ne peut être constatée que par les réactifs chimiques.

Cette disparition prompte des sables uriques, par l'usage
de l'eau de Vichy ou d'autres eaux bicarbonatées sodiques, a

fait croire à la supériorité de ces eaux sur d'autres dont la composition est différente. C'est une illusion dont on est dupe ; il n'est pas rare de voir des malades qui, après avoir fait usage des eaux bicarbonatées sodiques, les abandonnent et accordent la préférence à celles de Contrexéville, d'Évian, de Vittel, de Pougues, etc.

La plupart des médecins, convaincus que les principes minéralisateurs des eaux sont les seuls agents actifs, ont considéré les eaux bicarbonatées sodiques comme seules spéciales contre la gravelle urique ; quant aux autres, ils les considèrent comme n'exerçant qu'une action mécanique ; la quantité d'eau prise par les malades leur semble produire l'effet d'une écluse de chasse dont l'eau entraîne les sables par la force du courant ; cette pensée n'est plus admissible aujourd'hui.

On a prétendu, pour soutenir cette dernière opinion, qu'on retrouve, par l'analyse chimique, dans les eaux bues et expulsées, tous les principes constituants de l'eau prise à la source. C'est vrai, et il n'en peut être autrement pour les éléments minéralisateurs, les matières organiques seules éprouvant des décompositions qu'il n'est pas possible de reconstituer ; mais cette objection est sans valeur ; en effet, n'avons-nous pas prouvé (p. 29) que les procédés d'analyse ne nous offrent pas les corps extraits des eaux minérales tels qu'ils sont à l'état de composition naturelle ? Lorsque le chimiste a terminé le travail de décomposition, il associe les éléments selon leur affinité présumable et il reconstitue *hypothétiquement* le liquide soumis à son examen ; or, les eaux expulsées contenant nécessairement les éléments des corps minéraux tenus en dissolution, il doit les retrouver dans les urines.

Les auteurs ont-ils expliqué les faits que nous venons d'exposer ?

Nullement : M. Roubaud l'avoue et il n'hésite même pas à avancer que les chimistes ne seraient pas moins embarrassés que les médecins à donner la solution des difficultés ;

puis, se laissant entraîner par un élan de franchise un peu vive, il s'écrie : « Acceptons le fait, et pour tout commentaire sachons avouer notre ignorance ; portons dans l'étude des eaux minérales l'esprit d'observation et nul autre, et nous débarrasserons ainsi la science nouvelle de toutes ces théories et classifications qui la faisaient assez volontiers ressembler aux écuries d'Augias (1). »

CHAPITRE III

DES SAISONS.

On donne généralement, en hydrologie médicale, le nom de *saison* à un espace de temps de vingt à trente jours pendant lesquels on fait usage des eaux. Beaucoup de médecins ont critiqué cette pratique, prétendant que le séjour des malades aux eaux est trop court, qu'il est insuffisant. La question ne peut être résolue que par l'étude attentive des faits.

Il est certain que beaucoup de personnes éprouvent, après vingt ou trente bains, des changements heureux dans leur santé, et que, si elles dépassent ce nombre, il survient un malaise général, de la soif, de l'amertume à la bouche, de la sécheresse à la peau, enfin de la fièvre ; symptômes qui dénotent qu'un état pathologique va succéder à l'excitation physiologique et salutaire produite primitivement par les eaux. Ces faits démontrent que ce n'est pas sans motif que les médecins, guidés par l'expérience acquise, ont établi l'usage des saisons.

Il est vrai qu'une notable partie des malades quitte les eaux sans avoir éprouvé le changement espéré ; mais cette apparence est trompeuse ; souvent il arrive que l'excitation

(1) F. Roubaud, *Eaux minérales de Pougues*, etc., in-8, p. 643 ; 1863.

organique ne se révèle pas immédiatement, qu'il s'opère un
travail lent et sourd qui croît progressivement sous l'influence
de l'impulsion première, et qui aboutit à une crise qui éclate
quelque temps après le retour au domicile. Les malades
s'écrient alors qu'ils se sont mal trouvés des eaux, qu'à
peine rentrés chez eux, il ont été pris d'un violent accès de
goutte, de douleurs rhumatismales, d'une fièvre aiguë ou de
tout autre phénomène de perturbation générale. Ces malades
se trompent; les accidents dont ils se plaignent ne sont qu'une
crise heureuse, généralement suivie d'une amélioration durable de la santé.

Quoi qu'il en soit, que les effets des eaux soient immédiats
ou consécutifs, ils se maintiennent généralement pendant six
à huit mois ; ils ne cessent que lorsque l'organisme retombe
dans les conditions d'affaissement où il était précédemment ;
ils continuent indéfiniment lorsque le sujet est jeune, robuste,
et qu'il écarte les causes qui avaient amené la maladie première.

Quelquefois on n'observe pas de crise secondaire ; le rétablissement de la santé arrive par transitions insensibles ; les
effets bienfaisants des eaux n'apparaissent que lorsqu'ils sont
accomplis.

Les malades, et même les médecins, insistent, dans certains cas, pour qu'une nouvelle saison soit recommencée
lorsque la première n'a pas été suivie de résultats apparents ;
la question est délicate et un avis fondé est difficile à donner
puisqu'il est impossible d'apprécier exactement le travail
moléculaire qui s'accomplit en silence ; la prudence com-
mande de ne pas dépasser le nombre de trente bains ; aller au
delà, c'est s'exposer à des accidents dont on ne peut prévoir la
gravité.

Le médecin ne doit donc pas se prêter avec trop de complaisance aux désirs des malades ; toutefois il n'y a rien
d'absolu ; on trouve fréquemment des constitutions lym-

phatiques, molles, sans ressort, qu'il faut stimuler longtemps avant de les faire mouvoir; celles-là peuvent impunément, et même avec avantage, supporter longtemps l'excitation produite par les eaux minérales; c'est ainsi qu'à Kreuznach, les malades, presque tous lymphatiques et scrofuleux, prennent quarante et soixante bains de suite et s'en trouvent bien.

C'est au médecin habile qu'il appartient de discerner les éléments dominants de la constitution du malade; guidé par des connaissances physiologiques exactes, il arrivera facilement à comprendre que l'excitation électrique, déterminée par le contact de l'eau minérale et par les actions chimiques, sera toujours proportionnelle à la vitalité des tissus. On voit des femmes nerveuses, impressionnables, qui peuvent à peine supporter quelques cuillerées d'eau sulfureuse ou prendre un bain d'un quart d'heure.

L'usage prolongé des bains, ou de l'eau prise en boisson, peut en affaiblir les effets, et même les rendre nuls; c'est ainsi que les personnes habituées au café n'en ressentent plus la stimulation.

Ce n'est point impunément qu'un homme sain, bien portant, prendra les eaux minérales avec continuité; chez lui les organes fonctionnant normalement sont suffisamment stimulés; si l'excitation physiologique est accrue par l'emploi des eaux, elle aboutit à une exaltation générale, à la fièvre, à la congestion cérébrale, à l'apoplexie. J'ai vu cet événement survenir, en 1863, à Évian, dont les eaux cependant semblent d'une innocuité complète. C'est ainsi que se produisent, chaque année, des accidents graves chez des imprudents qui font un usage intempestif des eaux.

Pagès, médecin inspecteur des eaux de Baréges, en 1840, recommande aux personnes bien portantes de s'abstenir de ces eaux, parce que, dit-il, dans son rapport adressé à l'Académie de médecine, j'en ai vu plusieurs qui, après trois bains tièdes de trois quarts d'heure de durée, ont été atteintes

d'une fièvre inflammatoire qui a nécessité un traitement antiphlogistique rigoureux.

L'époque à laquelle commencent les saisons d'eaux minérales varie nécessairement selon les climats, la hauteur des
montagnes, l'encaissement des vallées, l'humidité du sol;
il faut ajouter l'installation des établissements qui contribuent
encore à hâter ou à retarder l'ouverture des saisons minérales; il en est qui ne restent ouverts que pendant trois mois
de l'été; d'autres ne ferment jamais, même pendant l'hiver.

Le Conseil de santé des armées s'est occupé récemment de
cette question; après avoir recueilli les indications des médecins militaires attachés aux stations thermales, il a présenté
au ministre de la guerre un travail qui a été adopté, et que
nous allons résumer, parce qu'il peut servir de guide dans
beaucoup de circonstances. Ce travail comprend les eaux
minérales de la France et celles de l'Algérie où il existe des
établissements militaires.

La répartition des saisons est établie de la manière suivante, afin de satisfaire aux besoins actuels notablement
accrus, et pour permettre à un plus grand nombre de malades de profiter de la précieuse ressource thérapeutique offerte par les eaux minérales (1).

Amélie-les-Bains (4 saisons) : la première du 1er mai au
14 juin; la deuxième, du 15 juin au 31 juillet; la troisième,
du 1er août au 14 septembre; la quatrième, du 15 septembre
au 1er octobre. *Même station;* saisons d'hiver (2 saisons),
la première, du 1er décembre au 31 janvier; la deuxième,
du 1er février au 31 mars.

Baréges et Guagno, en Corse (3 saisons) : la première,
du 1er juin au 9 juillet; la deuxième, du 10 juillet au 19 août;
la troisième, du 20 août au 30 septembre.

_____

(1) Instruction ministérielle du 20 février 1864 contenant les nouvelles
dispositions relatives à la répartition et à la durée des saisons thermales des
établissements militaires de la France et de l'Algérie.

Bourbonne et Bourbon-l'Archambault (3 saisons) : la première, du 15 mai au 24 juin; la deuxième, du 25 juin au 4 août; la troisième, du 5 août au 15 septembre.

Plombières (4 saisons) : la première, du 15 mai au 14 juin; la deuxième, du 15 juin au 14 juillet; la troisième, du 15 juillet au 14 août; la quatrième, du 15 août au 15 septembre.

Vichy (4 saisons) : la première, du 1er mai au 7 juin; la deuxième, du 8 juin au 15 juillet; la troisième, du 16 juillet au 22 août; la quatrième, du 23 août au 30 septembre.

Algérie, Hamman- Rir'a, Hamman-Melouane, Bains de la Reine et Hamman-es-Koutin (3 saisons) : la première, du 15 avril au 24 mai ; la deuxième, du 25 mai au 30 juin; la troisième, du 15 septembre au 31 octobre. Ainsi, en Afrique, c'est la saison d'été qu'on supprime.

CHAPITRE IV

DU CHOIX DES EAUX MINÉRALES SELON LA NATURE DE LA MALADIE.

§ 1. — Considérations générales.

Les traités généraux d'hydrologie médicale ne nous offrent que des indications fort incomplètes; elles sont insuffisantes pour guider le médecin dans le choix spécial qu'il doit faire d'une eau minérale destinée à combattre une maladie qui paraît en réclamer l'emploi. Il faut recourir aux excellents rapports faits à l'Académie de médecine de Paris par Patissier, le 5 février 1839 et le 14 août 1841 (1), pour trouver

(1) *Bulletin de l'Académie royale de médecine de Paris,* t. III, p. 475 ; t. VI, p. 951.

des documents d'un haut intérêt et d'une grande valeur pratique. C'est chose difficile pour le médecin, et quelquefois fort grave pour le malade, de faire choix d'une station minérale préférablement à toute autre; le problème est d'autant plus compliqué que les eaux minérales sont très-nombreuses, que leur composition chimique est fort variée, et qu'elles peuvent être utiles ou nuisibles selon les effets produits par l'action dynamique ou l'action médicamenteuse.

Le premier soin du médecin doit être de déterminer avec exactitude la nature de l'affection, le degré plus ou moins avancé de la maladie, puis de tenir compte de l'âge, du tempérament, de la distance à parcourir pour arriver à la source minérale, de son degré d'élévation au-dessus du niveau de la mer, du mode d'administration des eaux adopté dans l'établissement; il doit encore s'enquérir des habitudes du malade, et même, autant que possible, satisfaire ses goûts lorsqu'ils ne sont pas en désaccord avec les intérêts de la santé. La supériorité des médecins, dit un poëte illustre, consiste, en bonne partie, à donner des médecines non-seulement salutaires, mais agréables. *L'eccellenza dei medici consiste, in buona parte, in dar le medicine non solo salutifere, ma piacevole.* (TASSE, lettre à B. Bernardi, l'un de ses amis.)

Depuis longtemps les médecins hydrologistes se plaignent de l'indifférence apportée à la prescription des eaux minérales. Un des professeurs éminents de Paris, qui, il est vrai, n'a qu'une croyance très-limitée en l'efficacité des eaux minérales, me disait un jour que, lorsqu'il est consulté par un malade sur le choix d'une eau minérale, il lui répond : A quelle eau voulez-vous aller? puis, après quelques interrogations habiles, il lui prescrit l'eau qui lui a été désignée; décision qui enchante toujours le consultant.

Cependant l'expérience atteste qu'il peut résulter d'une erreur, ou de ce laisser-aller, des inconvénients graves : Tissot cite plusieurs exemples qui peuvent servir de preuves.

« J'ai vu en 1777, dit ce médecin célèbre, une dame envoyée du nord de la France à Baréges, à qui ces eaux réussirent si mal qu'elle fut quatorze mois avant de pouvoir retourner chez elle; et j'ai vu en 1778 une dame envoyée aussi légèrement à Contrexéville, à qui ces eaux occasionnèrent des pertes si fâcheuses, que depuis ce moment elle a perdu journellement ses forces et est tombée dans une diarrhée que rien n'a pu même modérer, et qui l'a tuée sans accidents violents.... On voit combien il est important de connaître exactement la vertu des eaux, et combien il est dangereux de les envisager comme un remède indifférent, où l'on envoie très-légèrement, et dont on laisse presque le choix au malade, sans que le grand nombre d'exemples fâcheux ramène à des précautions dont l'oubli est si funeste (1). »

Bertrand père a été forcé, en 1836, de renvoyer plus de quarante malades qui lui avaient été adressés pour faire usage des eaux du Mont-Dore; ils étaient atteints de maladies incurables qu'il désigne et que voici :

Hypertrophie du cœur............................	4
Phthisie pulmonaire au dernier degré...........	9
Pneumorrhagie active...........................	5
Squirrhe à l'estomac............................	3
Hystérie à un haut degré.......................	4
Hémiplégie avec congestion cérébrale...........	3
Métrite chronique avec fièvre..................	3
Périostose vénérienne.	3
Rhumatisme avec fièvre hectique...............	5
Goutte aiguë...................................	2
	41

Ces erreurs de diagnostic produisent des effets regrettables; aux fatigues du voyage, aux espérances trompées viennent se joindre l'inquiétude et le découragement provoqués par une déclaration qui équivaut souvent à un arrêt de mort :

(1) Tissot, *Traité des nerfs et de leurs maladies.* Paris, édition de 1840, p. 251.

on ne saurait prendre trop de soins pour éviter les tristes résultats d'une faute commise par faiblesse ou par inadvertance.

Il convient d'apporter, avant de prendre une décision définitive, la plus sérieuse attention à l'état du malade, de décider si l'affection dont il est atteint est curable ou non, d'apprécier le degré d'excitabilité de son organisme et d'approprier avec habileté le pouvoir dynamique de l'eau à la vitalité des fonctions. C'est une erreur, une grande erreur, que de vouloir faire disparaître en un mois une maladie qui date de plusieurs années. Que fait-on, lorsqu'un homme est asphyxié par le froid? L'approche-t-on imprudemment du feu? Non, sans doute. On rappelle progressivement la vie et la chaleur. Faisons de même dans l'application des eaux minérales, relevons graduellement l'organisme affaibli, n'essayons pas de le ranimer brusquement.

Les auteurs de monographies, en énumérant avec complaisance les maladies nombreuses contre lesquelles on peut employer l'eau de la source qu'ils dirigent, ont contribué à jeter la confusion dans la médecine thermale : sans doute toutes les eaux possèdent un pouvoir commun, constituant la *puissance dynamique,* mais ce pouvoir, variable dans son intensité, ne peut être appliqué indifféremment à toutes les constitutions et à toutes les maladies ; aussi est-ce avec grande raison que Patissier a dit : « *Tous les éloges que l'on prodigue aux eaux sont vains et dangereux, tant qu'on ne spécifie pas bien nettement les cas de leur application* (1).

On peut établir en principe que les eaux minérales ne conviennent dans aucune maladie aiguë ; il serait de la plus haute imprudence en effet d'employer un moyen qui augmenterait l'excitation générale déjà trop forte ; il faut également s'en abstenir dans toute affection chronique irrémédiable, dont la marche serait hâtée par une stimulation

_____

(1) *Bulletin de l'Académie de médecine de Paris,* t. VI, p. 963.

intempestive; le cancer, quelle que soit sa forme, les hémo-
ptysies, la tuberculisation pulmonaire arrivée au degré qui
entraîne la destruction des tissus; il en est de même pour
l'épilepsie, les affections organiques du cœur, des gros vaisseaux, de la goutte ou du rhumatisme arrivés à leur période
extrême, c'est-à-dire lorsqu'il y a des tophus nombreux, des
déformations des membres entravant les mouvements des
articulations et les rendant presque impossibles. Il convient
encore d'ajouter la tendance aux congestions pulmonaires
ou cérébrales et la paralysie récente suite d'une apoplexie.

Après cette exclusion vient la foule des maladies chroniques contre lesquelles les eaux minérales ont une efficacité
incontestable, mais qui ne réussissent jamais mieux que dans
ces *états intermédiaires* entre la santé et la maladie, qu'on
nomme l'*imminence morbide*, et qui est caractérisée par l'affaiblissement de la constitution, suite fréquente de veilles, de
travaux excessifs, des plaisirs de la table et autres, ou bien
du défaut d'exercice, d'une alimentation insuffisante ou mauvaise, déterminant la chlorose et tous les accidents nerveux
des voies digestives qui constituent les dyspepsies, les gas-
tralgies, les entéralgies, etc.

Il faut encore ajouter les névralgies anciennes, les rhumatismes chroniques, les états anémiques, suite de fièvres
intermittentes rebelles, d'habitations malsaines, d'un climat
insalubre ou de toute autre cause occasionnant l'affaiblissement des forces; les dartres, la pellagre, les paralysies anciennes dépendant du cerveau ou de la moelle épinière.

Les maladies chirurgicales trouvent aussi, fréquemment,
dans les eaux minérales, un moyen de soulagement ou de
guérison; chaque année on voit des douleurs dues à d'anciennes blessures disparaître sous l'influence d'un traitement
hydriatique; des entorses anciennes, des claudications opi-
niâtres, des plaies dont on n'avait jamais obtenu la cicatrisa-

tion, ne pas résister à l'influence des eaux minérales convenablement choisies et administrées.

On a longtemps discuté, et les débats ne sont pas terminés,
pour décider s'il convient d'envoyer aux eaux minérales un
blessé dont la marche ou les mouvements articulaires sont
rendus difficiles par une fracture récemment ou mal conso-
lidée. Il ne peut rien y avoir d'absolu sur ce point. Le blessé
est-il lymphatique, sa constitution est-elle affaiblie, le membre souffrant est-il atteint de cet état anémique que Cloquet
a nommé le *scorbut local?* N'hésitez pas à faire usage des
eaux minérales, lors même que la consolidation ne serait pas
complète. La vitalité de l'organisme, en se réveillant, favori-
sera la sécrétion des sucs osseux, et, si l'on se borne à maintenir le membre sans le comprimer, la guérison ne se fera pas
attendre.

Lorsque, au contraire, le blessé est fort, bien constitué,
que le lieu de la blessure est douloureux, qu'il y a des signes
évidents d'un travail inflammatoire; dans ce cas, les eaux seront nuisibles; elles activeront les phénomènes vitaux, aug-
menteront l'absorption, le cal disparaîtra, les fragments
osseux, qui étaient réunis, se sépareront. J'ai vu dans les
hôpitaux de fréquents exemples de cette double action des
eaux minérales selon l'opportunité de l'application.

Le régime alimentaire est un sujet qui mérite la plus
sérieuse attention. En général, on mange trop aux eaux; les
malades, voyant leur appétit renaître, s'empressent de le satisfaire; ils se laissent entraîner à ce plaisir nouveau pour
beaucoup d'entre eux; ils arrivent ainsi à fatiguer leur estomac et à troubler la cure heureusement commencée.

Le malade qui arrive aux eaux doit prendre les conseils
d'un médecin instruit; qu'il se garde d'avoir la prétention
de se diriger lui-même; lorsqu'il le fait, ce qui n'est que trop
fréquent aujourd'hui, il s'expose à commettre des fautes qui
peuvent avoir des conséquences très-graves; quelquefois il

boit une trop grande quantité d'eau dans un court espace de temps, il prend des bains d'une durée exagérée ou à une température trop élevée.

Souvent les malades, poussés par le désir de retourner à leurs affaires, s'imaginent qu'ils peuvent abréger leur séjour aux eaux, en accumulant les moyens mis à leur disposition; ils boivent, prennent bains, douches, bains de vapeur, etc. C'est une grave erreur dont ils peuvent être victimes; l'organisme souffrant a besoin d'un temps indispensable pour se relever; lorsqu'on brusque le mouvement, on s'expose à déranger la machine et même à la briser.

Si le malade doit être docile aux conseils du médecin, celui-ci, de son côté, doit chercher à bien saisir les dispositions morales de la personne qui le consulte; ce serait une faute que d'envoyer à des stations minérales tristes, enfoncées dans des gorges étroites, où le soleil pénètre à peine, des malades atteints d'hypochondrie ou de toute autre disposition nerveuse portant à la mélancolie. L'isolement, l'ennui, la tristesse, quel que soit d'ailleurs le mérite des eaux, suffisent pour mettre obstacle à la guérison de la maladie.

Il faut, autant que possible, que les malades soient dirigés sur un établissement dont l'installation est satisfaisante, qui possède des ressources variées pour l'administration de l'eau; il faut aussi que les malades puissent trouver des promenades dans des sites pittoresques, des plaisirs calmes s'adressant surtout à l'intelligence, des réunions choisies, en un mot, tout ce qui peut concourir à rasséréner l'imagination et à relever la force morale.

Abandonnons maintenant ces considérations générales et abordons les difficultés de l'application des eaux minérales aux maladies particulières.

§ 2. — Applications thérapeutiques.

Le médecin éprouve souvent un grand embarras lorsqu'il est invité à désigner la source minérale à laquelle doit aller le malade qui le consulte. Comment choisir, sans crainte d'erreur, la station la mieux appropriée à la nature du mal ? Ouvre-t-il des monographies ? Toutes lui signalent la guérison merveilleuse des maladies les plus diverses, obtenue par l'eau minérale dont elles font le panégyrique; elles racontent l'origine de la découverte de la source, la composition chimique, la température, le mode d'administration et les succès innombrables qui en ont établi la réputation. Veut-il éviter la lecture de ces éloges intéressés ? Le médecin s'adresse alors aux traités généraux d'hydrologie, espérant trouver des appréciations scientifiques appuyées sur des documents positifs, contrôlés par la raison et consacrés par l'expérience. La déception n'est pas moins grande : les auteurs sont en dissidence, ils exposent des théories, ils établissent des divisious, suivies de subdivisions, de classes, de genres, d'espèces, et ils arrivent si bien à jeter la confusion, qu'il est impossible de savoir quelle décision il faut prendre. Cherchons encore à sortir de cet embarras.

Le nombre des sources minérales est considérable, il s'accroît tous les jours; l'ardeur apportée à la découverte de ces richesses médicales en a doublé le chiffre depuis peu d'années : il y a quatre ans, les auteurs du *Dictionnaire des eaux minérales* (1), admettaient l'existence de 1,203 sources divisées en cinq grandes classes.

1º Sulfurées...............................	183
2º Chlorurées..............................	240
3º Bicarbonatées...........................	215
4º Ferrugineuses...........................	407
5º Sulfatées...............................	158
	1203

(1) *Dictionnaire général des eaux minérales et de l'hydrologie médi-*

On connaît aujourd'hui plus de 2,000 sources d'eaux minérales, et on en signale de nouvelles dans toutes les parties du globe ; tout récemment le Caucase lui-même est venu nous offrir 20 sources sulfureuses, plusieurs autres alcalines, iodurées, ferrugineuses, etc., dont les mérites l'emportent, naturellement, sur ceux des eaux de la France et de l'Allemagne.

Les divisions et subdivisions imaginées par les auteurs ne sont pas indispensables, fort heureusement, pour faire une application utile de la médication thermale, il suffit de connaître le principe minéralisateur qui domine et la température du liquide, pour ne pas tomber dans des erreurs regrettables ; aussi, abandonnant toutes les subtilités scolastiques, nous n'admettons que trois classes :

1° Eaux sulfurées ;

2° Eaux salines ;

3° Eaux ferrugineuses.

Cet ordre répond à leur pouvoir excitant, ou mieux à l'activité de la stimulation électrique qu'elles déterminent.

Ces bases suffisent pour fixer le caractère général d'une eau minérale, toutefois, elles ne fournissent pas au médecin praticien les indications nécessaires pour formuler une prescription utile et convenablement appropriée à la nature de la maladie et à la constitution du malade ; en effet, il n'est pas indifférent, lorsqu'une eau saline paraît nécessaire, de désigner celle de Balaruc ou celle d'Évian, qui toutes deux, cependant, sont salines ; on doit donc pénétrer plus avant dans la composition chimique de l'eau, chercher à connaître la quantité totale des principes minéralisateurs et surtout la nature des sels principalement actifs.

Cette nécessité, comprise depuis longtemps, est précisément la cause première des subdivisions inventées et sans cesse

remplacées par d'autres qui ne leur étaient pas préférables (1) ; c'est qu'en effet, toute classification présente des
côtés faibles ; la nature n'établit ni classe ni genre, elle n'admet aucune section nettement tranchée ; c'est par gradations
insensibles qu'elle s'élève du simple au composé ; toute séparation arbitraire n'est qu'un artifice de notre esprit qui n'a
d'autre but que d'établir un ordre apparent, ou d'appuyer un
système préconçu.

Il faut désormais se rappeler que la minéralisation n'est
qu'un élément secondaire de la puissance des eaux, que c'est
à la force dynamique, dont nous avons démontré l'origine,
qu'on doit principalement rapporter les propriétés actives
qu'elles possèdent, conséquemment que la minéralisation n'a
de valeur que lorsqu'elle peut exercer une action médicamenteuse ou favoriser les manifestations électriques. Or
l'expérience nous a prouvé que les eaux sulfurées, très-
faiblement minéralisées, sont précisément celles qui possèdent le pouvoir le plus énergique ; la première place leur
revenait de droit, c'est celle que nous leur avons donnée ;
puis à leur suite viennent les eaux salines et les eaux ferrugineuses.

En nous plaçant à ce point de vue, nous supprimons les
difficultés insurmontables de la classification, puisqu'il est
amplement démontré par les analyses chimiques que toutes
les eaux minérales contiennent à peu près les mêmes éléments minéralisateurs ; que la différence ne consiste, le plus
souvent, que dans la quantité absolue des mêmes sels ou
dans leurs proportions relatives ; conditions auxquelles il faut
ajouter la chaleur initiale du liquide dont elle augmente ou
diminue l'activité selon le degré de la température.

Toutefois il est impossible de négliger d'une manière absolue la nature de la minéralisation, mais nous n'en tiendrons

(1) Voir chap. ii, p. 18.

compte que lorsqu'elle aura une importance réelle ; nous ne nous occuperons pas de la présence de quelques millionièmes de gramme d'iode, de brome, d'arsenic, de cæsium, de rubidium, ou autres corps récemment découverts ; ces atomes n'ont qu'une valeur imaginaire ; si, momentanément, on leur a accordé une importance considérable, c'est qu'on ignorait l'existence de la force dynamique qui, seule, explique l'action des eaux.

Afin d'abréger les recherches et de faciliter les applications pratiques des eaux minérales, nous allons présenter un tableau comprenant les principales sources de la France et de l'étranger, le nom, la température, la quantité absolue des principes fixes, la nature et la quantité des sels dominants, indications fournies par les analyses des chimistes les plus habiles.

TABLEAU :

Classification.	NOMS DES SOURCES MINÉRALES.	TEMPÉRAT. (1).	QUANTITÉ TOTALE des principes fixes pour 1000 gr. d'eau.	NATURE ET QUANTITÉ des SELS DOMINANTS (2).	
	France.				
	Cauterets (Hautes-Pyrénées)..	24° à 60°	0,1827	»	»
	Baréges (Hautes-Pyrénées)....	18° 44°	0,2083	»	»
	Saint-Sauveur (H.-Pyrénées).	9° 35°	0,2562	»	»
	Gazost (Hautes-Pyrénées).....	12° 13°	0,5757	»	»
	Bagnères-de-Big. (H.-Pyrén.)	13° 18°	0,4813	»	»
	Eaux-Bonnes (Basses-Pyrén.).	12° 32°	0,5710	»	»
	Eaux-Chaudes (Basses-Pyrén.).	10° 36°	0,3087	»	»
	Cambo (Basses-Pyrénées).....	22° 23°	2,0531	Sulfate de chaux......	0,9360
	Amélie-les-Bains (Pyr.-Or.)...	20° 61°	0,3170	»	»
	Le Vernet (Pyrénées-Orient.).	18° 57°	0,2734	»	»
	Olette (Pyrénées-Orientales)..	27° 78°	0,4315	»	»
	Molitg (Pyrénées-Orientales)..	21° 37°	0,2101	»	»
	La Preste (Pyrénées-Orient.).	37° 44°	0,1337	»	»
	Escaldas (Pyrénées-Orientales)	33° 46°.	0,1445	»	»
	Ax (Ariége).................	24° 77°	0,3524	»	»
	Euzet (Gard)...............	13° 18°	3,3400	Sulfate de chaux.....	1,9330
	Cauvalot-lès-le-Vigan (Gard)..	froide.	1,7990	Sulfate de chaux....	,67000
	Luchon (Haute-Garonne)......	17° à 66°	0,2671	»	»
	Bagnols (Lozère)............	31° 42°	0,6159	»	»
	Saint-Honoré (Nièvre)........	16° 31°	0,6740	»	»
	Castera-Verduzan (Gers)......	25°	1,3527	Sulfate de chaux.....	0,5103
	Allevard (Isère).............	24°	2.2400	Sulfate de soude......	0,5350
	Guillon (Doubs).............	13°	0,5180	»	»
	Enghien (Seine-et-Oise).......	froide.	0,5105	»	»
	Pierrefonds (Seine-et-Oise)...	froide.	0,3276	»	»
	Gréoulx (Basses-Alpes)......	20° à 38°	2,6290	Chlorure de sodium...	1,5410
	Digne (Basses-Alpes)........	33° 42°	4,5500	Chlorure de sodium. ..	1,7850
	Batignolles (Seine)...........	froide.	2,1770	Sulfate de chaux......	0,9450
	Belleville (Seine)............	froide.	2,8570	Sulfate de chaux......	1,8280
	Montmirail (Vaucluse)........	16°	3,2300	Sulfate de chaux......	1,6700
	Aix (Savoie)................	43° à 45°	0,4106	»	»
	Marlioz (Savoie)............	14°	0,4290	»	»
	Challes (Savoie).............	froide.	0.8461	»	»
	Brides ou la Perrière (Savoie).	36°	6,6350	Sulfate de chaux......	2,2510
	La Caille (Savoie)...........	30°	0,3501	»	»
	Pietrapola (Corse)...........	32° à 58°	0,3810	»	»
	St-Antoine-de-Guagno (Corse).	37° 52°	0,9610	»	»
	Guitera (Corse).............	45°	0,0820	»	»
	Puzzichello (Corse)..........	16° à 17°	0,8273	»	»
	Allemagne.				
	Aix-la-Chapelle (Prusse).....	45° à 55°	4,1019	Chlorure de soude....	2,6390
	Mehadia (Hongrie)..........	33° 55°	5,3110	Chlorure de soude....	3,4220
	Pistyan (Hongrie)...........	57° 63°	1,3680	Sulfate de chaux.....	0,5310
	Suisse.				
	Schinznach (Argovie)........	36°	2,4710	Chlorure de soude....	0,9700
	Italie.				
	Acqui (Piémont)............	75°	1,0309	Chlorure de soude....	0,0155
	Viterbe (Etats romains).......	60°	2,8740	Sulfate de chaux.....	1,2440
	Espagne.				
	La Puda..................	29°	2,1940	Chlorure de soude....	0,9230
	Ontaneda.................	33°	5,7420	Sulfate de chaux......	1,7700

Classification (left vertical): **1re CLASSE. — Eaux sulfurées.**

(1) La diversité des chiffres dénote l'existence de plusieurs sources. — (2) La nature et la quantité des sels dominants ne sont pas notées quand la minéralisation totale ne s'élève pas à un gramme.

Classification.	NOMS DES SOURCES MINÉRALES.	TEMPÉRAT.	QUANTITÉ TOTALE des principes fixes pour 1000 gr. d'eau.	NATURE ET QUANTITÉ des SELS DOMINANTS.	
	France.				
2me CLASSE. — Eaux salines.	Le Boulou (Pyrénées-Orient.).	16° à 17°	4,0190	Carbonate de soude...	2,7870
	Salces (Pyrénées-Orientales)..	17° 20°	2,6590	Chlorure de sodium...	1,7270
	Chatelguyon (Puy-de-Dôme)...	23° 35°	6,1325	Chlorure de sodium...	2,4000
	La Bourboule (Puy-de-Dôme)..	31° 52°	6,6695	Chlorure de sodium...	3,9662
	Saint-Nectaire (Puy-de-Dôme).	18° à 40°	7,0640	Chlorure de sodium...	2,7633
	Vic-le-Comte ou Saint-Maurice (Puy-de-Dôme)............	16° 34°	6,7870	Bicarbonate de soude..	2,9699
	Chaudesaigues (Puy-de-Dôme).	57° 81°	0,9370	»	»
	Mont-Dore (Puy-de-Dôme)....	38° 45°	1.5890	Bicarbonate de soude..	0,5780
	Médague ou Jose (P.-de-Dôme).	15° 16°	7,2180	Bicarbonate de chaux.	1,9180
	Royat (Puy-de-Dôme).........	19° 35°	5,1460	Chlorure de sodium...	1,7280
	Balaruc (Hérault)............	40° 50°	9,0800	Chlorure de sodium...	6,8020
	Foncaude (Hérault)..........	25° 26°	0,1861	»	»
	Rieu-Majou (Hérault).........	froide.	1,2300	Carbonate de chaux...	0,7700
	Avène (Hérault)............	28°	0,3279	»	»
	Lamotte-les-Bains (Isère).....	58° à 60°	7.4400	Chlorure de sodium...	3,8000
	Uriage (Isère)...............	26° 27°	11,1290	Chlorure de sodium...	7,2360
	Plan-de-Phazi (Hautes-Alpes).	28° 30°	8,8806	Chlorure de sodium...	4,6028
	Le Monestier-de-Briançon (H.-Alpes)...................	39° 45°	3,1360	Sulfate de chaux.....	1,5650
	Bourbonne (Haute-Marne)....	50° 59°	7,5460	Chlorure de sodium...	5,7710
	Salins (Jura)................	froide.	29,9900	Chlorure de sodium...	27,4160
	Niederbronn (Bas-Rhin)......	17°	4.6279	Chlorure de sodium...	3,0885
	Soultz-les-Bains (Bas-Rhin)...	16°	4.4170	Chlorure de sodium...	3,1870
	Rosheim (Bas-Rhin)..........	13°	0,2929	»	»
	Soultzmatt (Haut-Rhin).......	froide.	4,0410	Acide carboniq. libre.	2,4720
	Bourbon-l'Archambt (Allier)...	52°	4,3570	Chlorure de sodium...	2,2400
	Vichy (Allier)...............	14° à 43°	8,9560	Bicarbonate de soude,.	4,6870
	Néris (Allier)...............	48° 52°	100,0000	Bicarbonate de soude.	0,4169
	Salz (Aude)................	froide.	4,8600	Chlorure de sodium.. / Chlorure de magnés.	2,0200
	Alet (Aude).................	10° à 28°	0,3890	»	»
	Ginoles (Aude)...............	30°	0,5430	»	»
	Pougues (Nièvre).............	12°	3,8349	Bicarbonate de chaux.	1,3269
	Velleron (Vaucluse)..........	15°	3,3530	Bicarbonate de soude / Bicarb. de potasse..	1,4500
	Montmirail (Vaucluse)........	froide.	17,3000	Sulfate supp. magnésie.	9,3100
	Tercis (Landes)..............	33°	2,5380	Chlorure de sodium...	2,1240
	Pouillon (Landes)............	20°	1,9510	Chlorure de sodium...	1,3590
	Préchac (Landes)............	froide.	1,0160	Chlorure de sodium...	0,3340
	Saubuse (Landes)............	33°	0,2800	»	»
	Dax (Landes)................	31° à 61°	0,4750	»	»
	Luxeuil (Haute-Saône)........	19° 56°	1,1130	Chlorure de sodium...	0,7470
	Bourb.-Lancy (Saône-et-Loire).	28° 56°	2,2700	Chlorure de sodium...	1,3000
	Lains (Vosges)..............	29° 50°	0,3610	»	»
	Plombières (Vosges)..........	30° 70°	0,2838	»	»
	Contrexéville (Vosges)........	froide.	2,9410	Sulfate de chaux......	1,1500
	Vittel (Vosges).............	froide.	1,7390	Sulfate supposé chaux.	0,4400
	Vals (Ardèche).............	froide.	6,1560	Bicarbonate de soude.	5,2890
	Saint-Laurent (Ardèche)......	53°	0,6820	»	»
	Celles (Ardèche)............	15° à 25°	1,8870	Carbonate de chaux...	0,9050
	Saint-Galmier (Loire)........	froide.	1,8860	Acide carboniq. libre..	1,2000
	Sail-les-Bains ou Sail-lez-Château-Morand (Loire)........	10° à 34°	0,4539	»	»
	Sail-sous-Couzan (Loire)......	13°	2,1590	Bicarbonate de chaux.	0,5890
	Ussat (Ariége)..............	32° à 40°	1.2761	Carbonate de chaux...	0,6995
	Foncirgue (Ariége)...........	20°	1,3121	Carbonate de chaux...	1,1897
	Audinac (Ariége)............	22°	1,9830	Sulfate de chaux......	1,1170
	Aulus (Ariége)..............	20°	2,2942	Sulfate de chaux......	1,8167
	Aix (Bouches-du-Rhône)......	34° à 36°	0,2258	»	»
	Bondonneau (Drôme).........	froide.	0,6020	»	»

Classification	NOMS DES SOURCES MINÉRALES.	TEMPÉRAT.	QUANTITÉ TOTALE des principes fixes pour 1000 gr. d'eau.	NATURE ET QUANTITÉ des SELS DOMINANTS.	
	France (SUITE).				
	Condillac (Drôme)...........	froide.	2,1930	Bicarbonate de chaux.	1,3500
	Propiac (Drôme).............	16°	2,0000	Sulfate de chaux.	1,0000
	Forges-sur-Brüs (S.-et-Oise)..	froide.	0,4000	»	
	Saint-Gervais (Savoie).......	20° à 42°	5,1448	Sulfate de soude......	2,0349
	Evian (Savoie).............	12°	0,1550	»	
	Brides (Savoie).............	36°	6,8330	Sulfate de soude......	2,4500
	Evaux (Creuse).	26° à 55°	1,3552	Sulfate de soude.	0,7170
	Miers (Lot)................	froide.	5,3710	Sulfate de soude.	2,6750
	Encausse (Haute-Garonne)....	22°	3,0741	Sulfate de chaux......	2,1390
	Bagnères-de-Bigorre (H.-Pyr. .	13° à 51°	2,8000	Sulfate de chaux......	1,9000
	Siradan (Hautes--Pyrénées)....	froide.	2,0245	Sulfate de chaux......	1,3500
	Capvern (Hautes-Pyrénées)...	24°	2,0840	Sulfate de chaux.	1,0960
	Saint-Amand (Nord).........	19°	1,4080	Sulfate de chaux......	0,8410
	Sermaize (Marne)...........	froide.	1,5570	Sulfate de magnesie...	0,7000
	Afrique.				
	Hamman-Melouane (Algérie)..	39° à 40°	30,0113	Chlorure de sodium. . .	26,0690
	Hamman-Berda (Algérie).....	29°	0.3876	»	
	Hamman-Rir'a (Algérie).....	40° à 51°	2,5900	Sulfate de chaux......	1,3500
	Mouzaïa-les-Mines (Algérie)...	15° 21°	2,0518	Sulfate de soude......	1,7040
	Oioun-Sckbakhua ou Frais-Vallon (Algérie).............	17°	0,6320	»	
	Bains-de-la-Reine (Oran)......	47°	12,5800	Chlorure de sodium...	5,9560
	Hammam-Meskoutin (Constant.)	46° à 95°	1,4568	Chlorure de calcium..	»
	Hamman-Sétif (Constantine)...	47° 54°	1,4330	Chlorure de sodium...	0,4340
	Allemagne.				
2me CLASSE. — Eaux salines.	Baden-Baden (Grand-Duché)..	45° à 67°	2.0140	Chlorure de soude.	1,6000
	Wildbab (Wurtemberg.)......	33° 35°	0,4260	»	
	Cannstatt (Wurtemberg)......	15° 21°	3.8433	Chlor. de soude gaz. ..	1,6294
	Hombourg (Hesse-Hombourg).	11° 17°	19,1332	Chlor. de soude gaz. ..	14,8642
	Schwalheim (Hesse électorale)	10°	1.5755	Chlor.de soude gaz. ..	1,2199
	Nauheim (Hesse électorale)...	21° 39°	40,3658	Chlorure de soude...	35,1600
	Soden (Nassau)..............	17° 25°	10,7788	Chlor. de soude gaz...	9,4551
	Wiesbaden (Nassau)..........	37° 68°	8,4543	Chlorure de soude.	6,8356
	Schlangenbad (Nassau)......	27° 32°	0,4000	»	
	Ems (Nassau)...............	29° 35°	3,5994	Bicarb. de soude gaz..	2,0925
	Kreutzuach (Prusse).........	12° 30°	11,8386	Chlorure de soude....	9,5201
	Kissingen (Bavière).........	10° 20°	9,4427	Chlor. de soude gaz....	5,2713
	Tœplitz-Schœnau (Bohême)...	37° 49°	4,8543	Carbonate de soude. ..	2,7515
	Carlsbad (Bohême)...........	50° 73°	5,9640	Sulfate de soude......	1,9480
	Marienbad (Bohême).........	8° 10°	7,1569	Sulfate de soude......	3,8738
	Ischel (Alpes tyroliennes).....	7° 10°	21,4615	Sulfate de soude......	15,2787
	Selters ou Seltz (Nassau).....	17°	5,1050	Chlor. de soude gaz....	2,0400
	Weilbach (Nassau)...........	14°	1,1542	Bicarbonate de soude..	0,3123
	Sedlitz (Bohême)............	11°	33,5760	Sulfate de magnésie...	31,8200
	Püllna (Bohême)............	10°	62,4400	Sulfate de magnésie...	33,5560
	Saidschutz (Bohême)	12°	23.6480	Sulfate de magnésie...	10,9590
	Baden (Autriche)............	28° 36°	1,0650	Sulfate de chaux......	0,3458
	Suisse.				
	Pfeffers (Grisons).	35° à 36°	0,1203	»	»
	Saxon.	25°	0,9440	»	»
	Lœche (Valais)..............	31° à 51°	1.5000	Sulfate de chaux......	1,2100
	Lavey (Valais)..............	43°	1,3131	Sulfate de soude......	0.7033
	Weissembourg.	21° à 23°	1,6030	Sulfate de chaux......	1,0480
	Wildegg.	10°	14,3770	Chlorure de soude. ...	10,4470
	Baden......................	41° à 52°	3,6400	Chlorure de sodium. ..	1,0530
	Italie.				
	Lucques (Toscane)...........	38° à 53°	2,6300	Sulfate de chaux......	1,4600

Classification.	NOMS DES SOURCES MINÉRALES.	TEMPÉRAT. (1)	QUANTITÉ TOTALE des principes fixes pour 1000 gr. d'eau.	NATURE ET QUANTITÉ des SELS DOMINANTS (2).	
	Italie (SUITE).				
2me CL. — Eaux salines.	Monte-Catini (Toscane).......	20° 29°	14,9648	Chlorure de sodium...	11,7607
	Abano (Vénétie).............	74° 82°	6,5930	Chlorure de sodium...	3,8710
	Ischia (Ile de Naples).........	52° 95°	5,7590	Chlorure de sodium...	2,5520
	Angleterre.				
	Cheltenham................	7° à 19°	8,6310	Chlorure de sodium...	6,1610
	Harrowgate................	10°	12,0570	Chlorure de sodium...	9,5270
	Bath.....................	43° à 47°	2,0610	Sulfate de chaux......	1,1460
	Espagne.				
	Panticosa..................	26° à 28°	0,0092	»	»
	France.				
3me CLASSE. — Eaux ferrugineuses.	Saint-Pardoux (Allier)........	12°	0,1841	»	»
	La Trollière (Allier)..........	froide.	0,1929	»	»
	Chabetout (Puy-de-Dôme)....	froide.	3,1050	Bicarbonate de soude.	1,8860
	Châteauneuf (Puy-de-Dôme)..	15° à 37°	4,5490	Bicarbonate de soude.	1,2960
	Chateldon (Puy-de-Dôme)....	9° 13°	3,5710	Acide carboniq. libre..	2,1780
	Rouzat (Puy-de-Dôme)........	31°	4,2230	Bicarbonate de chaux.	1,0980
	Saint-Maurice (Puy-de-Dôme).	16° à 34°	6,7840	Bicarbonate de soude.	2,9690
	Vic-sur-Cère (Cantal)........	12°	5,5590	Bicarbonate de soude.	1,8600
	Neyrac (Ardèche)............	27°	4,0000	Acide carbon. libre....	1,8130
	Sentein (Ariége)............	froide.	0,4117	»	»
	Andabre (Aveyron)...........	10°	8,6428	Sulfate de soude......	6,0998
	Sylvanès (Aveyron)..........	33° à 38°	0,6900	»	»
	Le Crol (Aveyron)...........	froide.	1,5350	Sulfate ferreux.......	0,5400
	Campagne (Aude)............	29° à 31°	0,8130	»	»
	Rennes (Aude)...............	12° 51°	1,0430	Chlorure de magnés...	0,2800
	La Malou (Hérault)...........	16° 35°	1,0452	Carbonate de chaux...	0,4000
	Barbotan (Gers).............	31° 38°	0,1350	»	»
	Montégut-Ségla (H.-Garonne).	12°	0,4360	»	»
	Charbonnière (Rhône)........	froide.	0,1530	»	»
	Saint-Alban (Loire)..........	17°	4,3838	Acide carb. libre.....	1,9499
	Oriol (Isère)................	18°	1,5000	Bicarb. chaux et magn.	1,1500
	Orezza (Corse)...............	15°	0,8490	»	»
	Bussang (Vosges)............	froide.	1,4860	Carbonate de soude...	0,7890
	St-Christophe (Saône-et-Loire)	froide.	0,1630	»	»
	Sultzbach (Haut-Rhin)........	froide.	4,2910	Acide carbon. libre...	2,0435
	Watwiller (Bas-Rhin).........	10°	1,1600	Bicarb. chaux et magn.	0,4700
	Martigné-Briant (M.-et-Loire).	froide.	0,5610	»	»
	Château-Gontier (Mayenne)...	froide.	1,1549	Sulfate de magnésie...	0,5200
	Forges (Seine-Inférieure).....	froide.	0,2700	»	»
	Provins (Seine-et-Marne).....	froide.	0,7455	»	»
	Passy (Seine)...............	froide.	4,3600	Sulfate de chaux......	2,7740
	Auteuil (Seine).............	froide.	3,2550	Sulfate de chaux......	1,7400
	Casteljaloux (Lot-et-Garonne).	»	0,6190	»	»
	Cours (Gironde).............	»	0,2630	»	»
	Credo (Gironde).............	»	0,2300	»	»
	Afrique.				
	Oioun-Sekhakhna ou Frais-Vallon (Algér.)	»	0,6320	»	»
	Ben-Haroun (Algérie)........	17° à 18°	6,0212	Carbonate de chaux...	1,2960
	Cèdres ou Teniet-el-Haad (Oran)	froide.	0,1191	»	»
	Belgique.				
	Spa.......................	»	0,3575	»	»
	Allemagne.				
	Schwalbach (Nassau).........	»	10,8646	Bicarbon. de magnésie.	5,7760
	Pyrmont (Princip. de Waldeck)	10° à 17°	2,5719	Bicarbonate de chaux..	1,0477
	Rippoldsau (Gr. duch. de Bade)	froide.	5,5604	Acide carbon. libre...	2,0814

Cette série de tableaux n'offrirait qu'un intérêt médiocre, si elle n'avait le mérite de fournir la preuve la plus incontestable que la minéralisation ne joue qu'un rôle secondaire dans l'action thérapeutique des eaux : en effet, quelles sont les eaux minérales les plus actives? Ce sont les eaux sulfurées ; les expériences galvanométriques le démontrent, l'excitation énergique produite sur l'organisme humain le constate. Eh bien, la minéralisation de ces eaux est si faible qu'elle ne s'élève pas à un gramme pour mille grammes d'eau, pas même à un demi-gramme ; Baréges ne contient que 20 centigrammes, c'est-à-dire un cinquième de gramme, et les Eaux-Bonnes, aujourd'hui en haute faveur, un peu plus d'un demi-gramme de sels divers ; et, sur ces sels, quel est celui qui domine par la quantité? C'est le chlorure de sodium, il y en a 26 centigrammes sur 2 centigrammes de sulfure de sodium. Si quelques eaux sulfurées font exception, ce sont celles, précisément, qui n'ont aucune réputation ; les eaux de Digne (Basses-Alpes), celles de La Perrière (Savoie), dont la minéralisation est de 4 et de 6 grammes, sont à peine fréquentées par les habitants du voisinage.

N'est-il pas étonnant, en présence de faits aussi saillants, que les médecins se soient attachés, presque exclusivement, à la présence et à la quantité des éléments minéralisateurs pour expliquer l'action des eaux? Et, comme si tout devait être contradiction, les eaux salines de Püllna qui renferment $62^{gr},50$ de sels divers, n'ont pas même un établissement pour recevoir les baigneurs !

Il est vrai que c'est un grand embarras, pour les partisans exclusifs de la minéralisation, de trouver fréquemment dans les eaux le chlorure de sodium, c'est-à-dire le véritable sel de cuisine dont on met 40 ou 50 grammes et souvent plus dans un pot au feu, et d'être amené à attribuer à 25 ou 30 centigrammes de ce même sel, les cures remarquables obtenues chaque année. Aussi, s'est-on empressé de le dédaigner et de se rejeter sur des atomes impondérables d'iode, de brome, d'arsenic, etc. ; métalloïdes que les médecins prescrivent chaque jour, à dose 100 fois et 500 fois plus forte, sans obtenir constamment les effets désirés. Et cependant les yeux sont restés fermés, l'on continue à rechercher avec opiniâtreté les principes qui ont pu échapper à l'analyse; si une découverte inattendue est signalée par un chimiste habile, elle est aussitôt transformée en conquête digne des plus grands éloges.

Ces incertitudes expliquent facilement la mobilité des classifications proposées : les médecins hydrologistes déclarent que la minéralisation est la base de leurs divisions ; que l'élément qui domine indique la classe dans laquelle l'eau doit être rangée, mais lorsqu'ils arrivent à la pratique, cette détermination fléchit : Uriage contient 7 grammes de chlorure de sodium et des atomes de soufre, quelques auteurs la rangent dans les eaux sulfurées et non dans les eaux salines ; Wildegg renferme 10 grammes de chlorure de sodium et quelques particules d'iode libre, dont la somme totale ne peut pas s'élever à plus de *sept millièmes* par litre d'eau, attendu que ce métalloïde n'est pas soluble au delà de cette proportion, et Wildegg est placée parmi les eaux iodées.

Nous n'insisterons pas plus longuement sur ces contradictions, nous nous bornerons à répéter encore une fois que la minéralisation n'a qu'une valeur de second ordre, que la médecine ordinaire pourrait facilement être substituée aux eaux minérales, s'il ne fallait administrer qu'un médicament, mais que, ce qui est impossible jusqu'à présent, c'est de modifier l'état moléculaire du liquide en lui communiquant des propriétés actives.

Puisque ce n'est point à la minéralisation qu'il faut attribuer la principale action des eaux minérales sur l'économie, à quelle cause faut-il la rapporter ? Nos expériences ont déjà répondu : c'est à la modification moléculaire produite par l'électricité. Mais toutes les eaux ne jouissant pas de la même activité, il existe donc des conditions spéciales qui augmentent ou diminuent les propriétés de ces liquides ? Ce fait n'est pas douteux et on peut l'expliquer par le séjour plus ou moins prolongé des eaux dans les profondeurs de la terre, par la température et par l'affinité des corps avec lesquels elles peuvent être mises en contact; les eaux chaudes, ou à température moyenne, conduisent mieux l'électricité que les eaux froides; les eaux sulfureuses la conduisent parfaitement, les eaux salines ne viennent qu'après elles, les eaux ferrugineuses sont en dernier ordre.

Parmi les différentes eaux d'une même classe, il existe encore des nuances de force tenant à des causes accidentelles, telles que l'existence de la barégine ou autre substance végétale ou animale, la présence de certains corps, notamment celle d'un sulfure alcalin qui, par son avidité pour l'oxygène, détermine les réactions les plus énergiques : chaque source doit donc être étudiée spécialement, afin de pouvoir en déterminer la valeur et l'application.

Quel est le meilleur mode d'administration des eaux minérales ? c'est-à-dire les bains sont-ils préférables à la boisson?

L'expérience a appris aux médecins hydrologistes que les bains produisent généralement des effets plus prompts et plus énergiques que la boisson; il est facile de se rendre compte de cette différence d'action.

Les bains agissent sur une surface très-large, dont on peut aisément calculer l'étendue : on sait que la surface présentée par un homme de taille moyenne est de 15,500 centimètres carrés, ou $1^m,50$ carré, ce qui équivaut à une pression atmosphérique de 16,000 kilogrammes, poids énorme que nous supportons facilement parce que cette pression s'exerce en tous sens, et qu'elle se fait équilibre à elle-même : or, l'homme qui prend un bain offre à l'action de l'eau une surface équivalant à 15,000 centimètres carrés environ : les 500 centimètres carrés retranchés représentent la tête et les

autres parties qui ne plongent pas dans le liquide : sachant en
outre que toute action électrique est proportionnelle à la surface, on doit comprendre que les bains d'eaux minérales sont
des moyens d'une grande puissance, dont on peut encore
modifier l'action par l'abaissement ou l'élévation de la température et par la durée du bain.

La boisson, au contraire, est toujours prise en petite quantité ; on ingère l'eau minérale depuis un demi-verre jusqu'à
trois ou quatre litres par jour : cette eau n'agit que sur la
membrane muqueuse de la bouche et de l'estomac ; étant
promptement décomposée, elle ne peut conséquemment produire des effets dynamiques que pendant un temps fort court ;
il est vrai que l'eau est absorbée rapidement, ce qui est démontré par l'abondance de l'émission des urines, et que 'les
sels qu'elle contient déterminent, en se décomposant, des
actions chimiques, productrices d'électricité, qui prolongent
l'effet des eaux dans la profondeur des tissus ; aussi les eaux
prises en boisson déterminent-elles souvent des effets satisfaisants.

Mais toutes les eaux ne sont pas également bonnes à boire ;
il est évident qu'une eau qui n'est ni gazeuse ni sulfureuse,
et qui contient à peine quelques centigrammes de sels, se
rapproche beaucoup de l'eau distillée, c'est-à-dire qu'elle est
fade, lourde, difficile à digérer ; et, comme on ne peut pas
compter sur une action médicamenteuse, il est convenable
de réserver ces eaux pour être employées en bains.

Ces considérations générales permettent actuellement d'indiquer l'espèce d'eau minérale qui doit être prescrite selon
le tempérament du malade et l'affection dont il est atteint.
Nous n'admettons que trois tempéraments, ou mieux trois
constitutions différentes : lymphatique, sanguine, nerveuse.
Ces trois constitutions modifiant les formes de la maladie
exigent également des changements dans le traitement hydriatique.

La personne est-elle jeune, lymphatique, atteinte de ganglions, d'ulcères scrofuleux, ou menacée de tuberculisation, les eaux sulfurées sont parfaitement indiquées.

La même maladie existe-t-elle chez un sujet dont la constitution tient à la combinaison du tempérament sanguin et du tempérament lymphatique, les eaux salines, fortement minéralisées, trouveront une application favorable.

Si la constitution est éminemment nerveuse, s'il existe des troubles fonctionnels déterminés par une excitabilité excessive, les eaux salines faibles, prises en bains, produiront d'excellents effets.

Faut-il modifier la composition du sang ? Agissez selon les conditions dans lesquelles se trouve le malade : est-il chlorotique, faible, languissant ? prescrivez les eaux ferrugineuses en boisson : est-il au contraire pléthorique, la fibrine paraît-elle en excès ? ce sont alors les eaux bicarbonatées sodiques qui doivent obtenir la préférence.

Ainsi, c'est moins au caractère de la maladie qu'à la constitution du malade qu'il faut adapter la nature et le mode d'application d'une eau minérale ; on guérit également bien les dartres à Loèche, où les eaux sont salines, et à Baréges, où elles sont sulfureuses ; le succès dépend de l'habileté avec laquelle le choix a été fait.

Mais sortons de ces généralités, et indiquons les applications spéciales des différentes eaux minérales aux maladies chroniques.

§ 3. — Applications spéciales des eaux minérales aux maladies.

S'il existait une classification nosologique exacte et généralement adoptée, les difficultés d'application d'une eau minérale à une maladie bien déterminée seraient considérablement diminuées ; malheureusement il n'en est pas ainsi ; la méde-

cine a vu naître et tomber beaucoup de systèmes, il n'en
pouvait être autrement, car une science ne se forme pas tout
d'une pièce, elle est le résultat lent et successif des progrès
et des découvertes de l'esprit humain : la pathologie surtout
devait subir ces épreuves, car elle exige des connaissances
variées et étendues en anatomie, en physiologie, en chimie,
en physique ; elle est donc le reflet, en quelque sorte, de
l'état scientifique d'une époque.

Aujourd'hui, le mouvement accéléré des sciences a em-
porté les croyances communes, la découverte du lendemain
efface l'idée de la veille ; on ne s'attache qu'aux faits, aussi
n'y a-t-il plus de doctrine prépondérante en médecine ; tous
les systèmes ont été successivement attaqués, renversés, et sur
leurs ruines on n'a rien édifié. Toutefois, en détruisant les systèmes et les classifications, les maladies n'ayant pas été supprimées, il faut nécessairement les désigner et les ranger dans un
ordre qui facilite les recherches et l'application des remèdes.

Nous n'avons pas la prétention d'improviser une classification nouvelle, mais nous pensons qu'il est possible de déterminer l'origine d'un grand nombre de maladies et d'en rapporter les symptômes à certaines conditions anormales des
fluides ou des solides. En effet, que trouve-t-on dans l'organisme vivant ? trois éléments principaux : 1° le sang, liquide
toujours en mouvement, portant partout des matériaux de nutrition, emportant ceux que la vie a usés, occasionnant des
actions chimiques et électriques ; 2° un système nerveux qui
conduit partout le fluide électrique, donne la sensibilité à la
matière et détermine tous les actes volontaires ou involontai-
res qui caractérisent la vie ; 3° la matière solide, plastique,
de densité et de formes variables, constituant les tissus et les
organes, servant d'instruments aux fonctions.

Ces trois éléments sont dans une relation étroite, indisso-
luble ; troublez l'un d'eux, la maladie survient aussitôt,
quelquefois la mort.

Si la circulation sanguine ou la circulation nerveuse sont entravées ou supprimées dans un organe, une perturbation complète en est la suite immédiate ; si la matière solide, les tissus sont lésés, détruits, les résultats sont les mêmes.

Quant aux causes des maladies, elles nous échappent quelquefois ; nous pouvons sans doute apprécier les effets produits par une alimentation insuffisante, malsaine, les habitations insalubres, ou par une nourriture trop succulente, des excès de table, de travail, etc. ; mais, lorsqu'il s'agit de virus ou de principes miasmatiques, nous en ignorons la forme et la composition, nous en constatons l'action sur l'organisme, et notre rôle se borne à combattre les effets sans pouvoir agir sur la cause : personne ne connaît la nature du principe morbide qui occasionne la rougeole, la scarlatine, la variole, la syphilis, la rage, le choléra, etc.

. En dehors de ces causes exceptionnelles, les maladies peuvent être rattachées aux trois éléments organiques que nous avons signalés ; de là trois grandes classes : 1° maladies du système nerveux ; 2° maladies du système sanguin ; 3° maladies du système plastique, tissus et organes.

Cette division, déjà entrevue par Raige-Delorme (1), donne une facilité réelle pour la classification, mais, dans la réalité, ces distinctions sont arbitraires, aucune maladie n'existe sans un trouble plus ou moins prononcé dans les systèmes nerveux, sanguin et plastique ; mais, parmi les phénomènes, il en est un, généralement, qui domine et semble effacer les autres ; de là, le nom donné à la maladie et qui la fait ranger parmi les *névroses*, les *phlegmasies*, les *dégénérescences*. Nous suivrons cet ordre dans l'indication des cas spéciaux qui réclament l'usage des eaux ou qui en contre-indiquent l'emploi.

Remarquons qu'il ne suffit pas d'avoir déterminé le carac-

---

(1) Raige-Delorme, art. *Pathologie*, du *Dictionnnaire de méd.* en 30 vol., t. XXIII. Paris, 1841.

tère dominant d'une maladie, qu'il faut tenir compte de l'ensemble de l'organisme, c'est-à-dire du tempérament et de la résistance vitale; distinction importante qui suffit pour autoriser ou empêcher l'administration d'une eau minérale, et, dans tous les cas, pour déterminer la nature de l'eau dont on doit faire choix.

Comme les eaux minérales ne sont point applicables aux maladies aiguës, le cadre nosologique que nous présentons ne contiendra que les maladies chroniques.

Nous devons encore faire remarquer que, ne pouvant nommer toutes les eaux, nous nous bornons souvent à indiquer la classe, renvoyant aux tableaux précédents pour les désignations spéciales.

TABLEAUX :

Classification des maladies chroniques

ET DÉSIGNATION DES EAUX MINÉRALES APPROPRIÉES A LEUR TRAITEMENT.

	NOMS DES MALADIES.	INDICATIONS CURATIVES.	DÉSIGNATION DES EAUX MINÉRALES.
1º SYSTÈME NERVEUX. NÉVROSE.	État nerveux général.—Grande impressionnabilité.—Sensibilité excessive. — Débilité générale. ..	Lorsqu'il n'y a pas complication de maladie organique.	Néris. — Plombières. — Pfeffers. — Schlangenbad. — Luxeuil. — Bains. — Toutes les eaux salines faibles; bains prolongés, température peu élevée. — Douches.
	Hystérie,—Chorée. Catalepsie.........	Très-anciennes. — Incurables. — Récentes.—Curables.	TEMPÉRAM. LYMPHATIQUE. — Eaux ferrugineuses en boisson. — Eaux salines en douches. TEMPÉRAM. SANGUIN. — Eaux salines faibles. — Bains prolongés à faible température. — Douches.
	Paralysies,.........	Distinguer si la paralysie tient à un épanchement sanguin ou à une désorganisat. du cerveau ou de la moelle épinière. Les eaux ne peuvent convenir que lorsque la maladie est ancienne. . ..	TEMPÉRAM. SANGUIN. — Eaux salines.— Bourbonne. — Balaruc.— Bourbon-l'Archambault. — Bains tièdes prolongés. — Douches. TEMPÉRAM. LYMPHATIQUE. — Eaux sulfureuses.
	Épuisement.—Impuissance. — Suite d'excès.— Pertes séminales involont. — Flueurs blanches....	Sans lésion profonde d'un organe important.......	Eaux sulfureuses ou salines. — Eaux ferrugineuses selon le tempérament. — En bains et boissons.
	Incontin. d'urine.	Suite de faibl. locale.	Eaux salines fortes ou sulfureuses en bains. — Demi-lavements.
	Névralgie sciatiq. — Lumbago.	Lorsqu'elles ne datent pas de plusieurs années. ...	Baréges. — Aix (Savoie). — Toutes les eaux sulfureuses ou fortement salines. — Douches. — Massage. — Bains de vap.
	Névralgies faciale, intercostale, — des membres, etc......	Si elles ne sont pas trop ancienn.	Eaux sulfureuses ou salines.
	Asthme essentiel.	Bien constater qu'il n'existe ni maladie du cœur ni des gros vaisseaux.	Mont Dore.— Weissembourg. — Eaux sulfureuses faibles. — Allevard. — Marlioz. — Salles d'aspiration.
	Rhumatisme chronique............. Goutte.	Lorsqu'il n'existe ni déformation, ni nodus, ni affaiblissement profond de la constitution.	Toutes les eaux prises en bains, surtout les eaux naturellement chaudes. — Douches. — Massage. — Bains de vapeurs. — Pour les tempéraments lymphatiques, donner la préférence aux eaux sulfureuses; pour les sanguins, aux eaux salines.

	NOMS DES MALADIES.	INDICATIONS CURATIVES.	DÉSIGNATION DES EAUX MINÉRALES.
2° SYSTÈME SANGUIN. VAISSEAUX ET LIQUIDES.	Anévrism. du cœur et des gros vaisseaux.	Toutes les eaux minéral. sont nuisibles.	»
	Hémoptysie. — Hémorrhag. nasales actives. — Pertes utérines, etc.	Les eaux sont nuisibles.	»
	Pléthore, obésité, fibrine et globuline en excès.	»	Eaux bicarbonatées en boisson. — Vichy. — Ems. — Eaux chlorurées ou magnésien. purgatives. — Kissingen. — Niederbronn. — Hombourg. — Wiesbaden, etc.
	Anémie, chlorose, faiblsse suite de scorbut.	Si la faiblesse n'est pas excessive.	Eaux ferrugineuses en boisson. — Rippoldsau. — Spa — Pyrmont, etc.— Eaux sulfur.ou salines en *bains seulement.* — Aix-la-Chapelle.— Kreutznach. — Bourbonne, etc.
3° SYSTÈME PLASTIQUE. TISSUS ET ORGANES.	**Maladies de la peau.** Affect. herpétiques sous diverses formes. — Eczéma.— Pytiriasis. — Psoriasis. — Lichen, etc.	Lorsque la constitution n'est pas épuisée, que l'état cachectique n'est ni trop profond ni trop ancien.	TEMPÉRAM. LYMPHATIQUE. — Eaux sulfureuses. — Baréges.— Bagnères-de-Luchon.— Molitz. — Enghien.— Allevard.— Aix. TEMPÉRAM. SANGUIN. — Eaux salines faibl. — Néris. — Plombières.— Loèche. — St-Gervais. — Bains prolongés.
	Pellagre.	»	Eaux sulfureuses.
	Syphilides.	»	Eaux salines fortes, mais surtout les eàux sulfureuses.
	Cachexie mercurlle.	»	Eaux sulfureuses fortes.
	Lymphatisme. Tendance à la scrofule. — Engorgement des ganglions. — Ulcères atoniques. — Ophthalm. scrofulse. — Gonflement et ramollissem. des os, etc.	Les eaux minéral. sont éminemment utiles.	Eaux sulfur., Baréges, etc.— Eaux salines fortes, la Bourboule.— Kreutznach.— Bourbonne.— Salins, Mondorff, etc.
	Indurations celluleuses chroniques. — Rigidité musculaire. — Dépôts calcaires environnant les articulations.	Lorsque la maladie ne date pas d'un grand nombre d'années. . .	Eaux bicarbonatées en boisson. — Bains de vapeurs. — Douches. — Massage.
	Malad. de la poitrine. Bronchite chroniq. — Pneumonie chronique sans tuberculisation. — Pleurésie chronique.— Laryngite chron.— Phthisie tuberculeuse.	Lorsqu'il n'y a ni fièvre, ni crachement de sang, ni sueurs nocturnes.	Weissembourg, Ems, Mont-Dore, etc., si le sujet est nerveux, irritable. S'il est lymphatique, toutes les eaux sulfureuses, Allevard. — Eaux-Bonnes.— Aix. — Enghien, etc.

NOMS DES MALADIES.	INDICATIONS CURATIVES.	DÉSIGNATION DES EAUX MINÉRALES.
Malad. de l'abdomen. (VOIES DIGESTIVES). Gastrite choniq. — Entérite chronique. — Diarrhée. — Gastralgie............	Lorsque ces maladies tiennent au défaut d'exercice, aux abus des boissons alcooliques.	Eaux gazeuses froides en boisson : Pougues. — Soultzmatt. — Rippoldsau. — Saint-Moritz, en Suisse. — En bains : Mont-Dore. — Toutes les eaux salines chaudes. — Préférer celles qui sont sur des sites élevés.
Hépatite chronique et splénite chronique spontanées, ou suite de fièvre intermitt. rebelle. — Calculs biliaires............	Distinguer soigneusem. le tempérament.......	TEMPÉRAM. SANGUIN. — Vichy. — Ems. — Carlsbad, etc. TEMPÉRAM. LYMPHATIQ. AVEC ANÉMIE. — Eaux ferrugineuses bicarbonatées. — Contrexéville. — Vittel. — Pougues, etc.
Malad. des voies urin. Catarrhe vésic. chronique............	Si le col de la vessie et la prostate ne sont pas profondément altérés............	TEMPÉRAM. SANGUIN. — Vichy. — Ems. — Saint-Nectaire, etc. TEMPÉRAM. LYMPHATIQUE. — Pougues. — Vittel. — Contrexéville, etc.
Gravelle urique et autre..............	Lorsqu'il n'y a pas de crise.	TEMPÉRAM. SANGUIN. — Vichy. — Cusset, et toutes les eaux bicarbonatées sodiques.
Calculs urinaires..	Les eaux minérales ne les détruisent pas, elles en facilitent seulem. l'expulsion s'ils ne sont pas trop volumineux.	TEMPÉRAM. LYMPHATIQUE OU NERVEUX. — Pougues. — Contrexéville. — Toutes les eaux bicarbonatées ferrugineuses.
Albuminurie..... Diabète sucré.....	Lorsqu'il n'y a pas désorganisation évidente du tissu des reins...	Eaux bicarbonatées froides, sodiques ou ferrugineuses, selon le tempérament. — Hauterive ou Pougues, etc.
Mal. des organ. génit. (CHEZ LA FEMME) Aménorrhée. — Dysménorrhée	Suppression ou retard par atonie.	Toutes les eaux sulfureuses ou salines en bains. — Douches. — Massage. Bains de vapeurs locaux. — Eaux ferrugineuses en boisson.
Leucorrhée.......	Suite d'atonie..	Eaux sulfureuses ou salines en bains. — Eaux ferrugineuses en boisson.
Relâchem. de l'utérus.	Suite de faiblsse locale..........	Demi-bains. — Douches vaginales. — Eaux sulfureuses ou salines.
Stérilité.........	Lorsqu'elle ne tient pas à une lésion organique...	Toutes les eaux thermales. — Bains. — Douches. — Massage.
Tissus hétéromorph. Cancer. — Loupes. Kystes.............	Toutes les eaux sont nuisibles ou inutiles.	»

3° **SYSTÈME PLASTIQUE.** TISSUS ET ORGANES.

	NOMS DES MALADIES.	INDICATIONS CURATIVES.	DÉSIGNATION DES EAUX MINÉRALES.
3° SYSTÈME PLASTIQUE. TISSUS ET ORGANES.	**Malad. chirurgicales.** Entorses chroniq.. Fractures. — Rigidité, suite de luxations anciennes..... Exostoses. — Périostoses.— Atrophie commençante....... Hydarthrose...... Tumeur blanche.... Carie superficielle. Ulcères fistuleux.. Douleurs et accidents consécutifs aux blessures par armes à feu.............	Sans carie ou avec carie.......	Toutes les eaux thermales sulfureuses ou salines en bains, douches et injections dans les trajets fistuleux. Eaux ferrugineu. et salines en boisson, à petite dose si la constitution est affaiblie et anémique.

CHAPITRE V

STATISTIQUE MÉDICALE DES EAUX MINÉRALES.

L'espérance est chose si douce et si salutaire pour le malade, que ce n'est pas sans hésitation que nous allons faire apparaître la vérité dépouillée de l'auréole des illusions; c'est un devoir cependant qu'il faut accomplir, car la science ne saurait être fondée sur des erreurs et des déceptions.

On pourrait croire, en voyant l'entraînement général qui, chaque année, pousse la foule vers les eaux minérales, qu'il suffit de s'y présenter pour chasser infailliblement les maux qui assiégent l'humanité; au retour, cette opinion est modifiée.

Déjà Patissier, savant et judicieux praticien, avait dit ces paroles consciencieuses, qu'on ne saurait trop répéter, car on les oublie fréquemment : *Les eaux minérales naturelles*

*guérissent quelquefois, soulagent souvent et consolent tou-
jours* (1).

A côté de cet avertissement se trouvent, il est vrai, les promesses exagérées qui s'emparent de la crédulité publique et
rendent illusoire la prudence du médecin instruit: interrogeons les faits, ils parleront peut-être avec plus d'autorité que
les raisonnements le plus logiquement établis.

Le rapport du médecin-inspecteur de Plombières, pour
1837, adressé à l'Académie de médecine de Paris, porte que
sur 108 malades, aucun n'a guéri par les effets immédiats
des eaux; à Néris, sur 217 malades, 14 seulement sont partis guéris; à Gréoulx, sur 301 malades, 26 seulement ont
guéri pendant la cure minérale (2). Dans son rapport sur
les eaux d'Aix, en Savoie, M. Davat, parlant au nom d'une
commission médicale, s'exprime ainsi : « On a pu voir combien sont peu nombreux les malades dont la guérison est survenue pendant leur cure, tandis que la plupart s'en vont
n'ayant obtenu que des modifications légères ou des améliorations insignifiantes. » Un peu plus loin, il ajoute : « J'ai
rencontré souvent des malades soumis à ces influences qui
aggravaient leur situation et partaient en plus mauvais état
. qu'ils n'étaient venus : sur 1539 malades traités à Aix,
en 1854, pour des maladies diverses, 436 ont été guéris,
880 soulagés et 223 sont restés stationnaires (3). »

Ces chiffres, pris dans leur ensemble, ne suffisent pas pour
permettre d'apprécier l'influence des eaux sur chaque maladie particulière; il faut, pour obtenir des renseignements
exacts, établir des catégories, faire l'histoire particulière de
chaque malade, et la continuer pendant un an afin de constater l'effet consécutif des eaux.

(1) Ph. Patissier, *Rapport fait au nom de la Commission des eaux minérales pour l'année* 1837 (*Bulletin de l'Académie*, etc., t. III, p. 478).
(2) *Bulletin de l'Académie royale de méd.*, etc., t. III, p. 478.
(3) *Compte rendu des eaux thermales d'Aix-en-Savoie*, *pendant l'année*
1854, par Davat, in-4°, 1855.

Une bonne statistique est très-difficile à faire, elle est presque impossible pour les médecins civils, puisqu'ils n'ont aucune action sur leurs malades, et que, très-souvent, ils leur échappent pour toujours après la cure minérale.

Antoine Bordeu père avait bien compris l'utilité de la statistique ; il avait établi, à Baréges, il y a plus d'un siècle, un journal continué par ses fils, François et Théophile, qui contenait plus de deux mille observations. Chaque année, les médecins inspecteurs près des différentes sources minérales de la France, doivent envoyer à l'Académie impériale de Paris, des rapports renfermant leurs observations sur les malades qu'ils ont traités ; mais ces documents sont très-incomplets, et souvent ils ne sont pas envoyés du tout.

« C'est vainement, Messieurs, dit le rapporteur en s'adressant à l'Académie royale de médecine de Paris, que votre Commission s'est efforcée, les années précédentes, de réveiller, de stimuler le zèle des médecins inspecteurs ; elle se voit encore aujourd'hui dans la nécessité de reproduire ses plaintes, puisque, sur *cent quatre* rapports qui devraient être transmis annuellement à l'Académie, nous n'en avons reçu que *quarante* en 1838 et *trente-cinq* en 1839 (1). » Un peu plus loin, le rapporteur ajoute : « Tant que cet état de choses durera, l'Académie sera dans l'impossibilité d'établir la statistique des sources minérales du royaume, que M. le ministre du commerce réclame depuis plusieurs années. »

Le service militaire est fait avec plus de régularité. Le ministre de la guerre, sur la proposition du Conseil de santé des armées, a décidé que chaque militaire envoyé aux eaux serait porteur d'une pièce appelée *certificat individuel*, composé de trois parties : dans la première sont consignés les résultats de la visite du médecin qui envoie le malade aux eaux, résultats énumérant la nature, l'origine, le degré d'ancienneté des af-

---

(1) *Bulletin de l'Académie royale de méd.*, t. VI, p. 954. 1841.

fections, ainsi que les traitements employés antérieurement;
la deuxième constate le résultat du traitement thermal au
départ du malade des eaux ; la troisième enfin, l'état du malade l'année suivante, c'est-à-dire les *effets consécutifs* qui
sont notés au mois de mai par les médecins des corps ou des
hôpitaux. Ce certificat individuel est ensuite renvoyé au médecin attaché à l'établissement thermal où le malade a été
traité, afin qu'il complète l'observation commencée l'année
précédente.

Toutes les observations sont ensuite réunies, classées et
adressées, à la fin de l'exercice, au Conseil de santé et à l'A-
cadémie de médecine.

Ce service est en général bien fait, mais on cite, parmi les
établissements qui se font remarquer, l'hôpital militaire de
Bourbonne sous la direction de M. Cabrol, médecin-chef, qui
a été longtemps parfaitement secondé par le docteur Tamisier,
médecin-major fort distingué. Cet hôpital est considérable,
il reçoit chaque année 800 à 900 malades ; on peut donc
espérer obtenir, en dix ans, une statistique satisfaisante des
maladies qui y auront été traitées. Jusqu'à ce que ces vœux
soient accomplis, utilisons les faits que la science possède.

Nous avons rapporté des chiffres indiquant le nombre total
des malades admis dans divers établissements ; ce travail ne
suffit pas pour faire connaître la curabilité probable des diverses maladies traitées par les eaux minérales, il faut donc
que nous fournissions des documents qui puissent, en partie,
combler cette lacune; nous les empruntons aux tableaux
statistiques envoyés à l'Académie de médecine de Paris par
les médecins de différentes stations thermales (1), nous les
rangeons, autant que possible, selon l'ordre que nous avons
adopté pour la classification des maladies.

_____

(1) Voir les *Bulletins de l'Académie royale de méd.*, t. III, p. 490, 492,
496, 502, 505, 508, 510, 512 et 514, Paris, 1838-1839, et t. VI, p. 972, 974,
977 et 1002, Paris, 1840-1841.

1er Tableau statistique. — SYSTÈME NERVEUX.

NOMS DES MALADIES.	DES ÉTABLISSEM.	NOMBRE de chaque maladie.	NOMBRE DE MALADES			
			GUÉRIS.	SOULAGÉS.	TRAITÉS sans succès.	GUÉRIS ou soulagés après le dép. des eaux.
Hémiplégies cérébrales..	Bourbonne.	41	4	25	12	»
Paraplégies.............	Id.	35	5	27	3	»
Rhumatismes musculaires	Id.	118	51	54	13	»
Rhumatismes arthritiques.	Id.	66	25	37	4	»
Paralysies diverses......	Id.	25	6	12	7	»
Hémiplégies cérébrales. côté droit 18, gauch. 12.	Bourbonne (serv. civil). 1838.	30	1	18	11	1 guéri.
Paralysies, myélites......	Id.	24	3	15	6	1 soulagé.
Paralysies diverses.	Id.	23	1	11	11	1 gu., 1 soul.
Rhumatismes musculaires	Id.	21	2	13	6	»
Rhumatismes articulaires.	Id.	24	3	12	9	1 soulagé.
Rhumatismes musculaires	Bourbonn. (serv. mil.). 1838.	47	30	15	2	»
Rhumatismes articulaires.	Id.	130	48	68	14	»
Atrophies des membres...	Id.	23	4	15	4	»
Hémiplégies cérébrales. Côte droit 40, gauch. 33.	Balaruc.	73	5	40	28	7
Paraplégies, myélites	Id.	19	2	7	10	2
Danse de Saint-Guy	Id.	6	»	2	4	»
Paralysies diverses.	Id.	5	2	3	»	»
Hémiplégies cérébrales.. Côte droit 69, gauch. 60.	Balaruc. (1838-1839.)	129	15	77	37	»
Paralys. gén. incomplètes.	Balaruc.	20	»	9	11	»
Paralysies, myelites......	Id.	44	8	16	20	»
Mal de Pott.............	Id.	7	»	1	6	»
Fièvres intermittentes....	Id.	25	9	4	12	»
Rhumatismes musculair..	Id.	25	7	11	7	»
Rhumatismes articulaires.	Id.	14	3	7	4	»
Névralgies diverses......	Id.	36	14	15	7	»
Chorée................	Id.	8	»	1	7	»
Hémiplégies cérébrales..	Bbon.-l'Archamb. (de 1824 à 1833)	290	20	235	35	»
Paraplégies.............	Id.	210	68	112	30	»
Rhumatismes musculair..	Id.	957	480	400	77	»
Rhumatismes articulaires.	Id.	850	415	425	10	»
Paralysies diverses......	Id.	310	91	200	19	»
Hémiplégies cérébrales..	Rennes (Aude).	33	»	3	30	»
Névralgies faciales......	Id.	20	2	6	12	4
Rhumatismes musculaires.	Id.	110	15	35	60	»
Paralysies rhumatismales.	Id.	34	4	10	20	5
Névralgies sciatiques....	Mont-Dore.	7	4	»	3	»
Hémicranie.............	Id.	3	1	2	»	»
Névralgies faciales......	Id.	4	1	»	3	»
Danse de Saint-Guy.....	Id.	2	»	1	1	»
Névropathie générale....	Id.	8	2	4	2	»
Hémiplégies rhumatism..	Id.	11	2	5	4	1
Rhumatismes..........	Bagnols (Lozère)	459	156	199	104	182
Paralysies diverses......	Id.	54	10	21	23	19
Rhum musc. et fibreux...	Id. (1838-39)	590	148	243	199	»
Rhumat. musc..........	Baréges.	98	56	30	12	»
Lumbago..............	Id.	6	3	3	»	»
Paraly. des memb. infér.	Id.	5	4	1	»	»
Rhum. fibreux et musc..	Id. (1838).	64	24	20	20	9
Rhum. fibreux et musc..	Id. (1839).	50	19	21	10	5
À REPORTER................		5193	1773	2491	929	

Système nerveux. — (suite).

NOMS		NOMBRE de chaque maladie.	NOMBRE DE MALADES			
DES MALADIES.	DES ÉTABLISSEM.		GUÉRIS.	SOULAGÉS.	TRAITÉS sans succès.	GUÉRIS ou soulagés après le dép. des eaux.
Report......................		5193	1773	2491	929	
Névr. sciat., tics douleur.	Baguèr.-de-Luc.	45	17	13	15	2
Rhum. fibreux et musc...	Id. (1838).	126	32	38	56	44
Névralgies sciatiques....	Néris.	11	2	5	4	6
Névralgies extérieures...	Id.	23	2	17	4	6
Tremblement.	Id.	1	»	»	1	»
Catalepsie.	Id.	1	»	1	»	»
Rhumatism. musculaires.	Id.	26	2	20	4	10
Rhumatismes articulaires.	Id.	24	2	19	3	9
Rhumatismes nerveux....	Id.	30	»	25	5	9
Paralysies diverses......	Id.	23	»	17	6	4
Névropathie.	Bains (Vosges).	5	»	3	2	1
Névralgies diverses......	Id.	14	6	4	4	»
Rhumatismes nerveux. ..	Id.	37	12	18	7	8
Rhumatismes articulaires.	Id.	16	3	13	»	»
Névralgies sciatiques. ...	Gréoulx.	17	»	11	6	5
Rhum. fibreux et muscul.	Id. (1838).	66	5	42	19	»
Rhum. fibreux et muscul.	Id. (1839).	75	8	42	25	2
Rhumatisme musculaire..	Cauterets (1839).	138	74	54	10	8
Rhumatismes fibreux. ...	Id.	114	31	64	19	10
Totaux......................		5985	1969	2897	1119	

2me Tableau statistique. — Système sanguin.

NOMS		NOMBRE de chaque maladie.	NOMBRE DE MALADES			
DES MALADIES.	DES ÉTABLISSEM.		GUÉRIS.	SOULAGÉS.	TRAITÉS sans succès.	GUÉRIS ou soulagés après le dép. des eaux.
Ménorrhagie atonique....	Mont-Dore.	3	»	1	2	»
Chlorose................	Id.	8	1	2	5	»
Totaux......................		11	1	3	7	

3ᵐᵉ Tableau statistique. — SYSTÈME PLASTIQUE.

NOMS DES MALADIES.	DES ÉTABLISSEM.	NOMBRE de chaque maladie.	NOMBRE DE MALADES.			
			GUÉRIS.	SOULAGÉS.	TRAITÉS sans succès.	GUÉRIS ou soulagés après le dép. des eaux
Maladies de la peau.						
Affections dartreuses....	Bourbonne.	61	14	29	18	»
Affections dartreuses....	Bourbon-l'Arch. (1824 à 1833.)					
Affections dartreuses....	Mont-Dore.	210	36	174	»	»
Affections dartreuses....	Bagnols (Lozère)	19	6	7	6	6
Dermatoses.............	Id. (1838).	96	21	39	36	»
Dermatoses.............	Id. (1839).	202	27	45	130	45
Dermatoses.............	Baréges (1838).	81	14	32	35	6
Dermatoses.............	Id. (1839).	45	12	17	16	5
Affections dartreuses. ...	Bagn.-de-Luch.	70	14	25	31	13
Dermatoses.............	Id. (1838).	68	24	37	7	»
Affections dartreuses....	Néris.	78	35	25	18	14
Affections dartreuses. ...	Gréoulx.	7	»	6	1	»
Dermatoses.............	Id. (1839).	64	14	42	8	»
		70	10	41	19	»
TOTAUX......................		1071	227	519	325	
Lymphatisme.						
Engorg. lymph., abcès, ulcères, traj. fistul., etc..	Bourbonne.	132	57	62	13	»
Scrofules..............	Id. (1838).	29	2	16	11	»
Engorgem. scrofuleux. ..	Id. (1838).	46	14	16	16	2 morts.
Ulcères scrofuleux......	Bourb.-l'Arch.	43	18	15	10	»
Affections scrofuleuses...	Balaruc.	13	»	5	8	»
Lésions scrofuleuses.....	Id. (1838-39).	45	2	11	32	»
Engorgements scrofuleux.	Mont-Dore.	12	»	5	7	»
Engorg. des gl. sous-maxil.	Id.	7	3	1	3	»
Scrofules..............	Bagnols (Lozère)	78	17	38	23	40
Maladies scrofuleuses....	Bagn.-de-Luch.	41	14	10	17	»
Scrofules..............	Néris.	4	»	2	2	1
TOTAUX.....................		450	127	181	142	
Maladies de poitrine.						
Catrhe pulm. chr. compliq.	Mᵗ-Dore (1837).	22	4	11	7	5
Pneumonie chronique....	Id.	9	1	5	3	3
Pneumorrhagies passives.	Id.	17	2	8	7	4
Phthisie pulmonaire à diverses périodes........	Id.	44	»	25	19	8
Asthme...............	Id.	15	2	5	8	5
Pharyngo-laryngite chr..	Id.	18	4	10	4	3
Aphonie..............	Id.	9	4	2	3	2
Palpitations nerveuses...	Id.	3	1	»	2	»
Catarrhe bronchique....	Cauterets (1839).	265	118	54	93	15 soulag.
Asthme sec............	Id.	46	»	36	10	3 id.
Asthme humide........	Id.	62	»	42	20	5 id.
Phthisie au 1ᵉʳ degré.....	Id.	34	»	14	20	9 id.
Phths. aux 2ᵉ et 3ᵉ degr..	Id.	36	»	3	33	»
TOTAUX.....................		580	136	215	229	

SYSTÈME PLASTIQUE (SUITE).

NOMS		NOMBRE	NOMBRE DE MALADES.			
DES MALADIES.	DES ÉTABLISSEM.	de chaque maladie.	GUÉRIS.	SOULAGÉS.	TRAITÉS sans succès.	GUÉRIS ou soulagés après le dép. des eaux.
Maladies de l'abdomen.						
Engorgements abdomin..	Bourbonc. (1838)	23	1	11	11	1 gu. 2 aggr.
Engorg. du foie, de la rate.	Balaruc (1838-39)	5	1	2	2	»
Hypochondrie..........	Néris.	4	2	2	»	1
TOTAUX..............		32	4	15	13	
Malad. des org génitaux chez la femme.						
Leucorrhée aton........	Rennes (Aude).	92	13	40	39	13
Aménorrhée aton........	Id.	35	10	»	25	6
Leucorrhée............	Mont-Dore.	13	5	3	5	»
Métrite chronique.......	Id.	8	3	3	2	2
Blennorrhée.	Id.	6	2	3	1	2
Débilité générale (suite de la masturbation)......	Id.	9	2	3	4	4
Dysmenorrhée (par excitation de l'uterus).......	Bains (Vosges).	15	9	4	2	»
Symptômes accompagnant l'âge critique.	Id.	18	»	7	11	10
Aménorrhée aton........	Cransac.	11	3	6	2	»
TOTAUX..............		207	47	69	91	
Maladies chirurgicales.						
Lésions, suites de coups de feu, de plaie spar armes blanches..............	Bourbonne.	48	24	22	2	»
Rétractions des muscles et des tendons..........	Id.	5	2	1	2	»
Tumeurs blanches par métastase rhumatismale ..	Rennes (Aude).	42	8	14	20	9
Tum. bl. av. gonfl. osseux.	Id.	31	»	6	25	2
Entorses chroniques.....	Id.	74	4	30	40	3
Hydarthroses.	Mont-Dore.	8	1	3	4	2
Maladie de Pott........	Id.	2	»	»	2	»
Luxations consécutives, imminen. ou effectuées.	Id.	10	»	4	6	»
Plaies d'armes à feu, plaies fistuleuses.	Baréges.	10	2	6	2	»
Douleurs ostéocopes.....	Id.	5	»	2	3	»
Engorgements articul....	Id.	12	3	3	6	»
Ankyloses fausses.......	Id.	9	»	6	3	»
Rétraction des muscles..	Id.	3	»	2	1	»
Lésions, suites de coups de feu, de plaies par armes blanches........	Bains d'Arles.	27	7	16	4	»
TOTAUX..............		286	51	115	120	

RÉSUMÉ DES TABLEAUX STATISTIQUES.	NOMBRE de chaque maladie.	NOMBRE DE MALADES		
		GUÉRIS.	SOULAGÉS.	TRAITÉS sans succès.
SYSTÈME NERVEUX........................	5985	1969	2897	1119
SYSTÈME SANGUIN.......................	11	1	3	7
SYSTÈME PLASTIQUE...... Maladies de la peau.........	1071	227	519	325
Lymphatisme.	450	127	181	142
Maladies de poitrine.......	580	136	215	229
Maladies de l'abdomen......	32	4	15	13
Maladies des organes génit...	207	47	69	91
Maladies chirurgicales.......	286	51	115	120
TOTAUX...................	8622	2562	4014	2046

Aux documents qui viennent d'être présentés, nous ajouterons les chiffres fournis par Herpin (1) ; ils ont de l'importance, puisqu'ils comprennent un nombre total de 17,748 malades atteints d'affections diverses traitées par les eaux minérales de la France et de l'étranger.

Le chiffre total se décompose en fractions qui répondent à différentes catégories de maladies; nous conservons les divisions et les noms adoptés par l'auteur, mais nous supprimons les détails qui se rapportent à chaque établissement.

Résultats généraux

DU TRAITEMENT DES MALADIES PAR LES EAUX MINÉRALES.

Maladies nerveuses.— Névralgies. — Névropathies.	GUÉRISONS.	AMÉLIORAT.	INSUCCÈS.
1o ÉTABLISSEMENTS OU LES MALADES ONT ÉTÉ TRAITÉS. — Balaruc, Bourbonne, Aix (Savoie), Eaux-Chaudes, Néris, Bains, Bagnères-de-Luchon, Mont-Dore.			
2o NOMBRE... 1,173 cas, sur lesquels, pour 100.....	26.10	51.80	22.10

(1) Ch. Herpin (de Metz), *Études médicales et statistiques sur les principales sources d'eaux minérales*, etc., p. 355. Paris, 1856.

Résultats généraux (SUITE).

	GUÉRISONS.	AMÉLIORAT.	INSUCCÈS.
Paralysies, hémiplégies, paraplégies. 1° ÉTABLISSEMENTS OU LES MALADES ONT ÉTÉ TRAITÉS. — Balaruc, Bourbonne, Wiesbaden, Luxeuil, Néris, Bains, Luchon, Bath (Angleterre). 2° NOMBRE... 1678 cas, sur lesquels, pour 100......	16,03	51,90	32,07
NOTA. — Pour les paralysies graves, la moyenne des guérisons, à Balaruc, Bourbonne, Wiesbaden, etc., est de 7 p. 100. La proportion est exactement la même pour les eaux legères, Bath, Luxeuil, Neris, Bains, etc.			
Maladies des voies et des organes de la respiration, asthme, catarrhes chroniques, bronchites, etc. 1° ÉTABLISSEMENTS OU LES MALADES ONT ÉTÉ TRAITÉS. — Luchon, Cambo, Eaux-Chaudes, Mont-Dore. 2° NOMBRE... 685 cas, sur lesquels, pour 100.......	31,50	32,12	36,38
Maladies chroniques des membranes muqueuses. 1° ÉTABLISSEMENTS OU LES MALADES ONT ÉTÉ TRAITÉS. — Mont-Dore, Vichy, Val-, Bains, Luxeuil, Niederbronn, Gréoulx, Luchon, Enghien, Ax. 2° NOMBRE... 1,957 cas, sur lesquels, pour 100.....	36,70	41,30	22,00
Maladies du système lymphatique et glandulaire, scrofules, indurations, tumeurs. 1° ÉTABLISSEMENTS OU LES MALADES ONT ÉTÉ TRAITÉS. — Bourbonne, Balaruc, Wiesbaden, Bourbon-l'Archambault, Bareges, Luchon, Ax, Uriage, Eaux-Chaudes, Bagnols, Mont-Dore, Néris, Bains. 2° NOMBRE... 2,357 cas, sur lesquels, pour 100......	29,75	48,30	21,95
Maladies du foie, de la rate, des viscères abdominaux. 1° ÉTABLISSEMENTS OU LES MALADES ONT ÉTÉ TRAITÉS. — Marienbad, Cransac, Vichy, Vals, Luxeuil, Bains, Bourbonne, Wiesbaden, Gréoulx. 2° NOMBRE... 388 cas, sur lesquels, pour 100.......	29,90	49,80	21,30
Maladies rhumatismales. 1° ÉTABLISSEMENTS OU LES MALADES ONT ÉTÉ TRAITÉS. — Bourbon-l'Archamb., Vichy, Bourbonne, Évaux, Wiesbaden, Aix, Luxeuil, Neris, Bains, Bareges, Ax, Eaux-chaudes, Luchon, Eaux ferrugineuses. 2° NOMBRE... 7,397 cas, sur lesquels, pour 100.....	35,50	55,00	9,50

Résultats généraux (SUITE).

	GUÉRISONS.	AMÉLIORAT.	INSUCCÈS.
Maladies du système utérin.			
1º ÉTABLISSEMENTS OU LES MALADES ONT ÉTÉ TRAITÉS. — Luchon, Eaux-Chaudes. Rennes, Provins, Luxeuil, Bains, Bath, Mont-Dore, Vichy.			
2º NOMBRE... 1,173 cas, sur lesquels, pour 100.....	40,15	39,50	20,35
Maladies goutteuses.			
1º ÉTABLISSEMENTS OU LES MALADES ONT ÉTÉ TRAITÉS — Vichy, Tœplitz, Wiesbaden.			
2º NOMBRE... 709 cas, sur lesquels, pour 100......	19,80	62,00	18,20
Maladies de la peau. — Dermatoses, dartres.			
1º ÉTABLISSEMENTS OU LES MALADES ONT ÉTÉ TRAITÉS. — Baréges, Luchon, Ax, Enghien, Bourbonne, la Bourboule, Wiesbaden, Néris, Bains, Luxeuil.			
2º NOMBRE... 2,656 cas, sur lesquels, pour 100....	35,80	39,75	24,45
Maladies du système osseux. — Ostéites, gonflement, carie, nécrose.			
1º ÉTABLISSEMENTS OU LES MALADES ONT ÉTÉ TRAITÉS. — Bourbonnes, Barèges, Ax.			
2º NOMBRE... 448 cas, sur lesquels, pour 100......	13,30	47,10	39,60
Vieilles blessures, plaies, ulcères.			
1º ÉTABLISSEMENTS OU LES MALADES ONT ÉTÉ TRAITÉS. — Bourbonnes, Baréges, Arles-les-Bains, Luxeuil, Néris.			
2º NOMBRE... 281 cas, sur lesquels, pour 100.......	33,00	48,00	19,00
Syphilides, accidents secondaires ou tertiaires.			
1º ÉTABLISSEMENTS OU LES MALADES ONT ÉTÉ TRAITÉS. — Bagnères-de-Luchon, Ax, Baréges.			
2º NOMBRE... 85 cas, sur lesquels, pour 100........	32,80	37,70	29,50

Si l'on réunit maintenant les chiffres des diverses maladies traitées par les eaux minérales tant en France qu'à l'étranger, on obtient, d'après le dépouillement des états consultés par Ch. Herpin, les résultats statistiques suivants :

Nombre total de malades.......................... 17,748
Guérisons immédiates ou consécutives....... 5,252 ⎫
Améliorations ou soulagement.............. 8,748 ⎬ 17,748
Résultats nuls............................ 3,748 ⎭

En présence de ces chiffres s'élevant au nombre total de
26,068 malades, sur lesquels

> 7,814 ont été guéris.
> 12,762 améliorés.
> 5,599 traités sans succès,

il est permis de conclure que les eaux minérales doivent être
rangées parmi les agents thérapeutiques efficaces, mais qu'on
ne saurait admettre les promesses exagérées qui tendent à les
faire considérer comme le remède assuré de presque toutes
les maladies chroniques.

SIXIÈME PARTIE

DE L'ÉLECTRICITÉ APPLIQUÉE AUX MALADIRS.

CHAPITRE Ier

—

§ 1. — Partie historique.

Il y a plus d'un siècle que les physiciens et les médecins ont eu la pensée de faire l'application de l'électricité au traitement de plusieurs maladies ; ils ne possédaient alors que des machines à frottement produisant de l'électricité statique ; les malades, placés sur un plateau isolant, touchaient directement la machine ou recevaient de petites étincelles.

Bien que Deshayes eût soutenu, en 1740, une thèse sur l'application de l'électricité à la guérison de l'hémiplégie (1), l'abbé Nollet paraît être le premier qui ait fait quelques essais de ce genre ; il annonça, dans la séance publique de l'Académie royale des sciences, du 20 avril 1746, qu'il avait donné des commotions électriques à un paralytique privé de l'usage des bras depuis cinq ou six ans, et que, dès la première expérience, il était parvenu à faire éprouver des sensations dans les membres jusqu'alors insensibles : sur la demande du comte d'Argenson, Nollet répéta, mais sans

---

(1) J. Deshayes, *Application de l'électricité à la guérison de l'hémiplégie.* — Thèse soutenue à Montpellier le 24 avril 1740.

succès, ses tentatives sur trois paralytiques de l'hôtel royal
des Invalides.

Ces expériences eurent un grand retentissement; Jalla-
bert, célèbre physicien de Genève, entreprit le traitement
d'un nommé Noguès, paralytique du bras droit; il le guérit
après l'avoir électrisé depuis le 26 décembre 1747 jusqu'au
28 février suivant; peu de temps après, Le Cat, chirurgien
habile de Rouen, communiqua à l'Académie royale des
sciences de Paris, un nouvel exemple de guérison de paralysie obtenue par l'électricité.

Mais la question ne prit une véritable importance scientifique qu'après l'étude faite par Sauvages, alors illustre professeur de l'école de Montpellier; ses expériences furent
nombreuses, et il obtint de très-grands succès; il les signala
dans une lettre adressée à Bruhier, en 1749, et peu de temps
après dans une dissertation sur la possibilité de guérir l'hémiplégie par l'électricité (1).

Trois ans plus tard, en 1752, parut à Paris, un petit ouvrage anonyme, attribué à l'abbé Mangin, qui relatait presque tous les faits connus ; on y trouve l'histoire de quinze paralytiques électrisés à Montpellier sous les yeux de Haguenot,
Sauvages et Chaptal; ils furent promptement suivis de beaucoup d'autres ; l'affluence des malades devint si grande que,
pendant plusieurs mois, on électrisait chaque jour environ
vingt personnes. L'auteur ajoute : « Les succès tenoient si
« fort du prodige, que tant à Montpellier qu'aux environs,
« la populace et surtout les femmelètes, qualifioient de ma-
« gie les opérations de la vertu électrique ; il n'a fallu rien
« moins que des témoins oculaires, gens de la dernière pro-
« bité et pleins de religion, qui présidassent à ces expérien-
« ces pour les détromper (2). »

(1) De Sauvages, *Dissertatio de hemiplegiâ per electricitatem curandâ*,
in-4°. Montpellier, 1749.

(2) *Histoire générale et particulière de l'électricité*. Paris, 1752, 3° partie,
p. 95.

Un peu avant cette époque la science venait de faire un progrès ; Pierre Van Musschenbroek avait découvert que l'électricité peut être condensée et qu'il est possible de produire des décharges occasionnant des commotions brusques ; Musschenbroek lui-même faillit être victime de sa découverte : après avoir électrisé une bouteille remplie d'eau, il en tira une étincelle. A l'instant il fut frappé d'un coup si violent qu'il se crut mort. Revenu de son accident, il protesta qu'il ne répéterait point cette expérience « *quand il s'agirait du royaume de France ;* » ce sont les termes dont il se sert dans la lettre qu'il écrivit, en 1746, à Réaumur pour lui faire part de cette découverte (1).

Cet événement fit une révolution dans la partie des sciences physiques qui se rattache à l'électricité ; on crut qu'on obtiendrait des résultats encore plus merveilleux que les précédents en faisant usage de décharges énergiques ; on fit bientôt abus de ce moyen ; Franklin lui-même tomba dans cette faute, et il le reconnaît. Il rapporte qu'après l'avoir électrisé, un homme qui n'aurait pas pu, le premier jour, lever sa main malade de dessus son genou, pouvait, le lendemain, la soulever à quatre ou cinq pouces, le troisième jour encore plus haut, et le cinquième il se trouvait en état d'ôter son chapeau ; mais les progrès s'arrêtèrent tout à coup, insuccès que Franklin attribue à la grande force de l'électricité qu'il employait ; en effet « il chargeait complétement deux grandes jarres de verre, de six gallons chacune, ayant environ trois pieds carrés de leur surface revêtus d'une feuille d'étain, puis il faisait décharger tout à la fois le choc de l'une et de l'autre dans le membre ou les membres affectés de paralysie, en répétant cette commotion ordinairement trois fois par jour, » c'est ce qu'il dit dans sa lettre au chevalier Pringle, datée de

(1) Voir p. 271, les détails qui se rattachent à l'origine de la bouteille de Leyde. — Sigaud de la Fond, dans sa traduction, a mal écrit le nom de Musschenbroek.

Craven-Street, le 21 décembre 1757, et lue à la Société royale de Londres le 12 janvier 1758 (1).

La science commença à sortir un peu de l'empirisme lorsque l'illustre de Haën, professeur à l'université de Vienne, s'occupa de l'application de l'électricité à différentes maladies ; il se livra à cette étude avec enthousiasme, aussi plusieurs exemples de guérison qu'il rapporte tiennent-ils du merveilleux (2).

La première observation est celle d'un homme de 50 ans, paralytique du côté gauche ; il l'électrisa dans l'été de 1756, et, au bout de sept semaines, il obtint une parfaite guérison : (*Convaluit integre* t. I, p. 83).

Un homme de 39 ans, paralytique du côté gauche, dont les parties affectées étaient dans un étrange marasme, avait eu recours inutilement aux remèdes que la médecine fournit ; en vain il avait été fréquemment aux eaux de Baden, il n'avait jamais pu obtenir le plus léger soulagement : au bout de deux mois d'électrisation il recouvra une santé parfaite : *Sanitati integræ restitutus est.*

Le bruit provoqué par toutes ces cures entraîna une foule de médecins et de physiciens de l'Europe à faire de nouveaux essais ; Linnée, Ferrein, Le Camus, Quelmalz, etc., vinrent ajouter leurs observations à celles déjà connues ; enfin Louis XVI chargea la Société royale de médecine de Paris de faire des recherches sur l'électricité appliquée aux maladies. Mauduyt, l'un des membres de cette savante compagnie, fut désigné pour électriser les malades choisis par une commission nommée à cet effet : les résultats ne sont pas connus, la publication en a été probablement empêchée par les troubles politiques qui ne tardèrent point à éclater.

L'Académie de Lyon proposa, en 1777, pour sujet de prix

(1) *OEuvres de Franklin*, trad. en français par Barbeu-Dubourg, 2 vol. in-4°; 1773.

(2) De Haën, *Ratio medendi in nosocomio practico*, etc., 6 v. in-12. Paris, 1771.

la question suivante : *Quelles sont les maladies qui dépendent de la plus ou moins grande quantité de fluide électrique dans le corps humain, et quels sont les moyens de remédier aux unes et aux autres ?* Le prix fut décerné le 7 décembre 1779 à l'abbé Bertholon. Ce succès le détermina à publier, en 1780, sous les auspices et privilége de la Société royale des sciences de Montpellier, un ouvrage (1) dans lequel il signale une partie des travaux de ses prédécesseurs. Bertholon, attaquant ensuite le côté médical de son sujet, n'hésite pas à proposer l'application de l'électricité à toutes les affections, et, afin de n'en oublier aucune, il adopte la classification de Sauvages qui range toutes les maladies, aiguës et chroniques, en dix grandes classes ; il prétend que « *dans le chaud de la fièvre, il faut électriser négativement ; puisque, dans ce temps, l'électricité animale est plus grande que le besoin de l'économie animale ne l'exige* (p. 188). » Cette idée erronée s'appuyait sur quelques expériences faites par le physicien Dalibard qui prétendait que l'électricité négative diminue le nombre des pulsations du pouls dans une forte proportioh.

Bertholon ne fit faire aucun progrès aux applications médicales de l'électricité, et comme les insuccès étaient nombreux, qu'on les comparait aux résultats heureux, l'enthousiasme se calmait, l'indifférence et le scepticisme commençaient à peser sur les esprits.

Tout à coup une grande découverte est proclamée et les espérances se raniment ; Galvani annonce que les êtres vivants possèdent une électricité spéciale qu'il désigne par le nom d'*électricité animale :* selon lui, ce fluide était d'une nature particulière, tous les animaux jouissant d'une électricité inhérente à leur économie, résidant spécialement dans les nerfs qui la communiquent au corps entier ; le cer-

(1) Bertholon, abbé de Saint-Lazare, *De l'électricité du corps humain dans l'état de santé ou de maladie*, 1 vol. in-12. Paris, MDCCLXXX.

veau la sécrète et les nerfs en sont les agents conducteurs. Volta combattit cette opinion et démontra que le prétendu *fluide nerveux* n'est autre chose que l'électricité ordinaire, à laquelle les organes des animaux servent de conducteurs, et dont ils peuvent même être des générateurs.

Les recherches de Galvani furent publiées à Bologne en 1791 et rééditées en 1792 dans un mémoire in-4° enrichi de notes et d'additions par Aldini (1).

La lutte qui s'était établie entre Galvani et Volta continuait, lorsque ce dernier, s'efforçant de démontrer que les effets électriques de contact sont dus à une origine chimique, découvrit l'instrument le plus précieux que les sciences physiques possèdent. Volta écrivit, le 20 mars 1800, à sir Joseph Bank, président de la Société royale de Londres, pour lui annoncer cet événement. La pile, à laquelle la reconnaissance publique a associé le nom de l'inventeur, n'était formée, au début, que de disques de cuivre et de zinc soudés ensemble, superposés successivement et séparés par des rondelles de drap humectées d'une solution saline : cet instrument révéla les propriétés de l'*électricité dynamique*.

La pile verticale de Volta ayant peu d'énergie et présentant d'ailleurs d'autres inconvénients, Cruikshank la remplaça par une pile horizontale renfermant tous les couples métalliques dans une auge en bois. Cette nouvelle forme de pile a reçu successivement des perfectionnements qui ont amené une foule de découvertes chimiques sur la composition et la constitution des corps.

La pile à auge donnant un courant continu, sans effet apparent et immédiat sur l'organisme, on pensa qu'on obtiendrait des résultats plus prompts et plus efficaces, si l'on parvenait à déterminer des secousses analogues à celles produites par les étincelles de la machine à frottement ou de la

---

(1) Galvani, *De viribus electricitatis in motu musculari*. — Commentarius in-4°. Bologne, 1792.

bouteille de Leyde. Aldini (1) rapporte que les physiciens
d'Allemagne inventèrent plusieurs instruments pour atteindre ce but, qu'il en vit un fabriqué en Hollande, dans la
ville de Harlem, qui était composé d'un levier métallique,
susceptible, au moyen de rouages, de s'élever et de s'abaisser
à volonté, de manière que le malade recevait des secousses
toutes les fois que la communication électrique se rétablis-
sait : lui-même inventa plusieurs instruments de ce genre
dont il donne les modèles dans son ouvrage (pl. 6, fig. 2).

Après la découverte de la pile parurent de nouvelles applications thérapeutiques ; Grapen Giesser, collaborateur de
Humboldt, publia en allemand un ouvrage sur l'emploi du
galvanisme dans le traitement de plusieurs maladies (2) ;
bien que l'auteur s'occupe de quelques maladies chirurgicales, il s'attache surtout à démontrer qu'on peut, à l'aide de
l'électricité voltaïque, guérir les paralysies des extrémités, la
goutte sereine, la surdité.

L'école de médecine de Paris ne pouvait pas rester étrangère aux événements qui attiraient l'attention du monde
scientifique ; elle nomma une commission chargée de faire
des expériences et de lui présenter un rapport : les conclusions de ce travail n'eurent pas d'importance ; elles constatent
seulement que l'électricité obtenue par l'appareil voltaïque
pénètre plus profondément, qu'elle a plus d'action sur les
systèmes nerveux et musculaire que le fluide fourni par les
machines ordinaires ; qu'elle provoque de vives contractions
et des sensations dans les parties insensibles aux étincelles
et aux commotions de la bouteille de Leyde, ce qui permet
d'espérer des résultats heureux dans le traitement de plusieurs maladies.

Pendant vingt ans les instruments et les méthodes d'ap-

(1) J. Aldini, *Essai théorique et pratique sur le galvanisme*, 2 vol. in-8°.
Paris, 1804.

(2) Grapen Giesser, *Der Arzneikunde und Wundarzneikunst.* Berlin, 1801.

plication restèrent à peu près stationnaires; il faut cependant
signaler les perfectionnements de la pile à auge introduits
par Wollaston, l'électro-puncture proposée par Sarlandière (1) et le pendule imaginé par Fabré-Palaprat, instrument qui est un interrupteur du courant (2).

Mais une grande découverte est faite en 1820 ; OErsted,
professeur de physique à Copenhague, annonce qu'une aiguille aimantée, placée à peu de distance d'un fil métallique
parcouru par un courant, éprouve une déviation qui la porte
à droite ou à gauche, en formant avec lui un angle droit,
selon qu'elle est au-dessus ou au-dessous du fil (3). OErsted
n'alla point au delà de ce fait important; il fut un observateur
heureux et habile, mais il laissa au génie d'Ampère le mérite
de découvrir les lois de l'électro-magnétisme.

Ces faits nouveaux donnèrent une vive impulsion à l'esprit
inventif des expérimentateurs. Schweigger, en Allemagne,
imagina le multiplicateur ou galvanomètre, instrument auquel Nobili apporta de grands perfectionnements, dont le
principal est le système des deux aiguilles compensées donnant à l'appareil une sensibilité extraordinaire et leur permet-
tant de revenir spontanément dans la direction du méridien
magnétique lorsqu'elles en ont été écartées.

L'illustre professeur Faraday, après avoir savamment ana-
lysé les circonstances dans lesquelles l'électricité en mouvement se produit, constata qu'il se forme spontanément des
courants secondaires sous l'influence d'un autre courant
électrique ou magnétique développé à distance.

Cette découverte fut annoncée à l'Académie des sciences
de Paris, le 17 décembre 1831 par Hachette qui venait

---

(1) Sarlandière, *Mémoires sur l'électro-puncture*, in-8°. Paris, 1825.

(2) Fabré-Palaprat, *Du galvanisme appliqué à la médecine*, trad. de l'ouvrage de Labeaume, voir la préface, in-8°. Paris, 1828.

(3) J. Chr. OErsted, *Experimenta circa effectum*, etc., trad. dans *Annales
de chim. et de phys.*, t. XIV, p. 417. Paris, 1820.

de recevoir de Faraday une lettre lui annonçant cette importante nouvelle.

Ce phénomène électrique fut appelé *induction*, terme qui désigne le pouvoir que possèdent les courants électriques d'exciter dans la matière placée dans leur sphère d'activité un état particulier qui produit d'autres courants.

Les courants induits jouissent des mêmes propriétés et produisent les mêmes effets physiques et chimiques que les courants voltaïques : quelles que soient les sources d'où provient l'électricité, elle possède toujours des propriétés identiques ; elle est, en toute circonstance, l'excitateur le plus puissant connu du système nerveux et de tous les organes où ses ramifications pénètrent.

Plusieurs physiciens, après Faraday, se sont livrés à des recherches approfondies sur l'induction ; Henri de Princeton (1) a démontré que, lorsqu'un fil conducteur est traversé par un courant induit, il se développe dans un second fil placé dans sa sphère d'activité un autre courant induit instantané, ou courant induit de deuxième ordre ; on peut obtenir ainsi des courants du troisième et du quatrième ordre dans d'autres circuits placés successivement dans le voisinage l'un de l'autre.

Ces courants ont beaucoup préoccupé les médecins, et, bien qu'on leur ait accordé une importance exagérée, il me paraît utile d'en décrire l'origine ainsi que les phénomènes qui s'y rattachent. Ce sujet, difficile par les détails qu'il comporte, a été traité avec une si grande netteté d'expressions par mon ancien ami Bégin, président du Conseil de santé des armées, dont la perte m'inspire toujours les plus vifs regrets, que je n'hésite point à lui emprunter l'exposition qu'il en a donnée dans l'*Instruction relative à l'emploi médical de l'électricité.*

(1) *Annales de physique et de chimie*, 3e série, 1841, t. III, p. 397.

« La construction des appareils d'induction actuellement
en usage est fondée sur les principes suivants :

« 1° Une bobine, autour de laquelle est enroulé un fil de
cuivre, isolé par un fil de soie et communiquant avec les
deux pôles de la pile d'où provient l'électricité. C'est le fil
inducteur.

« 2° Un second fil, du même métal, mais plus fin et plus
long, est enroulé, parallèlement au premier, sur la bobine,
et ses extrémités communiquent ensemble, soit métallique-
ment, soit par un corps conducteur, de manière à constituer
un circuit fermé. C'est le fil *induit du premier degré*.

« A ce second fil, on peut en ajouter un troisième, formant une troisième couche de spirales, superposée aux deux
autres, et formant un nouveau circuit également fermé.
Ce sera le fil *induit du second degré*. On pourrait ajouter
d'autres fils encore, qui seraient induits du troisième, du
quatrième, ou d'un plus grand nombre de degrés; mais
l'expérience a prouvé que ces additions sont sans utilité pour
l'action médicale.

« Le moyen de renforcement consiste en barreaux de fer
doux, placés au centre de la bobine. Lorsque le courant de la
pile passe dans le fil inducteur, ces barreaux de fer doux
s'aimantent et font naître, dans ce fil inducteur, un courant
induit, marchant dans le même sens que le premier, et augmentant, par conséquent, son énergie.

« 3° Un régulateur formé d'un cylindre de cuivre, aussi
long que la bobine, entoure les barreaux de fer doux. Un
bouton, saillant au dehors de l'appareil, sert à le faire sortir
ou rentrer à volonté, selon les besoins de l'opération.

« Le rôle que remplissent ces différentes pièces est assez
facile à comprendre :

« Le fil provenant de la pile est parcouru par un premier
courant continu appelé *inducteur*.

« Toutes les fois que le courant de ce premier fil est interrompu, on voit naître, dans le second fil, un courant dirigé dans le même sens, et que pour cela on nomme *direct*, il est instantané, c'est-à-dire qu'il ne dure qu'un temps infiniment petit. Toutes les fois, au contraire, que le courant se rétablit dans le premier fil, il se forme dans le second un courant en sens opposé, dit courant *inverse*, également instantané. De telle sorte, qu'à chaque rupture ou à chaque rétablissement du courant dans le fil qui communique avec la pile, on a, dans le second fil, un courant instantané, alternativement direct lors de la rupture, et inverse lors du rétablissement, et que l'on nomme *induit du premier ordre*.

« L'expérience a prouvé qu'il y a de l'avantage à faire le fil inducteur plus court et plus gros, le fil induit ou second fil, plus fin et plus long.

« Lorsqu'on a surmonté la seconde spirale d'une troisième, à chaque interruption et à chaque rétablissement du courant, il se produit, dans cette troisième spirale, un nouveau courant induit, auquel on donne le nom d'*induit du deuxième ordre*, et qui est opposé à celui du premier, c'est-à-dire inverse à la rupture, et direct au rétablissement. La multiplication des fils aurait pour résultat de faire naître, dans les spirales surajoutées, des courants alternativement directs et inverses du troisième, du quatrième ordre, etc.

« On a constaté que l'action du courant inducteur sur le fer doux, et du fer doux sur le courant, est contrariée par l'interposition d'une enveloppe métallique continue. C'est pourquoi le noyau de la bobine est fendu dans toute sa longueur lorsqu'on le construit en cuivre, et c'est aussi pourquoi le cylindre continu et mobile de cuivre sert de régulateur à l'appareil.

« Si, à l'aide du bouton qui le termine à l'extérieur, on tire au dehors ce cylindre régulateur, à mesure qu'il découvre des parties plus étendues des barreaux, l'action de l'aimant s'accroît d'une quantité proportionnelle, et augmente d'autant la puissance de l'induction. Le contraire a lieu lorsqu'on le repousse.

« Toutes les fois qu'on établit ou qu'on interrompt la communication, il se produit, dans le fil même qui communique avec la pile, un courant inverse à la rupture, et direct au rétablissement. C'est l'extra-courant de Faraday (induit du premier ordre de *M. Duchenne*), extra-courant auquel certains auteurs ont attribué des propriétés thérapeutiques particulières dont la réalité est loin d'avoir été démontrée (1). »

Pour compléter cette étude, il faut encore consulter les travaux de Masson (2), Duchenne (3) et A. Becquerel (4); on y trouvera les documents suffisants pour apprécier les progrès successifs de la science ainsi que les applications variées de l'électricité à la thérapeutique.

Appareils d'induction. Ils sont fort nombreux, on les a naturellement divisés en deux classes : 1° les appareils magnéto-électriques ; 2° les appareils électro-magnétiques.

Les premiers reposent sur ce principe que c'est un aimant agissant sur une armature de fer doux qui transmet à des bobines des courants d'induction.

Pixii fils est l'un des premiers en France qui ait construit un appareil de ce genre; sa forme et son volume présentant des inconvénients, il a été remplacé par des appareils

---

(1) *Instruction relative à l'emploi médical de l'électricité dans les hôpitaux militaires de l'intérieur et de l'Algérie* (*Journal militaire officiel*, 2e semestre, p. 411, 13 septembre 1858).

(2) A. Masson, Ier mémoire envoyé à l'Institut en juin 1835 et imprimé en 1837 dans *Annales de chimie et de physique*; 2e série, t. LXVI. — Voir surtout : *Des applications de l'électricité à la médecine* (*Gazette hebdomadaire de médecine et de chirurgie*, t. IV, p. 638, 718 et 748, — 1857).

(3) Duchenne, de Boulogne, *De l'électrisation localisée, et de son application à la physiologie, à la pathologie et à la thérapeutique*, in-8°, 1re édition, 1855, 2e édition, 1860. Paris.

(4) A. Becquerel, *Traité des applications de l'électricité à la thérapeutique médicale et chirurgicale*, in-8°, 1re édit., 1857, 2e édit., 1860. Paris.

de plus petite dimension, inventés par Breton frères, Clark, Duchenne et Gaiffe.

Les appareils électro-magnétiques, d'un emploi facile et commode, n'ont pas tardé à être substitués aux précédents. Ils sont aujourd'hui en très-grand nombre, les principaux sont : ceux de Masson, Ruhmkorff, Duchenne, Erie Bernard, Legendre et Morin, Déchargé, Bianchi, etc. Pour tous ces instruments le courant, inducteur est fourni le plus ordinairement par la pile de Bunsen.

L'emploi de l'électricité ne pénétra que tardivement dans les hôpitaux ; ce fut en 1830 que Rayer introduisit, pour la première fois, une pile à auges dans son service de l'hôpital de la Charité. Il l'employa surtout au traitement de paralysies de diverses espèces. A la même époque, Magendie fit aussi de nombreuses applications de ce moyen à différentes maladies. Quelques années plus tard, en 1836, Andral, dès son entrée à l'hôpital de la Charité, fit également usage de l'électricité contre les paralysies produites par les préparations saturnines ; les résultats, selon la déclaration de Becquerel, ne furent pas très-heureux.

C'est seulement en 1858 que le Ministre de la guerre, sur la proposition du Conseil de santé des armées, autorisa l'application du traitement électro-thérapique dans onze hôpitaux militaires, dont huit en France et trois en Algérie (1). Parmi les huit hôpitaux français figure celui de Bourbonne où, depuis 1854, le docteur Villaret avait eu l'intention d'introduire l'électricité pour seconder l'action des eaux minérales. L'année suivante, le docteur Cabrol, médecin en chef, fit les premiers essais, ils lui donnèrent des résultats satisfaisants.

Le docteur Turck, à Plombières, emploie ce moyen depuis fort longtemps ; aujourd'hui il est peu d'établissements

(1) Voir l'*Instruction relative à l'emploi médical de l'électricité* (*Journal militaire officiel*, 2e semestre, p. 411, 13 septembre 1858).

thermaux où l'on ne trouve un ou plusieurs médecins qui n'aient également recours à l'électro-thérapie.

Voilà donc l'emploi de l'électricité généralement en usage dans les hôpitaux civils, militaires, et dans la pratique d'un grand nombre de médecins.

La méthode adoptée est celle des courants intermittents. Est-elle la meilleure? Le doute est permis lorsqu'on étudie attentivement la marche habituelle de la nature dans le rétablissement de la santé.

Cette question mérite une attention spéciale, nous allons nous en occuper.

§ 2. — Du courant continu.

Le courant continu n'est pas en faveur, il est presque abandonné des médecins, qui le regardent comme insuffisant pour obtenir la guérison des maladies nerveuses. Comment supposer, en effet, qu'un agent qui n'occasionne ni ébranlement ni douleur, qui ne détermine aucune action apparente et immédiate puisse produire des résultats utiles? L'homme aime ce qui frappe les yeux et l'imagination, il lui faut des secousses, des mouvements convulsifs, il recherche les effets de théâtre, il voudrait pouvoir dire au paralytique : Levez-vous et marchez !

La nature ne procède point ainsi ; elle agit lentement, régulièrement, elle fait son œuvre réparatrice sans éclat : Voyez le convalescent, il ne passe pas brusquement de la maladie à la santé, il reprend graduellement ses forces, et il arrive à la guérison complète sans soupçonner les changements heureux qui s'opèrent dans son organisme.

Discutons les faits scientifiquement. L'action des courants sur les divers tissus du corps des animaux a provoqué depuis fort longtemps l'attention des physiciens et des médecins : il suffit, pour s'en convaincre, de rappeler les travaux de Galvani, d'Aldini, de Matteuci, Longet, du Bois-Reymond, etc.

Voici les conclusions auxquelles ces auteurs sont arrivés. Quand on fait circuler un courant continu dans un nerf, les effets varient selon que le courant est direct ou inverse : on appelle courant direct celui qui marche du centre à la périphérie, et courant inverse celui qui va de la périphérie au centre.

Les effets des courants ne se manifestent qu'à l'instant où l'on ferme et au moment où l'on ouvre le circuit, c'est alors que se produisent des contractions musculaires; on ne remarque rien aussi longtemps que le courant n'est pas interrompu.

Les expériences faites sur les animaux ont démontré que le nerf parcouru par un courant continu et direct perd une partie de son excitabilité, qu'elle peut même être détruite tout à fait si le courant est énergique et prolongé. Si le nerf est parcouru, au contraire, par un courant inverse, l'excitabilité se maintient, quelquefois elle augmente, et, si elle a été affaiblie par un courant direct, elle reprend son activité première.

Ces effets ont été obtenus sur des animaux vivants ou morts dont on isolait un nerf sur lequel on agissait, mais il n'en est pas de même sur l'homme vivant, aussi Duchenne a-t-il pu faire sans résultat fâcheux l'expérience suivante : « Le courant continu le plus intense, dit-il, dirigé dans le tissu d'un muscle, n'y produit que des contractions fibrillaires, faibles et irrégulières. C'est, du moins, le résultat d'une expérience que j'ai faite sur moi-même avec une batterie de 120 piles de Bunsen. Ce courant continu produit en outre des phénomènes de calorification dans les *profondeurs* de l'organisme. En effet, la sensation que j'éprouvai pendant cette expérience était analogue à celle qu'aurait pu occasionner un liquide très-chaud circulant dans le membre soumis à l'expérimentation. Après un certain temps, ces courants continus, profonds, développèrent une sensation de chaleur insupportable dans le membre galvanisé. Il ne m'a pas paru alors que ce membre ait augmenté de température. En diminuant le nombre des éléments, les phénomènes que je viens d'exposer allèrent en décroissant ; et à 15 ou 20 éléments ils furent inappréciables (1). »

Voilà une expérience hardie, audacieuse, qui n'est suivie d'aucun résultat fâcheux ; en aurait-il été de même si on eût employé un courant intermittent ? L'expérience peut encore répondre, nous l'empruntons à Masson : « Voulant étudier, dit ce professeur, l'effet qui résulterait d'une contraction prolongée obtenue par une succession plus ou moins rapide de vibrations électriques, j'ai pris un chat vigoureux, un superbe mâle ; je lui ai mis une cravate que j'ai fixée dans un étau, après lui avoir attaché les pattes deux à deux : il se trouvait alors dans l'impossibilité d'exécuter aucun mouvement, parce qu'on avait soin de maintenir l'immobilité dans les pattes de derrière avec une corde. Après lui avoir convenablement mouillé le bas-ventre avec de l'eau acidulée, j'y plaçai une poignée ou cylindre métallique ; l'autre fut placée sur l'oreille et quelquefois dans la bouche ou sur le cou. Après avoir mis cet animal, ainsi préparé, dans le courant secondaire, je le soumis à l'effet de mon appareil électrique. On tourna d'abord lentement la roue ; chaque interruption du courant produisait de violentes commotions. L'animal hurlait et mordait les poignées qu'il serrait, malgré lui, quand la vitesse augmentait ; enfin, par un nouveau surcroît de vitesse, il se roidit et mourut, après quelques minutes, dans un état nerveux difficile à décrire. Avant de le tuer, on le fit passer plusieurs fois par la limite dont j'ai parlé plus haut ; il éprouvait alors une espèce de repos, il était haletant, sa

(1) Duchenne, de Boulogne, *ouvr. cité*, 1re édit., p. 8.

respiration était fréquente; il sortait d'une longue agonie, qui recommençait aussitôt que la roue tournait moins vite (1). »

Voilà deux expériences importantes, faites avec énergie et poussées jusqu'aux limites extrêmes; elles nous révèlent hautement la diversité d'action du courant continu et du courant intermittent : le premier excite de légères contractions fibrillaires, il produit des *phénomènes de calorification dans les profondeurs de l'organisme,* il cesse sans laisser de traces fâcheuses; le second provoque la douleur, des contractions tétaniques, un trouble effrayant dans tout l'organisme et finalement la mort. N'est-ce point là un enseignement pour le médecin ? les faits ne doivent-ils pas l'éclairer sur la véritable action des deux espèces de courants?

Que veut-on obtenir lorsqu'on traite un membre paralysé? N'est-ce point le réveil de la sensibilité, le retour des fonctions normales? Puisqu'il en est ainsi, il faut nécessairement se demander quelle est la cause du mal ; est-elle locale, ou bien tient-elle à une affection des centres nerveux? Aucun médecin n'ignore que, excepté quelques paralysies accidentelles produites par une contusion, un principe rhumatismal ou une intoxication, c'est à une maladie du cerveau ou de la moelle épinière qu'il faut rattacher la paralysie : ni les nerfs du membre paralysé ni aucun des tissus du membre lui-même ne sont malades : faites cesser la cause du mal, et les fonctions se rétabliront d'elles-mêmes.

Ces faits n'étant ni contestables ni contestés, comment se fait-il que le plus grand nombre des médecins ne s'occupent que de la partie paralysée? C'est elle qu'ils électrisent ; ils cherchent par des moyens, fort ingénieux d'ailleurs, à limiter, *à localiser,* comme ils le disent, l'action du courant. L'*électrisation* localisée est devenue une science et un art;

(1) A. Masson, *Des applications de l'électricité à la médecine,* etc., art. cité (*Gazette hebdom.* t. , IV, p. 648).

on l'applique à la physiologie, à la pathologie, à la thérapeutique, nous pouvons même ajouter à la mimique, car aujourd'hui on fait rire ou pleurer à volonté.

Ces procédés sont fort intéressants sans doute, et ils peuvent avoir leur degré d'utilité; mais est-ce bien la voie adoptée par la nature pour guérir les malades lorsqu'ils font usage des eaux minérales? Dans ce cas, en effet, l'électricité n'agit pas localement, elle excite l'organisme tout entier, elle ranime toutes les fonctions, la circulation, l'absorption; elle active la résorption du caillot fibrineux qui comprime le cerveau, suite d'un épanchement sanguin provoqué par une apoplexie, et, lorsque ce travail est achevé, la tête se dégage, la parole devient plus libre, les membres plus forts, la maladie disparaît.

Examinons ce qui se passe lorsqu'on emploie un appareil d'induction à courant intermittent : aussitôt que le circuit est fermé, les secousses se produisent, elles sont plus ou moins fortes, et le malade en est plus ou moins ébranlé, aussi ne peut-il les supporter que pendant un temps très-court : si elles sont violentes, tout l'organisme est rudement agité et il peut en résulter des accidents fâcheux.

La douleur n'est pas, évidemment, le but qu'on veut atteindre; elle n'est pas un élément de guérison, et cependant, malgré cet inconvénient, on obtient quelquefois des succès.

Le courant continu, sagement administré, permet, au contraire, l'emploi de l'électricité pendant un temps prolongé; on peut ranimer progressivement les fonctions, et rétablir la santé sans jamais craindre une perturbation dangereuse : ainsi point de secousse, point de violence, tout est simple, lent et sûr.

La science peut-elle encore expliquer ces résultats et justifier notre sentiment? Oui, sans doute.

Henri de Princeton (1) a démontré que, pour produire

(1) *Annales de physique et de chimie*, 3ᵉ série, t. III, p. 397.

les effets physiologiques les plus efficaces, il ne faut mettre en mouvement qu'une petite quantité d'électricité circulant avec le moins de résistance possible dans un fil métallique.

Masson a parfaitement étudié cette question; aussi croyons-nous devoir lui emprunter les explications qu'il donne. « Quelle que soit, dit-il, la cause des courants électriques, ils jouissent des mêmes propriétés. Pour une même source, les effets du courant dépendent de sa tension et de la quantité d'électricité mise en mouvement. Avec des machines ou des condensateurs, on reproduit toutes les actions des courants continus des piles; les extra-courants et les courants d'induction présentent, dans certains cas que j'ai signalés, tous les phénomènes observés avec les machines ou les batteries électriques.

« Les différents effets physiologiques, magnétiques ou chimiques sont en rapport, pour une même quantité d'électricité, avec la durée de la décharge.

« L'action physiologique d'un courant est d'autant plus grande, que sa durée est plus petite, la quantité d'électricité employée restant la même. Si cette quantité augmente quand on ne change pas le temps de la décharge, les effets physiologiques deviennent plus puissants.

« Pour mieux faire comprendre ces principes fondamentaux, prenons un exemple : chargeons une bouteille de Leyde, et touchons-la de manière à recevoir la décharge, nous éprouverons une vive secousse. Débarrassons, au contraire, ce condensateur de son électricité au moyen d'une fine aiguille, nous aurons un courant continu sans commotion. Dans les deux cas, nous mettons en jeu la même quantité d'électricité; mais, dans le premier, la durée du courant est infiniment plus petite que dans le second, puisqu'elle n'est pas d'un millionième de seconde, d'après mes expériences. L'électricité obéit aux lois générales qui régissent toutes les autres forces de la nature; pour une même quantité de mouvement ou un même effet produit, la pression qu'exerce une force, ou son impulsion, est en raison inverse de la durée de son action.

« Si nous appliquons ces considérations aux courants induits, nous voyons que deux courants égaux en quantité différeront beaucoup dans leur tension, suivant leur durée. Des deux courants induits dans un fil long et fin par la rupture ou l'établissement du courant principal, celui qui naît au moment où le courant cesse a beaucoup plus de tension que le second, parcequ'il dure moins longtemps. Toutes les influences qui augmentent la durée d'un courant induit ou autre lui donnent les propriétés des courants des piles. Au contraire, en diminuant la durée d'un courant produit par une même quantité d'électricité, on développe les caractères des décharges instantanées des batteries. On conçoit qu'entre ces deux limites on obtiendra des courants participant des piles et des condensateurs. De tous les courants induits, les extra-courants sont ceux qui se rapprochent le plus, par leurs propriétés, des décharges de la bouteille de Leyde.

« On voit déjà qu'on s'est fait souvent d'étranges illusions sur l'application thérapeutique des courants induits, et que les effets obtenus par les appareils électro-médicaux les plus renommés ne diffèrent pas sensiblement de ceux qu'obtenaient nos prédécesseurs avec des machines, des bouteilles de Leyde ou des piles. Aussi les cas de guérison signalés dans les deux premières périodes ne sont pas moindres que ceux publiés depuis la découverte de l'induction.

« On a changé les appareils, mais, à mon avis on n'a pas changé les méthodes (1). »

Tel est le langage de la science ; il concorde parfaitement avec les effets physiologiques observés sur l'homme et les animaux. Il est, en effet, bien constaté que l'action d'un courant énergique et d'une courte durée amène le trouble, des

(1) *Gazette hebdomadaire de médecine et de chirurgie*, t. IV, p. 749 et 750.

accidents et même la mort; si le courant a peu d'intensité, les effets sont moins redoutables, mais ils conservent le même caractère. Or, ce n'est ni l'énergie ni la violence qui peuvent rétablir subitement un organisme souffrant depuis longtemps; il faut laisser au temps le soin d'opérer les transformations successives et indispensables au retour de la santé.

Nous pensons donc que le courant électrique continu a été trop délaissé, qu'il faut y revenir, car il peut rendre d'importants services ; on en augmentera encore le nombre si on associe à ce moyen l'usage du bain médicamenteux qui, seul, ainsi que nous l'avons démontré, suffit pour provoquer des actions électriques.

Cette pensée a été soumise à l'expérience, et celle-ci a justifié nos prévisions : nous allons exposer la méthode que nous avons suivie, car elle s'éloigne de tout ce qui avait été fait par nos prédécesseurs.

CHAPITRE II

---

§ 1. — Du bain électrique.

Les physiciens du dernier siècle ont donné le nom de bain électrique à un procédé qui consiste à faire monter une personne sur un tabouret isolant, à la mettre en commnnication avec le conducteur d'une machine à frottement, et à l'envelopper ainsi d'une atmosphère électrique. Je dis envelopper, car l'électricité est accumulée à la surface du corps ; le pouls, la respiration, les sécrétions, les fonctions intellectuelles n'éprouvent aucun changement appréciable ; cette électricité, qui est à l'état statique, s'écoule lentement dans l'air ambiant, mais, si une personne étrangère approche la main ou un corps

quelconque des cheveux du sujet électrisé, on les voit se dres-
ser et former autant de pointes par lesquelles le fluide s'é-
chappe rapidement.

Le docteur A. Becquerel a proposé une autre méthode pour
administrer des bains de pieds et des bains électriques en-
tiers ; il l'a décrite dans les leçons qu'il a faites à l'hôpital de
la Pitié, au mois de janvier 1856 ; elle est fondée sur le principe de l'électricité dynamique à courants intermittents.

Le bain de pieds électrique est composé de deux petites
cuves indépendantes l'une de l'autre, et dans chacune desquelles on met de l'eau salée ou de l'eau acidulée tiède.

Le malade pose chacun de ses pieds dans une cuve différente. Une d'elles est en communication avec le pôle positif,
l'autre avec le pôle négatif d'une pile, à l'aide des conducteurs
métalliques qui y sont plongés. Une fois la communication
établie, on agit par intermittences, en enlevant et plongeant
alternativement un des deux pôles dans le liquide avec lequel
il est en rapport, et l'on voit les extrémités inférieures devenir le siége d'une contraction fibrillaire musculaire continue
dont l'intensité est en rapport avec celle de l'appareil.

Le bain électrique entier exige aussi deux compartiments :
l'un est une grande baignoire pleine d'eau salée tiède dans
laquelle plonge le corps, l'autre est une petite cuve de porcelaine, isolée de la baignoire, et qui contient également de
l'eau salée ; elle est destinée à recevoir l'un des bras.

Les choses ainsi disposées, on plonge le fil conducteur positif dans la baignoire et le fil négatif dans la petite cuve où
est le bras ; on fait passer un courant électrique intermittent,
et aussitôt le corps entier entre dans une grande agitation. On
comprend que des bains de cette nature doivent être courts ;
aussi le docteur Becquerel conseille-t-il de ne pas les prolon-
ger au delà de sept à huit minutes (1).

_____

(1) A. Becquerel, *Traité des applications de l'électricité*, etc., p. 114 et 115.

Moretin, dans l'article *électricité* qu'il a rédigé pour l'ouvrage sur la *matière médicale* de Bouchardat (1), a beaucoup préconisé un bain électrique qui diffère de celui proposé par A. Becquerel; il fait mettre le malade dans un bain d'eau tiède, les deux fils conducteurs de l'appareil de Ruhmkorff sont introduits directement dans le liquide de la baignoire, et aussitôt le corps entre en contraction. Bien qu'on ait voulu expliquer cet effet du courant, produit au moyen de deux rhéophores plongés dans la même masse liquide, par des courants dérivés qui se produiraient alors, il reste une obscurité qui, pour être dissipée, exigerait de nouvelles expériences et plus de clarté dans les explications.

Le bain électrique que nous administrons n'a nul rapport avec ce qui a été fait précédemment; notre but est l'imitation de la nature dans l'action des eaux minérales; nous suppléons à l'activité qui manque à l'eau de rivière ou de source par un courant électrique continu qui parcourt tout le corps d'un homme plongé dans un bain : l'électricité est fournie par la pile de Daniell.

Nouveau bain électrique. — Il est d'une application facile, il n'exige ni dépense ni connaissances scientifiques; il peut donc devenir d'un usage général.

La pile de Daniell est généralement connue; il suffit, comme l'on sait, d'un vase de grès, de porcelaine ou de verre, destiné à recevoir le liquide acide, au milieu duquel on met le vase poreux contenant la solution concentrée de sulfate de cuivre; une lame de zinc plonge dans le liquide acide, et une lame de cuivre dans la solution contenue dans le vase poreux; des fils conducteurs en cuivre partent du zinc et du cuivre et vont aboutir à la personne qui est dans le bain.

Le conducteur positif, celui qui se rattache à la lame de cuivre, est terminé par un anneau de même métal qu'on fixe

_____

(1) Tome 1er, p. 430, — 1855, Paris.

au gros orteil de l'un des pieds à l'aide d'un cordonnet de
soie ; le conducteur négatif, celui qui est en rapport avec le
zinc de la pile, est terminé par une petite lame de cuivre
très-mince, flexible, de $0^m,01$ de largeur, de $0^m,03$ à
$0^m,04$ de longueur, percée d'un trou dans lequel on fait passer un cordonnet de soie qui entoure le cou et sert à fixer la
plaque.

Une baignoire ordinaire contient de l'eau salée ou de l'eau
sulfureuse ; la proportion de sel dissous est de 2 à 3 kilogrammes pour 200 litres d'eau ; la température du liquide est
de 35° à 37° centigrades. La durée du bain est d'une heure ;
elle peut varier selon différentes circonstances que le médecin
doit apprécier.

Un élément de la pile de Daniell suffit généralement pour
obtenir les effets désirés ; on peut cependant, dans quelques
cas, en mettre deux ou trois, rarement on devra dépasser ce
nombre.

Rendons-nous compte maintenant des effets produits.
Lorsque la personne est dans le bain et que la pile fonctionne
régulièrement, le fluide électrique s'échappe par le conducteur fixé à la lame de cuivre, arrive à l'anneau attaché au
gros orteil et pénètre dans toutes les parties du corps ; il ressort par le point où se trouve placée la petite lame de cuivre,
et de là se rend au zinc qui est dans le grand vase ; il s'établit
ainsi un circuit qui part du zinc de la pile pour aller au cuivre,
puis au corps plongé dans l'eau, et qui retourne au zinc. Comme
cette pile est l'une de celles qui donnent les effets les plus
constants, on peut admettre que le corps est parcouru, pendant une heure, par un courant électrique d'une force presque
invariable en tension et en quantité (1).

_____

(1) La quantité d'électricité dynamique fournie par un seul couple de la
pile de Daniell, en action pendant une heure, est considérable ; M. Pouillet a
publié un travail très-important sur l'évaluation de la quantité d'électricité
mise en mouvement dans un courant donné, et de la quantité d'électricité

Il est utile cependant de noter, afin de limiter les effets produits, que le liquide acide doit être dans les proportions suivantes : eau, 900 grammes ; acide sulfurique du commerce, 100 grammes.

Le passage du fluide électrique à travers le corps ne produit aucune sensation appréciable par les sens ; ce n'est qu'accidentellement et par suite de disposition vicieuse dans l'arrangement des conducteurs qu'on pourrait déterminer de petites décharges, des étincelles et même la cautérisation de la peau, comme nous en rapportons un exemple dans l'une des observations que nous présentons plus loin.

Le fluide électrique dirigé vers le gros orteil ne pénètre pas en entier dans le corps ; il en est évidemment une partie qui se perd dans l'eau du bain et qui, par cette voie, aboutit à la peau.

Le liquide du bain pourrait être de l'eau pure, mais il vaut mieux la rendre sulfureuse ou saline, parce que l'expérience a démontré que ces liquides conduisent très-bien l'électricité ; nous avons constaté, en outre, que l'eau salée seule suffit, dans son contact avec le corps, pour déterminer des réactions électriques qui s'élèvent jusqu'à 20 et 25° du galvanomètre, et l'eau sulfureuse jusqu'à 50 et 60°. Lorsque nous ajoutons le courant électrique fourni par la pile, nous obtenons des effets qui se rapprochent sensiblement de ceux produits par les eaux minérales naturelles ; la théorie l'indique, et

nécessaire pour décomposer 1 gramme d'eau. Il résulte de ses expériences que :

Quelles que soient l'intensité du courant et la composition de l'électrolyte employé, une même quantité d'électricité dynamique est toujours nécessaire et suffisante pour décomposer une même quantité d'eau. (*Comptes rendus de l'Académie des sciences*, 1837, t. IV, p. 787.)

Il résulte encore d'autres recherches que : Les piles hydro-électriques sont des appareils qui fournissent, sous une très-faible tension, des quantités très-considérables d'électricité. (*Gavarret*, t. II, p. 155.)

Ces deux lois, appliquées aux courants électriques qui parcourent le corps de l'homme, expliquent presque tous les phénomènes électro-physiologiques que nous observons.

les observations médicales qui vont suivre le démontrent.

On pourrait supposer que le bain n'est pas indispensable pour obtenir les effets déterminés par l'électricité ; ce serait une erreur. On sait depuis longtemps que l'épiderme sec est mauvais conducteur de l'électricité, qu'il ne la laisse même pas passer du tout lorsque la peau est calleuse ou seulement couverte de petites écailles épidermiques, disposition assez fréquente dans les maladies chroniques ; ce serait donc s'exposer à n'obtenir aucun résultat si on se plaçait dans ces mauvaises conditions. C'est le juste reproche qu'on peut adresser aux chaînes électriques de Pulvermacher et à la brosse Volta-électrique dont les effets, pour ces différents motifs, sont faibles et irréguliers.

Nous avons dit que l'anneau de cuivre qui termine le conducteur positif doit être mis au gros orteil de l'un ou l'autre pied ; cette recommandation est fondée sur cette remarque, faite par les physiciens les plus distingués, que les courants électriques inverses, c'est-à-dire ceux qui se dirigent de la périphérie du corps vers les centres nerveux, produisent une excitation plus favorable que ceux qui ont une direction contraire ; qu'ils parviennent même à réveiller la sensibilité dans les parties où elle a été affaiblie par les courants directs.

Le bain électrique que nous proposons et que nous avons expérimenté est digne de l'attention des médecins ; l'application en est facile, et l'idée s'appuie sur les principes de la science. Ce bain peut, dans certaines limites, remplacer les eaux minérales naturelles, dont l'accès n'est possible ni à toutes les fortunes ni aux malades dont les infirmités empêchent le transport.

Lorsque l'usage du bain électrique sera introduit dans les hôpitaux, les malheureux y trouveront une nouvelle ressource pour combattre des maux jugés incurables : on aura, en outre, l'avantage précieux de pouvoir utiliser ce moyen en toute saison. Ajoutons enfin qu'on peut verser dans le bain les médicaments ou les différentes solutions qu'on jugera utiles pour augmenter l'activité du traitement.

Malgré tous ces avantages, il ne faut pas concevoir des espérances exagérées ; la statistique des eaux minérales, prises à la source, nous a prouvé qu'elles échouent dans un grand nombre de cas ; on ne peut donc pas se promettre plus de succès avec le bain électrique qu'on n'en obtient avec les eaux naturelles; si les résultats heureux se balancent, on devra être fort satisfait, on pourra même considérer le bain électrique comme jouissant d'une efficacité supérieure, puisqu'il est dépourvu des éléments accessoires qui prêtent un si grand secours aux stations thermales.

§ 2. — Observations particulières de maladies traitées par le bain électrique.

PREMIÈRE OBSERVATION.

Dame âgée de vingt-neuf ans. — Constitution faible. —Maladies antérieures. — Accouchement. — Névralgie des parois abdominales. — 22 bains électriques. — Guérison prompte et durable.

Madame A... M..., demeurant à Metz, âgée de vingt-neuf ans, de petite stature et de constitution délicate, n'ayant jamais été sérieusement malade, avait été atteinte, cependant, plusieurs années de suite, d'une toux fort fatigante, très-opiniâtre, qui, malgré l'emploi des médicaments les plus variés, se prolongeait durant tout l'hiver : il y avait aussi alors perte d'appétit, amaigrissement, faiblesse générale.

Devenue enceinte au commencement de l'année 1862, madame A... M... accoucha le 9 septembre; pendant vingt jours, il ne se présenta aucun fait exceptionnel à l'état habituel de la femme qui vient d'être mère ; mais, tout à coup, le 29 septembre, une douleur vive éclate, elle est fixée au côté gauche de l'abdomen, l'agitation est grande, presque continuelle, la pression l'augmente ; toutefois il n'y a ni rougeur ni gonflement; cette douleur est circonscrite, elle n'occupe qu'un très-petit espace, l'abdomen n'est pas tendu, point de fièvre, les signes de la péritonite n'existent pas; c'est bien une névralgie des parois abdominales.

Le mal fut combattu par de nombreux remèdes : bains émollients avec eau de guimauve, frictions avec pommade belladonée, cataplasmes laudanisés, potions calmantes variées, pilules de valérianate de quinine, etc.; tout échoua. La faiblesse devenait extrême, l'appétit était nul, il y avait même de la répulsion pour les aliments.

Tous les moyens ordinaires étant épuisés, je proposai le bain électrique; le premier fut donné le 15 octobre, la malade y resta trois quarts d'heure : soulagement immédiat, la douleur faiblit, quelques mouvements du corps, jusqu'alors impossibles, peuvent s'opérer sans aide; après le bain, sommeil calme de deux heures. L'amélioration augmente chaque jour; après le cinquième bain, qui alors était d'une heure, la malade se lève et marche; l'appétit revient, les nuits sont bonnes, tout annonce une convalescence rapide; cependant, à de longs intervalles, la douleur avait une tendance à revenir; après vingt-deux bains électriques, la guérison était complète. Madame A... M... a passé parfaitement l'hiver; la toux n'a pas reparu, ainsi que cela avait lieu les années précédentes; tout démontre que la constitution s'est fortifiée et que tous les organes fonctionnent avec régularité.

Ce ne fut qu'au mois de juillet 1863 que madame A... M... vit reparaître quelques malaises vagues, sans trouble fonctionnel, d'un caractère évidemment nerveux; ils ont été de courte durée.

Ce succès prompt et solide est un exemple frappant de l'utilité du bain électrique et de l'avantage qu'il offre de pouvoir être donné dans la chambre du malade.

Homme âgé de soixante-cinq ans. — Faiblesse générale. — Sueur excessive pendant la marche. — Perte d'appétit. — Amaigrissement. — Tristesse. — Découragement. — Bains électriques. — Fil conducteur mal appliqué. — Cautérisation d'un point de la peau du nez par l'électricité.

M. B..., âgé de soixante-cinq ans, membre de l'Académie impériale de Metz, homme non moins distingué par son savoir que par la noblesse de son caractère, résolut de faire usage des bains électriques pour combattre un malaise moral et physique qui le fatiguait depuis longtemps. Je l'examinai avant de commencer le traitement, et je constatai que le cœur n'était pas hypertrophié, comme il le supposait, que le foie n'était pas volumineux, qu'il n'y avait, en un mot, aucun organe sérieusement lésé. Mais il existait incontestablement une gastralgie chronique avec anémie commençante ; l'appétit était irrégulier, faible, les digestions souvent difficiles, le sommeil agité et non réparateur ; l'amaigrissement était très-appréciable, les forces diminuaient sensiblement, la marche la plus calme provoquait des sueurs abondantes exigeant souvent un changement de linge ; l'exercice du cheval qui, autrefois, était un plaisir recherché, est abandonné ; la tristesse, le découragement, font aimer la solitude et donnent au caractère une irritabilité que la raison ne peut pas toujours dominer.

Deux indications étaient à remplir : combattre la gastralgie, ranimer l'appétit, puis relever les forces générales ; dans ce but, M. B... fit usage, à l'intérieur, de l'eau ferrugineuse et gazeuse de Rippoldsau et prit vingt-cinq bains électriques. Le traitement commença le 14 octobre 1862.

Dès le sixième bain, M. B... accusait de l'amélioration, il sentait ses forces revenir, le sommeil était calme, les idées reprenaient de la sérénité ; à la fin du traitement, le bien était complet, l'exercice du cheval était repris avec plaisir. L'hiver se passa parfaitement ; mais au printemps de 1863, une

partie des symptômes gastralgiques reparurent. M. B... eut
recours alors aux bains salés sans être électrisés ; n'obtenant
aucun résultat, il se décida spontanément à revenir à l'électrisation qui, l'année précédente, lui avait réussi. Pour établir
le courant électrique, il se servit, non de la pile de Daniell,
mais d'un simple élément de la pile de Bunsen ; le fil conducteur négatif, au lieu d'être placé autour du cou, était fixé à la
branche gauche de ses lunettes, qui sont montées en or. Peu
de temps après être entré dans le bain, il sentit de légères
secousses qu'il prit d'abord pour des petits étourdissements, il
se demanda même s'il ne devait pas sortir immédiatement de
l'eau ; mais, réfléchissant aux effets possibles de l'électricité, il
voulut s'assurer si, en changeant de place le fil conducteur,
les mêmes effets se produiraient ; il l'attacha alors à la branche droite de ses lunettes ; les mêmes phénomènes se produisirent de ce côté ; il fut alors convaincu qu'ils ne tenaient à
aucune cause inquiétante, et il resta tranquillement dans son
bain.

L'heure écoulée, il se lève, ôte ses lunettes, et, lorsqu'il est
habillé, il est fort étonné, en se regardant au miroir, de remarquer à la racine du nez, à l'endroit où posait la traverse
métallique réunissant les deux verres, un point noir qui semblait avoir été produit par une brûlure ; en effet, c'était une
petite escarre, de la grandeur d'une lentille, qui avait détruit
toute l'épaisseur du derme.

Ce n'était pas tout encore, la même lésion existait, en deux
points, derrière l'oreille droite, à l'endroit où posait l'extrémité de la branche des lunettes. Tout cela s'était produit sans
douleur, sans que M. B... le soupçonnât. Ces petites escarres,
qui n'ont laissé aucune trace fâcheuse, ont demandé quinze
jours pour la guérison.

Ce fait est remarquable à plus d'un titre : il prouve d'abord
que le courant électrique parcourt tout le corps, qu'il s'é-
chappe bien réellement par le fil métallique négatif pour re-

tourner à la pile et compléter ainsi le circuit; il répond aux objections de quelques incrédules qui prétendaient que la faible quantité produite par un élément de Daniell était insuffisante pour déterminer des effets sensibles; il démontre encore les inconvénients des pointes métalliques appliquées contre la peau pendant le passage du courant; instruit par l'expérience, j'ai fait terminer le fil conducteur négatif par la petite plaque métallique que j'ai décrite et qui est fixée autour du cou.

Tous les phénomènes intéressants observés par M. B... peuvent être facilement expliqués. Les petites secousses éprouvées peu de temps après l'entrée au bain tenaient évidemment à de petites décharges électriques produites par la combinaison du fluide provenant de la pile avec l'électricité contraire qui s'échappait du corps; les branches des lunettes ne touchaient pas immédiatement la peau, elles en étaient seulement très-près, et ce rapprochement favorisait l'attraction et la reconstitution des deux électricités. Mais, sur le sommet du nez et derrière les oreilles, le métal touchait la peau, le courant était vif dans ces parties, il les traversait en élevant la température, et il les cautérisait lentement, sourdement, sans occasionner la plus faible douleur.

TROISIÈME OBSERVATION.

Diarrhée chronique chez une dame âgée de vingt-six ans. — Faiblesse générale. — Digestion difficile, quelquefois impossible. — Vomissements. — Amaigrissement considérable. — État inquiétant. — 30 bains électriques. — Amélioration prompte. — Guérison.

Madame K... est une jeune femme, âgée de vingt-six ans, mère de deux enfants; sa constitution est délicate, cependant elle a été rarement malade; toutefois, après sa dernière couche, survenue en 1859, elle a été atteinte d'une péritonite qui a exigé un traitement énergique.

Au commencement de l'année 1863, madame K... vit survenir une diarrhée qui, après quelques jours, cessait d'elle-

même, puis reparaissait sans cause connue : cet état durait
depuis deux mois lorsque je fus consulté. La malade était
pâle, maigre, sans appétit, digérant très-mal ; quelquefois les
repas, quelque légers qu'ils fussent, étaient suivis de vomissements ; la diarrhée persistait ; cinq ou six évacuations dans
les vingt-quatre heures ; elles étaient fétides, composées principalement de mucosités grisâtres et de quelques stries bi-
lieuses.

Le traitement d'abord employé fut : l'eau de riz avec addition d'un peu de canelle ; quarts de lavement avec l'eau de
pavot et l'amidon, sirops de gomme, de bourgeons de sapin,
de baume de tolu, le sous-nitrate de bismuth en poudre, à la
dose d'un gramme d'abord, puis de deux, de trois et de quatre
grammes ; pilules composées de masse de cynoglosse et
d'extrait gommeux d'opium ; topiques irritants sur la peau ;
flanelle sur tout le corps, etc., etc.

Ces moyens, fréquemment variés, amenaient une amélioration passagère, mais, après quelques journées de suspension, la diarrhée revenait ; la faiblesse était très-grande, des
syncopes survenaient lorsque la malade était levée : malgré
cet ensemble de symptômes inquiétants, le pouls, bien que
très-petit, était calme et régulier.

Ces derniers signes, coïncidant avec la pâleur et l'abaissement de température de la peau, me déterminèrent à proposer les bains électriques. Le premier fut administré le
15 mars 1863 ; la malade n'y resta que trois quarts d'heure,
elle le supporta parfaitement : tous les médicaments furent
délaissés.

Au sixième bain, l'amélioration est très-prononcée ; la
malade, voulant m'exprimer sa satisfaction, se servit d'une
comparaison fort heureuse : Je vais mieux, me dit-elle, je le
sens : *c'est une lampe qu'on rallume !*

Au quinzième bain, les menstrues apparaissent ; les bains
sont suspendus pendant huit jours.

Au vingt-cinquième bain, retour de la gaieté, de l'appétit, il est même très-prononcé, madame K... fait trois repas par jour ; les forces ne laissent plus rien à désirer, promenades à pied chaque jour, occupations actives dans le ménage, projets de voyage, désir de revoir sa famille qui habite Mulhouse : la diarrhée ne reparaît plus, quels que soient les aliments ingérés. Après le trentième bain la guérison est complète ; les joues sont colorées, l'embonpoint commence à revenir ; les projets s'accomplissent, madame K... quitte Metz le 5 juin pour aller en Alsace.

QUATRIÈME OBSERVATION.

Marthe B...., âgée de quatre ans. — Convulsions nombreuses. — Paralysie du côté droit. — Croup violent. — Extrémités inférieures très-affaiblies. — 30 bains électriques. — Amélioration remarquable.

Marthe B... est née le 15 février 1860 ; elle est âgée, actuellement, de quatre ans : dès les premiers mois de sa naissance, étant en nourrice, elle a eu des convulsions avant la première dentition.

Ces convulsions se sont renouvelées très-fréquemment, d'abord tous les dix jours, puis tous les quinze jours : le 3 février 1862, elle est atteinte d'un croup violent qui la met en danger de mort. Depuis cette époque le retour des convulsions n'a plus été périodique ; elles cessèrent durant un mois ; après ce temps elles revinrent violentes et durèrent vingt-quatre heures de suite. Quelques jours plus tard, le calme étant revenu, on s'aperçoit que le côté droit du corps est paralysé ; le bras, la cuisse et la jambe sont insensibles et complétement immobiles ; il y a paralysie du sentiment et du mouvement.

Le traitement employé fut fort simple, on se borna à des frictions sur tout le corps, mais principalement sur la colonne vertébrale et sur les membres paralysés, avec de l'eau froide faiblement alcoolisée. La sensibilité reparut d'abord, puis

quelques mouvements du bras, mais les extrémités inférieures restèrent insensibles, molles, sans mouvements volontaires. Au mois de novembre 1862, on commença à remarquer que les muscles de la partie postérieure de la jambe
droite se rétractaient, que le tendon d'Achille relevait le talon
et abaissait la pointe du pied ; cette rétraction augmenta rapidement et amena la difformité qui constitue le pied-bot
phalangien. La sensibilité étant revenue dans le membre et
quelques mouvements volontaires commençant à se produire,
nous proposâmes l'opération de la ténotomie ; elle fut prati-
quée le 19 mars 1863 ; le succès fut complet.

A cette époque l'enfant ne pouvait pas rester assise ; les
muscles du tronc étant trop faibles, le corps s'affaissait et
tombait en arrière ou sur l'un des côtés ; les digestions étaient
lentes, laborieuses, le sommeil agité ; les fonctions intestinales difficiles et ne s'accomplissant qu'à l'aide de lavements.
Quoique l'intelligence soit assez développée, que l'enfant
comprenne tout ce qu'on lui dit et qu'elle indique nettement
ses pensées, elle ne parle pas ; elle est sujette à de fréquents
mouvements d'impatience et de colère.

Malgré l'état pénible de cette situation, paraissant offrir
peu de chances de succès, je conseillai l'emploi de bains
électrisés, mais administrés avec une grande prudence.
Ce traitement commença le 18 avril 1863 ; la durée des trois
premiers bains ne fut que d'une demi-heure ; ils furent
parfaitement supportés ; malgré l'irritabilité habituelle de la
petite malade, elle restait calme et paraissait se plaire dans
l'eau. La durée du bain fut portée à trois quarts d'heure, puis
à une heure.

Après le huitième bain, les parents s'aperçoivent que les
forces augmentent, que les nuits sont plus calmes, que les
fonctions intestinales se régularisent.

Le douzième jour l'enfant se tient debout, appuyée contre
la muraille ; chaque jour, c'est un progrès nouveau ; pour lui

apprendre à marcher, ce qu'elle n'avait jamais fait, on la place dans un de ces petits chariots à roulettes qui permettent les mouvements en évitant les chutes.

Le vingtième jour, la petite B..., maintenue dans son charriot, fait le tour de la chambre en se dirigeant seule ; le trentième jour, elle reste une heure debout et fait, deux fois de suite, le tour de la chambre.

Les bains électriques sont alors suspendus ; l'enfant n'est pas, assurément, complétement rétablie, mais elle est gaie, digère bien, dort bien, la sensibilité est revenue entière, les muscles se meuvent volontairement, mais ils n'ont pas encore assez de force pour soutenir le corps sans appui : le 20 mai 1863 elle quitte Metz pour aller à Napoléon-Vendée, ville qu'habitent ses parents.

CINQUIÈME OBSERVATION.

Garçon âgé de trois ans. — Constitution lymphatique. — Ostéite du pied gauche. — Carie. — 25 bains électriques. — Guérison.

A. L..., de Thionville, est un jeune garçon de trois ans, de constitution lymphatique ; les joues sont grosses, le nez épaté, les chairs molles ; il porte, au second métatarsien du pied gauche, une tumeur dure, de la grosseur d'une noisette, sans changement de couleur à la peau ; je prescris le sirop de proto-iodure de fer, une alimentation succulente et les soins hygiéniques les mieux appropriés à la situation. Un mois plus tard, le 20 avril 1863, malgré le traitement suivi avec exactitude, les accidents ont augmenté ; la tumeur a doublé de volume, la peau est rouge, percée de plusieurs trous par lesquels s'échappe un pus grisâtre : le stilet constate que l'os est à nu, qu'il est carié.

Je conseille l'emploi des bains électriques ; 1 kilogramme de sel était dissous dans 120 litres d'eau ; le nouveau traitement commence le 1er mai, il est continué durant tout le mois. Au dixième bain la suppuration diminue, deux petites

esquilles se détachent, la peau environnant la plaie est beaucoup moins rouge. Au vingtième bain, la tumeur est réduite de moitié, la cicatrisation est presque complète : l'appétit a augmenté considérablement, on est obligé de le
contenir, la vivacité du corps et de l'esprit s'est accrue, l'enfant court toute la journée. Au trentième bain la cicatrisation
est terminée, la tumeur a disparu ; mais, tout à coup, une
ophthalmie lymphatique, avec photophobie, survient à l'œil
droit ; elle est combattue par la solution d'azotate d'argent,
dont quelques gouttes sont introduites, matin et soir, à la
partie interne des paupières et parviennent de là à toute la
conjonctive oculaire ; l'amélioration fut prompte ; six jours
suffirent pour faire disparaître tous les accidents. Malgré ces
résultats satisfaisants, j'ai conseillé aux parents de l'enfant,
afin de le changer d'air et de le soustraire aux conditions
habituelles de sa vie, de le conduire aux eaux salines de
Kreuznach, ce qui a été fait au mois de juillet. Les résultats
heureux, primitivement obtenus, se sont consolidés et tout
promet une guérison solide et définitive.

SIXIÈME OBSERVATION.

Demoiselle âgée de quinze ans. — Émission involontaire d'urine
pendant la nuit. — Traitements divers sans succès. — 40 bains
électriques.

Je fus appelé à Nancy, le 20 novembre 1862, pour voir,
au pensionnat du Sacré-Cœur, mademoiselle X... âgée de
quinze ans. C'est une jeune personne grande, forte en apparence, mais d'une constitution lymphatique, elle est bien
réglée, toutes les fonctions se font normalement à l'exception
de l'émission des urines qui, chaque nuit, a lieu involontai-
rement. Cette demoiselle a deux frères qui sont atteints de la
même infirmité ; ils sont moins âgés qu'elle : la mère de ces
enfants est lymphatique et souvent souffrante. Plusieurs médecins, de différentes villes, même de Paris, furent con-

sultés pour remédier aux inconvénients graves, pour le présent et pour l'avenir, qu'entraînait l'infirmité dont mademoiselle X... était atteinte ; ils conseillèrent les toniques, les préparations ferrugineuses sous diverses formes, le réveil, par une garde, après plusieurs heures de sommeil, les pilules de belladone, la strychnine, etc. ; tout fut inutile. Pour ne point revenir aux moyens qui avaient échoué, je conseillai les bains électriques avec un seul élément de la pile de Daniell, et, plus tard, avec deux éléments. Pendant dix jours la malade n'obtint aucun résultat ; le onzième jour, ou plutôt la onzième nuit, il n'y eut point d'émission involontaire d'urine ; il en fut ainsi jusqu'au vingtième jour, époque du retour des menstrues ; l'incontinence reparut alors et continua aussi longtemps que la période menstruelle. Après ce temps, il y eut des intermittences de bien et de mal d'une durée variable : les bains électriques avaient été abandonnés. Rappelé à Nancy le 19 février 1863, je trouvai la malade fraîche, colorée, développée et dans d'excellentes conditions, excepté les retours d'incontinence d'urine à des intervalles irréguliers ; je conseillai de revenir aux bains électriques, ce qui fut fait : l'incontinence disparut après le quatrième bain, mais elle revint encore à l'époque mentruelle, elle cessa ensuite spontanément et n'a plus reparu. La guérison est-elle définitive ? Je l'ignore, n'ayant plus eu de nouvelles de la malade : mais ce qui reste acquis, c'est l'influence heureuse produite par l'électrisation sur une infirmité contre laquelle tous les autres moyens avaient échoué.

Le retour de l'incontinence, à l'époque des menstrues, s'explique facilement par l'afflux du sang dans l'utérus et dans tous les organes qui l'environnent, l'excitation qui en résultait rendait la vessie plus excitable, et provoquait l'expulsion des urines.

Nous pourrions multiplier les exemples de guérison de maladies sous l'influence des bains électriques, nous les supprimons pour ne pas fatiguer par la répétition monotone des mêmes faits ; nous ajouterons seulement, pour être complet, quelques cas d'insuccès.

Monsieur M..., capitaine adjudant-major, faisant fonction de trésorier dans son régiment, fut forcé, après avoir eu une grande activité physique, d'être sédentaire et de se livrer à un travail de bureau fort ennuyeux : son appétit se dérangea, le cerveau fut fatigué, tous les signes de la gastralgie se manifestèrent, ils étaient compliqués de symptômes d'anémie et d'une grande excitabilité nerveuse avec tristesse, ennui, découragement.

Pendant un an le malade fut traité par les ferrugineux, le quinquina, les bains, le bismuth et cent autres moyens ; le mal persistait et même s'aggravait. Je conseillai les bains électriques avec un seul élément de Daniell ; il n'y eut pas d'effet sensible ; on en prit deux ; l'amélioration se produisit ; un changement physique et moral s'opéra et se maintint pendant dix jours, puis rechute. J'engageai alors le malade à aller à Plombières, d'y prendre des bains prolongés et des douches, ce qu'il fit ; il s'en trouva bien et revint me voir, un mois plus tard, se félicitant de sa guérison, mais elle ne s'est pas maintenue ; peu de temps après le retour des eaux, des accidents cérébraux graves sont survenus, et la mort en a été la suite.

A. B... est un jeune garçon âgé de cinq ans, fils de monsieur B..., commandant un bataillon de chasseurs à pied ; cet enfant est atteint de contractures musculaires permanentes qui ont occasionné un pied-bot phalangien du côté droit, et une roideur du bras droit qui ne lui permet ni de diriger les mouvements du membre ni de saisir les objets qu'on lui présente. Après avoir guéri le pied-bot phalangien, je voulus essayer les bains électriques dans l'espoir de modifier l'état du bras ; pendant quelques jours une amélioration se produisit, les mouvements étaient plus libres, ils répon-

daient à la volonté, mais bientôt, sous l'influence de l'électricité, une excitation générale se produisit, les nuits étaient
agitées, l'enfant criait en dormant, la peau était chaude, la
circulation activée ; pendant le jour, l'agitation était extrême,
plus de repos, il courait, saisissait au hasard ce qui se présentait sous la main, le jetait, le brisait, en poussant des cris
d'une joie maladive, les sons de la musique l'exaltaient, le
rendaient fou. Il fallut cesser les bains électriques et les remplacer par des bains d'eau tiède avec de l'amidon à une
température très-modérée, 32 degrés centigrades ; le calme
s'est rétabli, mais il a fallu huit jours pour qu'il fût complet.

Cette observation est remarquable en ce qu'on voit survenir chez cet enfant une excitation identique à celle qu'on
observe fréquemment aux eaux minérales prises à la source.

Nous pourrions rapporter beaucoup d'autres faits, qui,
joints aux précédents, viendraient confirmer l'analogie d'action du bain électrique avec celle des eaux minérales prises
à la source, mais, comme ils n'ajouteraient rien à la valeur de
l'argumentation, nous laissons au temps et aux expériences
ultérieures le soin de prononcer définitivement.

FIN.

TABLE DES MATIÈRES.

TABLE DES MATIÈRES

SIXIÈME PARTIE.

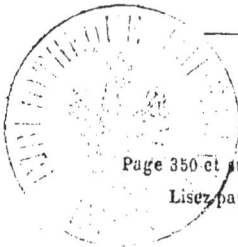

ERRATUM.

Page 350 et suivantes — chlorure *de soude*,
Lisez partout..... chlorure de sodium.

CORBEIL. — Typ. et stér. de CRÉTÉ.

www.ingramcontent.com/pod-product-compliance
Lightning Source LLC
Chambersburg PA
CBHW060946220326
41599CB00023B/3607